高等医学院校教材
"十三五"江苏省高等学校重点教材
思政课程指导教材
供医学和非医学类本科专业用

医学人文关怀

主　审　王一方　王锦帆

主　编　李惠玲　周晓俊

副主编　陈　诚　方　晨　罗二平　刘笑明
　　　　王方星　田　利　蒋　玲

编写秘书　马　霏　傅卓凡

编　委（按姓名汉语拼音排序）

陈　诚	陈祖涛	崔恒梅	丁　慧	丁启莹	董　贝
朵　冉	方　晨	傅卓凡	高　嘉	郭惠敏	胡化刚
胡秀英	黄　燕	惠品晶	蒋　玲	金爱英	李惠玲
李　琴	李小勤	李雨宸	林　佳	林　璐	刘　嘉
刘笑明	陆良华	罗二平	马　霏	莫圆圆	秦长喻
秦　霞	宋良铮	眭文洁	田凡立	田　利	万慎娴
王方星	王　莉	王亚玲	邬　青	吴燕铭	吴　茵
徐　蓉	殷雪群	张　芳	张雪琨	赵　志	周晓俊

北京大学医学出版社

YIXUE RENWEN GUANHUAI

图书在版编目（CIP）数据

医学人文关怀 / 李惠玲，周晓俊主编 . — 北京：
北京大学医学出版社，2021.10
ISBN 978-7-5659-2518-4

Ⅰ.①医… Ⅱ.①李…②周… Ⅲ.①医学 - 人文科
学 - 高等学校 - 教材 Ⅳ.① R-05

中国版本图书馆 CIP 数据核字（2021）第 219427 号

医学人文关怀

主　　编：李惠玲　　周晓俊
出版发行：北京大学医学出版社
地　　址：（100191）北京市海淀区学院路 38 号　北京大学医学部院内
电　　话：发行部 010-82802230；图书邮购 010-82802495
网　　址：http://www.pumpress.com.cn
E-mail：booksale@bjmu.edu.cn
印　　刷：北京溢漾印刷有限公司
经　　销：新华书店
责任编辑：杨　杰　　责任校对：靳新强　　责任印制：李　啸
开　　本：850 mm×1168 mm　1/16　印张：15.5　字数：430 千字
版　　次：2021 年 10 月第 1 版　2021 年 10 月第 1 次印刷
书　　号：ISBN 978-7-5659-2518-4
定　　价：50.00 元

本书为"十三五"江苏省高等学校重点教材

（编号：2020-2-211）

前　言

医学与人文本是相伴而生的。经过近百年的发展，医学人文教育改革在国内外仍方兴未艾。如何在健康中国背景下将专业技术的硬度和人文情怀的温度相融合，一直以来都是我国医学人文实践、思政教育，甚至人本管理和科学研究的重点和难点问题。将人文精神及生命关怀作为教学内容，使人文教育与专业成长相融合，使医学生成为兼具科学精神与人文素养的大医和良医，是本教材的立足点和灵魂之处。

本教材的亮点和创新点是按照全生命周期医学人文关怀的脉络，融入急诊、慢病管理、长期照护、安宁疗护，以及重大传染病疫情防控及灾害救援场景中的医学人文关怀等多个纬度，使之成为一本立体、生动的教科书。希望本教材能直面临床医学人文关怀的基本诉求，不仅能解答医学人文关怀的理论问题，而且能在具体人文关怀技能方面，给予广大医学生和医务工作者指导和示范。

本教材分为上、下两篇，共十五章。上篇为理论篇，重点诠释了医学人文关怀的概念、发展历程以及相关医学人文关怀理论；下篇为实践篇，按照全生命周期的脉络，分别阐述了围产期、婴儿期至儿童期、青春期、成年期、老年期、临终期的健康与疾病预防，诊疗和干预，甚至康复的重点和难点问题，突出介绍了专业与人文并蓄的医学人文关怀理论和实践方法。另外，本书还新增了重大传染病疫情防控、灾害救援等特殊场景中的医学伦理、道德规范和关怀场景及个案，强化了广大医学生和医务工作者在感知生命、敬畏生命、守护生命过程中的关怀品质和能力培育的重要性。

在信息爆炸和智慧教学的今天，在兼顾传统平面文字的同时，附加影像、微视频等丰富多样的知识和行为示范形式，使学习变成了视听读看＋互联网学习的多元化形式，也是本教材在编写过程中的创新点。希望本教材能成为关注医学人文关怀各方人士打开医学人文世界大门的一把金钥匙，让人们发现培养有情怀的医学生的实践教学理论和方法，并借此结合课外中国传统文化及经典诗文的阅读，依托人文素质积分卡及各地文化采风，鼓励学生们感知与体悟根植于中国传统文化和大医精神的人文关怀情境，点点滴滴积累、耳濡目染养成，努力造就具有大爱与温情的卓越医学人才。

最后，值得一提的是，本教材的编写团队特邀内外妇儿各科的优秀医护骨干以及抗疫一线的医务工作者，还有高校临床医学、护理学的教学专家和骨干师资。另外，还要特别致谢的是江苏省援鄂医疗队总指挥鲁翔教授专门为本教材提供了抢救重症新型冠状病毒肺炎患者的珍贵图片资料，北京大学王一方教授和南京医科大学王锦帆教授在百忙中悉心对本教材进行了详细审改，以及博士和硕士研究生们的协助整理。虽然竭诚所致，但由于编者的工作性质及时间有限，难免挂一漏万，殷切希望广大读者批评、指正，以臻完善。

走近我，温暖你，让我们带着对生命的敬畏之心，携手徜徉于医学人文关怀的温暖世界，有时去治愈，常常去帮助，总是去关怀！

主　编

目 录

上篇　理论篇

第一章　医学人文关怀总论 ··· 3
　第一节　医学人文关怀的概念及内涵 ····································· 3
　第二节　医学人文关怀思想与实践的历史演进 ························· 5
　第三节　多元文化的医学人文关怀 ······································ 13

第二章　医学人文关怀现状 ·· 16
　第一节　医学人文关怀的现状分析 ······································ 16
　第二节　医学人文关怀的改革与发展 ···································· 18
　第三节　医学人文关怀的创新策略 ······································ 22

第三章　医学人文关怀相关理论 ··· 27
　第一节　中国传统医学人文关怀理论 ···································· 27
　第二节　西方医学人文关怀理论 ·· 33
　第三节　医学人文研究的相关理论 ······································ 41

第四章　诊疗关怀与人文沟通 ··· 53
　第一节　关怀式评估 ·· 53
　第二节　关怀式诊疗 ·· 55
　第三节　关怀与技术 ·· 56
　第四节　关怀与礼仪 ·· 63

第五章　叙事医学 ··· 65
　第一节　叙事医学的起源与发展 ·· 65
　第二节　叙事医学的核心理念 ·· 71
　第三节　叙事医学的工具和技术 ·· 75

下篇　实践篇

第六章　围产期的医学人文关怀 ··· 89
　第一节　备孕关怀：你准备好了吗？ ···································· 89
　第二节　妊娠期妇女的医学人文关怀 ···································· 95
　第三节　分娩期妇女的医学人文关怀 ··································· 106
　第四节　产褥期妇女的医学人文关怀 ··································· 110

第七章 婴儿期至儿童期的医学人文关怀 ································· 116
  第一节 危重新生儿的医学人文关怀 ································· 116
  第二节 婴幼儿期的医学人文关怀 ··································· 120
  第三节 儿童期的医学人文关怀 ····································· 124

第八章 青春期的医学人文关怀 ··································· 131
  第一节 青春期概述 ··· 131
  第二节 青春期常见的身心问题 ····································· 132
  第三节 青春期的医学人文关怀措施 ································· 135
  第四节 案例分享 ··· 139

第九章 成年期的医学人文关怀 ··································· 141
  第一节 成年期概述 ··· 141
  第二节 成年期常见的身心问题 ····································· 142
  第三节 成年期的医学人文关怀措施 ································· 145
  第四节 案例分享 ··· 147

第十章 老年期的医学人文关怀 ··································· 149
  第一节 老年人的需求与关怀 ······································· 149
  第二节 老年常见健康问题的诊疗与关怀 ····························· 151
  第三节 老年认知障碍的诊疗与关怀 ································· 157

第十一章 临终期的医学人文关怀 ································· 161
  第一节 概述 ··· 161
  第二节 临终患者的生理关怀 ······································· 168
  第三节 临终患者的心理关怀 ······································· 172
  第四节 临终关怀的延续 ··· 175

第十二章 重大传染病疫情下的医学人文关怀 ······················· 181
  第一节 无症状病原携带者的诊疗与医学人文关怀 ····················· 181
  第二节 症状发作期的隔离与医学人文关怀 ··························· 186
  第三节 危重期的救治与医学人文关怀 ······························· 187
  第四节 急性传染病康复期患者的评估 ······························· 191
  第五节 急性传染病康复期患者心理状况的评估与医学人文关怀 ··········· 191
  第六节 案例分享 ··· 193

第十三章 基础疾病诊疗中的医学人文关怀 ························· 194
  第一节 非传染性慢性疾病诊疗中的医学人文关怀 ····················· 194
  第二节 不良生活方式相关疾病的诊疗与医学人文关怀 ················· 206

第十四章 灾害救援与医学人文关怀 ······························· 208
  第一节 地震救护中的医学人文关怀 ································· 208
  第二节 火灾救护中的医学人文关怀 ································· 210

第三节 暴雨灾害后的救护与医学人文关怀…………………………………………… 212

第四节 爆炸伤后的救护与医学人文关怀……………………………………………… 213

第五节 交通事故伤后的救护与医学人文关怀………………………………………… 215

第十五章 医患沟通案例分享………………………………………………………… 218

附 录……………………………………………………………………………………… 233

主要参考书目……………………………………………………………………………… 235

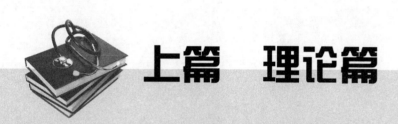

上篇　理论篇

第一章　医学人文关怀总论

学习目标

通过本章内容的学习，学生应能够：

识记： 能复述医学人文精神的相关定义和概念。

理解： 能概括医学人文关怀的历史发展脉络。

运用： 能在临床实践中尊重和传承医学人文思想，并学以致用。

中医名家董奉曾长期隐居在江西庐山南麓，热忱为山民诊治疾病。他在行医时从不索取酬金，每当治好一个重症患者时，就让其在山坡上栽五棵杏树；治好一个轻症患者，只须栽一株杏树。所以从四乡闻讯前来求治的患者云集，而董奉均以栽杏作为医酬。几年之后，庐山一带的杏林多达十万棵。杏子成熟后，董奉又将杏子变卖成粮食，用来救济庐山贫苦百姓和南来北往的饥民，一年之中施舍的粮食达数十万斗。后来还有老虎镇守杏林，以防不肖之徒偷杏，想吃杏者只能以米谷换取，而董奉则把换来的谷米用来救济贫民，故又有"虎守杏林"之说。正是由于董奉行医济世的高尚品德，赢得了百姓的普遍敬仰。庐山一带的百姓在董奉羽化后，便在杏林中设坛祭祀这位仁慈的道医。

随着我国社会经济的发展、医疗卫生体制改革的深入、"健康中国2030"目标的确立，尤其是社会大众对医学、医疗服务、医务工作者期望的不断提升，"医学人文关怀"已不仅是一个单纯的学术概念，而是已经成为社会关注的范畴。如何界定这个概念、如何认识其内涵，尤其是如何在医疗工作中践行蕴含其中的理念，是当代医学界无可回避的学术命题，更是医疗工作者必须承担的社会使命。

第一节　医学人文关怀的概念及内涵

"医学人文关怀"无论是作为名词还是理念，都是近几十年来逐渐进入公众视野的。从说文解字方面而言，"医学人文关怀"是一个复合概念，是哲学与医学的有机结合，是人文关怀理念在医学学科的具体运用。姜安丽等认为，人文关怀是一个哲学范畴的概念，一方面源于文艺复兴运动，另一方面是终极关怀问题。笔者以为，对于一个理念和学术观点的推广效果而言，以形而之上的哲学谈概念，无论是从生活习惯还是历史源流论述，都更为贴近生活，深入人心。"医学人文关怀"与其说是哲学与医学的产物，不如说是现代与古代人文思想的对话、西方与东方理念的碰撞，在长时间的历史磨合中不断建构、消解、重构，然后逐渐发展成的医学学科的人文关怀解释模型。

所谓人文关怀，即以人的本性、人生的意义去追问人的行为的终极价值。这一直是人类社会永恒的主题。古往今来，各个领域的学者都对此展开了多角度的论争，哲学家用深邃的思辨

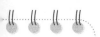

审视人文关怀，文学家用生花妙笔呼唤人文关怀的回归。

目前，医学界、医学教育界，尤其是社会舆论，都在强调和呼唤医学人文关怀，而且越来越强烈。什么是医学人文关怀？如果对此回答不清晰，那么所强调和呼唤的只会成为一种口号。在众多文献中，针对医学人文关怀的概念，转述者多，深究者少。在少量触及概念诠释的文献中，有的是从医学目的和医学人文精神的本质出发，予以界定。有的将其界定为一种心理能力、社会能力、综合能力。有的将其内涵归纳为若干个关键词，如"关爱""博爱""至善""至美""慎行"。这些表述，各有其研究的角度和阐述的意义，只是略显抽象或笼统。

医学科学研究、医学教育教学，尤其是医疗卫生领域，迫切需要对"医学人文关怀"这一概念做出进一步的明晰和界定，以指导医学实践。因此，不妨用抽取关键词的方法来解析这个概念：关怀、人文、医学。第一层次是关怀，带有博爱性质的关心、爱护之人生理念，是人性自然而然表现出的一种人生态度，这是基础层。第二层次是人文，以明确关怀什么，即着重于人的情感、精神层面。强调富有情感之人去关爱人之情感。处于中间层面的"人文"，一旦与下一个层面的"医学"相连，就多了一层隐含的寓意——强调与医学科学和技术，甚至与自然的区别或对应，以此凸显医学的人文属性。第三层次是医学，以明确关怀的主体和客体，即关怀者和被关怀者。此处的医学，是作为人文关怀提供者的医学科学，尤其是掌握了医学知识与技能的作为医学实践主体的医学人。与此同时，隐含其中的便是人文关怀的对象——患者，需要医学、医学人提供关爱与帮助的特定人群。通过这三个层层递进且环环相扣的层次，清晰而完整地表达了"医学人文关怀"的含义。由此可以看出，"医学人文关怀无特定的实施主体，亦无特定的接受客体"这样的表述似乎还有待商榷。

接下来，再从医学目的这一逻辑起点做进一步的推演。尽管学术界早已提到21世纪的医学目的呈现出多元化的态势，但"救死扶伤"或"治病救人"始终是医学最为重要的核心使命，这是医学之所以为医学的根本所在。医学人文关怀思想的核心是"以人为本"，是科学加艺术层面之上的护理"灵性"。这种"灵性"是一种文化，是一种充满人性关爱和艺术特质的医学人文思想和理念。人文关怀又称人性关怀、关怀照护。医学人文关怀，是指在护理过程中，医护人员以人道主义的精神对患者的生命与健康、权力与需求、人格与尊严的真诚关怀和照护。即除了为患者提供必需的诊疗技术服务之外，还要为患者提供精神的、文化的、情感的服务，以满足患者的身心健康需求，体现对人的生命与身心健康的关爱，是一种实践人类人文精神信仰的具体过程。

张大庆等认为，医学人文的概念具有多重涵义。其一是指"医学人文精神"，即人类的终极关怀与人性的提升，如批评人类企图控制自然的骄傲与自大，承认"医学的限度"，强调尊重人、敬畏生命；其二是指"医学人文关怀"，强调的是对待他人的善行，如医学研究、临床治疗中的伦理价值，良好的医患沟通能力；其三是指"医学人文学科"，即研究与探寻医学本质与价值的人文学科，如医学史、医学哲学、医学伦理学等。医学人文精神与医学人文关怀是观念层面和实践层面，而医学人文学科则介于两者之间，是从观念到实践，从知识到行动的桥梁。"医学人文素质"是一种综合素质，即医务人员通过医学人文学科的学习，理解了医学人文精神的内涵，具备了医学人文关怀的能力，并在医疗卫生工作中得以体现。

通过上述铺垫，结合现实背景与实践需求，笔者将医学人文关怀界定为：医护人员在对患者的医疗过程中，将病患作为一个有情感、有生命的个体，以尊重患者的人格和重视患者的需求为前提，以关爱和友善的态度为特征，以建立相互信任的医患关系为标志的职业理念。以此定义来看，现有的许多冠以"医学人文关怀在……中的应用或运用"的论文，表面看是表述不当，实质似乎是未能真正把握此概念的内涵。

第二节　医学人文关怀思想与实践的历史演进

医学是随着人类痛苦的最初表达和减轻这份痛苦的最初愿望而诞生的。医学从诞生那一天起，就不是单纯的技术，伴随其同时产生的是对患者的同情和照顾，是人道主义的关怀。医学是一门充满人文精神的科学，更是一门直接面对人的科学。因此，医学比其他任何一门科学都更强调人文关怀。希波克拉底认为："医术是一切技术中最美和最高尚的"。从医学的起源与医学学科属性，我们总是能提取出一条主线，便是"人文关怀"。一切科学的发展总是为了人类社会的福祉，医学的进步与发展总是人类诉求减轻痛苦的美好心愿，故而溯源历史，必然能发现医学人文关怀思想与精神外化为一份价值感召、生存方式、职业倾诉和情怀。

医学人文精神传统不仅在医生的治疗活动中延续，也凝结成稳固地体现慈善、博爱精神的医学建制——医院。在医学史上，无论中外，医院的兴起无不与仁爱、照顾和关怀相关。

从巫医到希波克拉底，从口口相传到初步形成医学体系，从爱琴海沿岸到黄河流域，医学实践自始就是人类的创造，是负责照护和救济他人的人类行为，是以解除痛苦和治愈疾病为己任、服务于人类健康的人文实践。

与人类文化的发展阶段同步，医学人文精神的发展历史可以划分为三个时期。每一个时期的医学进步和医学人文精神的嬗变都是与人类哲学思维的发展变化相映照的，都是随着人类自我意识的觉醒而前行的。第一时期表现为医学人文精神的神话信仰表达，是远古医学人文精神的开创时期。这一时期，人类的生活和意识还处于蒙昧状态，生活在对神话、巫术、鬼神等的崇拜之中，对自身的生命价值处于模糊的认知状态。这一时期的医学主要表现为经验的萌芽积累阶段，在医学技术方面表现为具有动物本能性质的医疗，在医学人文方面表现为巫医的文化特征。这一时期医学人文精神的主要表现为直接性特点。第二时期表现为医学人文精神的经验文化表达，是中世纪医学人文精神的兴盛期。这一时期，随着人类社会的进步、生产力的提高，人类的自我意识逐渐明朗，开始从原始宗教神话中解脱出来，进行理性思考，关注宇宙和人生，哲学思维开始发端。同时，人类的医疗实践领域渐趋扩大，经验积累增多。这一时期的医学逐渐摆脱巫医而确立自身价值，有了自身的学科建设和价值建构，这表现在技术方面的不断革新和创造、制度方面的不断完善、思维方式方面的变革和观念的转型，以及法理制度对医学的规范等。当然，这一时期由于中西方文化思维特点的差异，逐渐形成了中医、西医不同的思维特点和发展路径，但都属于中世纪经验医学的飞速跃进时期。这一时期的医学人文精神主要表现为经验自在性特点。第三时期表现为医学人文精神的理性科学表达，是现代医学人文精神的形成和发展时期。近代哲学的发展实现了上帝人本化以及人化自然，高扬了人性的价值。近代自然科学以及人文科学的发展使得科学主义、理性至上、怀疑主义、实证原则等观念深入人心，并深刻影响了医学的人文精神。知识的进步使得医学发展从中世纪医学迈向现代医学、从经验医学走向理性医学、从物理医学走向生物医学，获得了医学的大发展，但同时也使得机械论、因果论、把人看成机器等思维大行其道，人类在技术面前逐渐被消解和淹没，造成其在医学实践领域的异化。作为主体的人在医疗活动中退场了，同时也造成科学精神与人文精神的冲突。这一时期医学人文精神表现为理性自觉性特点。同时，对现代医学的反思中可见，现代医学亦有其不足之处，如具有普遍性效用的纯粹技术性手段与个体差异之间的矛盾、科学与人文之间的关系以及医学人文的价值旨归等问题都值得进一步探究。

"人文关怀"实际上是一个古老而常青的话题，无论是中国传统文化中的人文精神还是西方文化中的人文思想，都有着人文关怀的价值指向。笔者无意罗列古今中外历史上主要思想家有关人文关怀的思想谱系，仅取各个时代主要的思想观念。从连贯性考量，将中、西方医学人文关怀思想发展史串联铺陈。

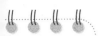

一、中国医学人文关怀思想的发展

人文精神同样是中国传统文化的特征。从宏观上看，中国文化的核心是人文精神，西方文化的核心是理性精神。儒释道三家，是中国传统文化中三种重要的思想传统。所谓"以佛治心，以道治身，以儒治世"，明确地道出了中国传统文化的这种基本结构特征。转换时空视角，审视中国传统文化中的人文关怀历史谱系，呈现出五彩缤纷的面相。

（一）传统医学的人文关怀思想

在我国，人文关怀精神在西周初期就已经初见端倪，到春秋后期逐渐形成。自此以后，人文关怀精神在中国社会和中国文化中经久不衰，成为中国文化的精神和灵魂。我国古代《周易》中最早出现"人文"一词，意指人际间的相互关系准则。在中国传统人文关怀思想中，在处理人与人之间的关系方面，提出仁义礼智信等规范，在处世立身方面提出自强、知耻、明智、节制等规范。同时，在"远神近人"、以人为本、注重人对于真善的追求等方面也做出了规范和警示。儒家思想主张把精力集中到人事方面，提倡以礼治国、以礼行世，为儒家文化开辟了一条远神而近人的人文主义道路。

中医对于医学家的高尚道德修养，从来都是很重视的。作为一名优秀的医学家，必须具备两个方面的素质，一是强调必须要有精湛的医疗技术和丰富的临床经验；二是对患者体贴入微，一视同仁，以及反对追求钱财、名利的思想和行为。而中医的文化要素及其精神可以说主要是由诸子各家尤其是儒释道三家的思想观念长期发展而形成的，具有多元性、多层次的特点。例如，道家思想所主张的"人法地，地法天，天法道，道法自然"及其阴阳五行学说，强调心安神静、"致虚极，守静笃"、精神内守的养生实践，强调个人与宇宙的契合、生命本身的超拔以及辩证法等思想，这些均在历代医家典籍中有所展现。佛教思想在中国的传播更是始于医药这一手段方式，而佛教理论中注重人的精神生命的境界提升、智慧思维的开悟、情感心理变化的体察、心灵的拓阔也都影响到此后的中国医学理论。而儒家思想是中国传统文化的主导，儒家精神所讲的"仁、义、礼、智、信"的思想观念、注重现实生活和人生的态度、对于职业操守和道德人格的张扬，更是深刻影响了中医的基础理论及其人文精神，促进了中国医学"医乃仁术"思想的形成。总之，中国传统文化儒释道有这样一个特点："一个真正的人的博大气象，乃是以自己的生命通贯宇宙全体，努力成就宇宙的一切生命。这就是人类生命的价值与归宿。"

人文关怀思想的发展史呈现连贯性和阶段性，每个时代都有其代表人物和代表思想与观点：春秋时期的管仲首先提出"以人为本，本理则国固，本乱则国危"的思想。其后，以孔子为代表的儒家推崇"仁学"思想，提出"民贵君轻"的民本思想。《黄帝内经》以天人相应、身心统一、临床诊治等观念和态度为基础，在医学上研讨了养生保健、预防为先、早期诊断、病因与诱因、个体差异、药物配伍、可治与不可治等问题；描述了临床思维的一般原则，如"司外揣内、见微知著、以常衡变、治病求本、正治反治、三因制宜、以平为期、因势利导"等；揭示了医学的人文品质，如"以生命为本，人文关怀为本"；规范了医者的思想素质，如要求有完善的知识结构，主观与客观相一致，要理论联系实际等；提出了医生的职业品格，如接诊疾病要有方式、方法，要举止得体、思维敏捷、坐起有常，医患交往要有礼等。

西汉独尊儒术后，贾谊提出"以民为本、以民为命、以民为公、以民为力"的主张，以民本主义为主的德治思想占据统治地位，把对人及社会的关怀提高到了一个新的高度。魏晋时期的思想家比较重视人的个性发展和情感生活；隋唐时期比较强调人的气质、修养，"凡是皆须务本，国以人为本，以民为本"；宋明时期把人的品格抽象化，并用真心真性来概括，以无心无理相聚合，使人文精神"从人间飞到了天上"；明末清初，由于西方文明的输入，拓展了人们的眼界，出现了反封建礼制的人文潮流，黄宗羲提出"以天下为主，君为客"，将传统民本主义推向高潮。清末严复提出"主权在民"的思想，中国的人文主义有了进一步发展。孙中山

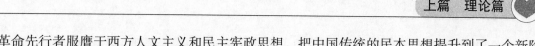

等革命先行者服膺于西方人文主义和民主宪政思想，把中国传统的民本思想提升到了一个新阶段。尤其是五四新文化运动中提出的"民主与科学"思想，其核心就在于要打破封建礼教和封建枷锁，争取人性的解放和个性发展，争取个人独立自主的权利。

需要注意的是，人文关怀思想在历史大社会中不断发展变化，在医学领域更是集中表现为救死扶伤、悬壶济世的以人文关怀为核心理念的医德。中国医德在几千年的医疗实践中代表人物灿若群星，著述多而精辟。《黄帝内经·素问》中的"疏五过论"和"征四失论"两篇集中论述医德，提出"天覆地载，万物悉备，莫贵于人"和"济群生"的观念，较为完整的医学理论体系由此确立。医圣张仲景在《伤寒论·自序》中，就十分生动而真实地叙述了他自己出于仁爱救人之心而步入医门的过程，并谆谆教诲医生要重视医德修养，诊断疾病时切忌故步自封、草率行事。他所提出的"勤求古训，博采众方"，是他发奋医学的生动写照，更成为后世医家奉行的一条的治学和医德格言。晋代名医阳泉在其《论医》中强调："夫医者，非仁爱之士不可托也；非聪明答理不可任也；非廉洁淳良不可信也"。唐代大医学家孙思邈更是集中关注医德思想。他在总结唐代之前医学成就的同时，结合自己的临床经验所著的《千金要方》和《千金翼方》为代表，特别是其中的"大医精诚"篇，集汉唐中医道德之大成，提出"大医"必须做到"精""诚"之思想。"精"即医疗技术要精深；"诚"即品德要高尚。他在《千金要方》中写道："凡大医治病，必当安神定志，无欲无求，先发大慈恻隐之心，誓愿普救含灵之苦"。此外，他在治学态度、医疗作风以及处理同行关系等问题上，都有独到的论述。具体体现为：治学需"精勤不倦"，省医诊病要"至意深心，详察形侯，纤毫勿失"，对待患者应"普同一等"，对同行不得"毁誉诸医，自矜己德"等。宋代林逋在《省心录·论医》中指出："无恒德者，不可以作医，人命死生之系"。关心、同情患者，救治患者生命是自古以来历代医家所尊奉的医德基本原则。苏轼在疫病流行期间，为照顾无家可归的患者，创办了"安乐病坊"。明代医家龚廷贤在《万病回春》中提出"医家十要"，对医生的职业素养、知识结构以及如何处理医生在医疗实践中的人际关系都提出了具体的要求。明代外科学家陈实功在《外科正宗》中概括出"医家五戒十要"，对医生的专业知识、思想修养、与患者交流相处的注意事项等有更进一步的阐释。

人文关怀思想的另一个体现是我国医学的整体观念。这是中国传统医学体系的思维方式，认为人与自然是统一的整体，要从自然和社会两个方面考量人体生命运动变化规律，从生物、生理、心理、社会的整体角度诊治疾病。这种朴素的整体观念和辨证医学模式贯穿了中国传统医学的始终。

在中国传统社会中，宣扬人文关怀的礼教文化，落实到具体的家族、家庭教育中，则表现为充满人性温度的家训关怀理念。司马光在《居家杂仪》写道："凡父母舅姑有疾，子妇无故不离侧。亲调尝药饵而供之。父母有疾，其子色不满容。不戏笑。不宴游。一切不得如平时。甚则不交睫，不解衣。舍置余事，专以迎医检方合药为务。疾已，复初"。在近代西方思潮的冲击下，中国医学界逐渐形成以人文关怀为核心的医学人道精神。

（二）近代医学人文关怀思想

1926年的《中国医学》刊有中华医学会发布的《医学伦理学法典》，明确规定：医生的职责应是人道主义的，而非谋取经济利益。1932年出版的由我国医学伦理学先驱宋国宾主编的《医业伦理学》，针对当时医德不兴的现象，提出"医业伦理学，一言以蔽之曰仁义而已矣"的重要思想主张，并详细论述了"医师之人格""医师与患者""医学与同道""医学与社会"等内容，以期医生能够加强医德之修养。该书的出版，标志着中国已由传统医德学进入现代医学伦理学阶段。在宋国宾拟定的《震旦大学医学院毕业宣誓》中明确写道："余于任何患者，绝不需索取其力所不逮之诊金，并愿每日牺牲一部分时间，为贫苦患者免费之诊治"。

革命根据地时期的卫生事业，以马克思主义世界观和历史观为基础，以革命人道主义为内容的伦理原则，属于无产阶级的意识形态。苏区卫生部门很重视医务人员的思想政治和医德教育工作。

1931年，毛泽东同志为红色卫生学校制定了"培养政治坚定，技术优良的红色医生"的医学教育方针。1932年，朱德依据毛泽东同志的上述思想，向红军卫生学校全体学员作了《怎样做一个红色医生》的报告。他明确提出以下要求："红色医生必须要具有坚定的政治立场，对人民、对病员要满怀阶级感情；要有艰苦奋斗，舍己为人，救死扶伤的工作精神，同时还必须具备科学知识和精湛的医疗技术"。1934年，周恩来在全国政治工作会议上指出："医院政治工作的重要任务，就是怎样使伤病员很快地恢复健康到前线去"。这些报告和指示为革命人道主义的提出做好了思想理论上的准备。

红色根据地的医德，就是在党中央和各级干部的言传身教中培养出来的。这种医德概括起来主要有以下几方面的内容：①亲如手足的医患关系，有一次马海德医生为一名被毒虫咬伤的患者治疗，因为当时没有抽吸器械而又需立刻吸出毒液，他不顾生死，马上用自己的嘴把毒液吸出来，感动得那位患者热泪盈眶地说"您真是中国人民的贴心人！"②平等合作的医护关系，从某种意义上说，护理工作比医生的工作领域更为广泛，护士不仅和医生一起担负着治疗任务，而且还担负着康复任务，不仅为患者提供医疗上的需要，而且还为患者提供生活上、精神上、环境上和社会上的需要，担负着很多繁琐的生活服务工作。1941年，毛泽东同志在延安给中国医科大学的题词中对医德作了精辟的概述："救死扶伤，实行革命的人道主义"，为革命的医务人员确立了行为准则。③医院和群众鱼水般的关系，红色根据地时期的医院和目前的医院不同，伤员多是分散居住在老百姓的家里，缺医少药，医护人员忙不过来，很多都是依靠苏区群众克服各种困难进行护理。伤员住在哪家，哪家的老乡就主动照料他们，拿出最好吃的食物给伤员，洗洗补补全都不用医护人员操心。在敌人进攻的时候，群众帮助医院及时把伤病员转移到深山里或其他安全的地方。医务人员也为群众诊治疾病，帮助烈军属和贫苦农民耕地、收割、打柴、担水等。医院和群众是鱼水般的关系。广大医务工作者正是紧紧依靠群众的亲密合作，才完成了党交给的医疗任务。解放战争时期，解放军的后方医院既为地方老百姓防病治病，又为战争服务。"一切为了救治伤病员，一切为了战争的胜利"是当时医药卫生工作的宗旨。毛泽东同志亲自制定了"面向工农兵，团结中西医，预防为主"的卫生工作方针。

二、西方医学人文关怀思想的发展

西方文化经历了神话时代之后，又深受古希腊罗马哲学的自然态度、西方中世纪的神学态度、近代以来的理性科学态度，甚至现代人性观的影响，形成了其自身的医学人文精神，这主要表现在其追根溯源的本体追问、虔信笃诚的信仰皈依、辨析明理的科学诉求、严整思辨的形而上精神、蒙田式的医学人文关怀等方面。

第一，西方文化表现为追根溯源的本体追问。古希腊早期哲学是西方人文精神的最初萌芽，开始为自然万物寻找统一的来源和根据，寻求普遍必然性的规律和知识，为人类自身寻找存在的根据、尺度及标准，由此开启了西方的爱智之思和对世界的本体论追求，对人的终极价值和意义的拷问，对人的生命精神的张扬。这一时期的西方医学既受到此时哲学思维追寻本体的引导，又主要地受限于时代背景，表现为中世纪经验医学取代远古医学的巫医。医学事业开始真正面对人，为了人。而西方此时从现象到本质的追问也成就了此后西方物理学、数学、天文学、医学等科学的发展方向。自此，医学也开始摆脱巫医时代，进入了一个崭新的时期。但是，希腊哲学毕竟不是建构理论体系的时代，而是探索人类命运的时代，因此，此时的医学成果基本上也是建立在经验和观察之上的。

第二，西方文化表现为虔信笃诚的信仰皈依。基督教文化是西方文明的"底色"，是西方人生活和观念根深蒂固的文化要素之一。在信仰的天空，人只有通过信仰才能获知智慧和真理。上帝是一切事物的最终根源，人则是有限性的存在，因此，对人的关注必须以对上帝的信仰为前提，人的理性无法完全超越信仰，人只有通过信仰才能达到自身的目的，由此形成了以上帝解决人的所有问题的信仰传统。因此，在医学领域，从技术层面讲，基本上仍旧维持着一直以来的经验传统，从思想层面讲，纳入了基督教信仰的要素，把躯体的健康和疾病看成是上帝的恩赐或者惩戒，并且在治疗方式上，期望通过对上帝的祈祷、祝愿、虔诚的信仰等方式获得宽恕与眷顾。进而在医学人文精神方面，"基督教的'约翰启示'作为接受上帝审判，进入神的永生王国的最高理想，是近代西方医学的最重要的精神基础。西医文化的舍己、对患者的尊重、生命神圣、平等、公正、公益、有利与不伤害主要来自于基督教伦理学。"

第三，西方文化表现为辨析明理的科学诉求。西方哲学的爱智和求知使人类不断探索知识的合法性根据，逐渐形成了西方的求知精神、主体精神和理性精神。追问知识的合法性根据是理性还是经验，考察主体的思维能力、经验观察能力和创新能力，关注知识的形而上学基础。这些思维在医学中表现为逐渐不再局限于中世纪经验医学，开始注重人自身的理性能力和主体精神，逐步走向现代理性医学。

第四，西方文化表现为严整思辨的形而上精神。形而上的追求是人类的本性使然，也贯穿着人类思考自身和宇宙命运的始终，展现了人类超越性的一面。形而上精神的主题归根到底仍然是追问人是什么、自由何以可能等问题，由此很多哲学家建构了自身的哲学体系，在思辨的推理中确立了其严整的体系和先在的原则。在这些哲学思维的发展历程中，涵盖了西方人文精神中的怀疑主义、实证主义、理性至上、科学精神等要素，影响了西方医学的发展。在这一时期，西方医学真正从经验医学跨越到理性医学，实现了从中世纪医学到现代医学的根本转变。

第五，西方医学人文精神表现在蒙田式的医学人文关怀，即品味苦难、直面死亡以及无医自处。品味苦难意味着把痛苦理解为是生死之间的妥协，是学习死亡的过程，疾病是人生的课堂，能让人的生命与生活更具有坚韧的质感，阅历更厚重；直面死亡使人不再被痛苦和心灵所奴役，从而可以坦然面对病痛的束缚；无医自处表现的是对自然力的崇尚和对医学知识水平、医生行业规范的质疑，强调医生要重视患者的体验。

（一）古代医学人文思想

西方的人文关怀精神起源于古希腊爱琴文明。古希腊城邦的民主政治制度、追求个性完美的文学艺术，为人文关怀精神的形成提供了良好的社会基础。古希腊所有的人文关怀都是通过对自然的理解，再反馈到关于人的理解上。如普罗泰戈拉提出，"人是万物的尺度，是存在者存在的尺度，也是不存在者不存在的尺度"。苏格拉底提出，"心灵是唯一值得研究的对象，并且真正的自我不是肉体，而是灵魂和内心生活"。这样把人看成是万物的核心和衡量万物的标准，以人的正义美德为中心的伦理学逐渐确立。《希波克拉底誓词》中提到："医生除了是医疗知识和技术的提供者外，也是一位聆听者和观察者，除了听取患者病情方面的主诉，还需要理解患者身心的痛苦煎熬、家人的担忧以及观察疾病对患者生活的影响"。这说明在医学的起源阶段，医生的使命除了治病救人外，还需要具有关心、同情患者的情怀。

古希腊是最早进入文明社会的国家，是西方医学的发源地。公元前 6 世纪至公元前 4 世纪，古希腊医学形成。希波克拉底是西方医学史上最著名的古代医学家，被西方医学界尊为"医学之父"，他也是西方医学伦理学的奠基人。希波克拉底的医学思想主要体现在其代表作《希波克拉底文集》，扬弃了神魔巫医的疾病观念和治疗方式，借鉴希腊哲学智慧奠定了其医学思想的基础，汇通当时医学理论的成就，形成"整体医学"的思想。他从自然、社会、体液等方面研究致病的原因，同时将自然哲学的理念及精神与医学相结合，研究了医学形而上学的普遍问题，他是"带领医学由表征走向本质的引路人"。

希波克拉底在西方医德发展史上的贡献是著名的《希波克拉底誓词》，此外还有《操行论》《原则》等医学伦理学文献。《希波克拉底誓词》主要包括五项道德标准：①尊师重道，分享学识，"凡授我艺者敬之如父母，作为终身同业伴侣，彼有急需我接济之。视彼儿女，犹如兄弟，如欲受业，当免费并无条件传授之"。②行医的品质和作风："我愿尽余之能力及判断力所及，遵守为病家谋利益之信条，并检束一切堕落及害人行为，我不得将危害药品给予他人，并不做该项之指导，虽有人请求亦必不与之"。③行医的宗旨："遭守为病家谋利益之信条"。④医生的品德修养，不利用职业赋予的权力做不道德的事情："无论至于何处，遇男遇女，贵人及奴婢，我之唯一的目的，为病家谋幸福，并检点吾身，不做各种害人及恶劣行为，尤不做诱奸之事"。⑤严守职业秘密，提出为病家保密的道德要求，"凡我所见所闻，无论有无业务关系，我认为应守秘密者，我愿保守秘密"。《希波克拉底誓词》唤起了医者内心神圣的良知及对社会公众的责任感，奠定了医者的道德和伦理底线，树立起对人的生命、权利和尊严的尊崇感。《希波克拉底誓词》中涉及的医学伦理思想极大地影响了后来医学和医德的发展，为医学伦理学的形成和发展奠定了基础。

公元前 1 世纪，古罗马医学全面继承和发展了古希腊医学，在医学伦理思想方面也继承和发展了古希腊思想。这一阶段最著名的医学家及医学伦理思想家是盖伦 (Claudius Galenus，公元 129—199 年)。盖伦是一位具有独立思考精神的医学家和哲学家。他提出，医生合理的知识结构应该是精通哲学的三个分支：逻辑学，即如何思维的科学；物理学，即自然的科学；伦理学，即为什么的科学。医生具备这些知识，就能获得患者的信赖和钦佩。他认为，从理想上讲，医生从事医疗实践的目的是爱人类而不是爱利益，因为科学探索与金钱追求是相互排斥的。他在《最好的医生也是哲学家》一文中指出："我研究医学，抛弃了娱乐，不求身外之物……作为医生不可能一方面赚钱，另一方面从事伟大的艺术——医学。"另外，盖伦还对医学中的医患关系十分重视。他认为在疾病治疗过程中，患者的合作和信任是十分重要的，这种合作与信任能通过医生在临床上的适当方式得以建立。他指出，医生能通过谨慎的、患者能接受的语言，通过指出患者已知道但尚未告诉医生的事情，以及通过预后判断，使患者对其产生信任。同样，要准确地评估医生的能力，可以通过比较他的预期和实际治疗效果而得出答案。尽管理解患者，明确了解疾病是不容易的，但盖伦仍然声称："只要医生通过严密的观察和认真的思考，就能将不确定性减到最小"。此外，盖伦还十分重视医生的行为在治疗过程中的价值，认为适当的治疗行为包括道德上的善和医疗上的有效。

古罗马的医学伦理思想除了体现在医学家盖伦的思想体系外，还体现在古罗马的法律之中。例如，《十二铜表法》中就记载："禁止在城市中进行尸体埋葬，不得饮用河水而要饮用泉水；孕妇亡死时应取出腹中之活胎儿"等。安多尼王朝于公元 160 年所颁布的法令中，有任命救治贫民之医师的条文。在查士丁尼王朝制定的法典中，有劝告医生"侍奉富贵者时，力避逢迎献媚，而应将救治贫民视为乐事"的规定。

在古印度，公元前 15 世纪至公元前 10 世纪，就已经诞生了具有明显医德思想的著作——《梨俱吠陀》。公元前 5 世纪至公元 1 世纪，《妙闻集》和《阇罗迦本集》两部医学著作更加丰富了古印度的医德思想。《妙闻集》的医德思想可以归纳为：①医生应有四德，即正确的知识、广博的经验、灵敏的知觉及对患者的同情；②医生要尽一切力量为患者服务，甚至不惜牺牲自己的生命；③医生要有好的仪表、习惯和作风；④医生要全面掌握医学知识和技术；⑤在外科治疗中，医生要和助手密切配合，挑选助手要选择聪明能干、乐于助人、能够忍让的人；⑥医生除了学识高深外，还应具备高尚的医德。《阇罗迦本集》则要求医学生在接受医学知识培养的同时，还应该学习医德标准。这些标准包括：医生要全心全意为患者，不能伤害患者；医生"应该仪容端庄，一不酗酒，二不害人，三不教唆别人犯罪"；行医的目的是为人类谋福利；医

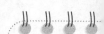

生拒诊是不道德的；医院要有优良的治疗环境。从公元 8 世纪开始，由于阿拉伯军队不断入侵印度，也引入了阿拉伯人的医德思想，并与印度的传统医德思想共存。医者基于对宗教的信仰为穷人免费治病。

在医学伦理思想中，有突出建树的代表人物是阿拉伯名医迈蒙尼提斯（Maimonides，1135—1204 年），其著有《迈蒙尼提斯祷文》，中心思想是作为一个医生，一切要为患者着想，不能有贪欲、吝念、虚荣，不为名利侵扰。"事功难且巨，愿神全我功。若无神佑助，人力每有穷。启我爱医术，复爱世间人。存心好名利，真理日沉沦。愿绝名利心，服务一念诚。神请求体健，尽力医患者。无分爱与憎，不问富与贫。凡诸疾病者，一视如同仁"。

（二）近代医学人文关怀思想

文艺复兴和启蒙运动的兴起逐渐把人类的目光从天国转向尘世，"文艺复兴时期的文化是古代文化的终结，同时又是近代文化的开端……这种文化已经表现出超越古代文化范畴、以实验自然科学的发展为基本动力、整个观念体系发生根本性变化的趋势。科学和哲学在文化中将占有越来越重要的地位，最终成为整个观念体系的核心，即文化的核心或基本观念是由哲学和科学提供的。"近代哲学把全部哲学问题归结为人的问题，开始了上帝人化的过程。而人的问题主要是人的意识原理问题，即认识论问题，这是全部哲学问题的核心和出发点。因此，以人的理性为基础和前提的观点是近代的哲学精神。医学的人文精神在这一时期亦受到理性至上的科学精神的影响，在与宗教信仰的对决中更为凸显人类自身的价值。

古希腊、古罗马之后是黑暗的欧洲中世纪，人本主义迷失在宗教鬼魅中。直至 14 世纪中叶文艺复兴运动的兴起，它的核心是强调人们应当回归希腊罗马古典著作中对人的价值和人的尊严的热爱，提倡个性解放与自由。人文主义先哲们主要从人类文化学角度探讨人的问题，以人为中心，注重人对真、善、美的追求，崇尚人的价值与尊严，力主追求现世幸福，反对以神为中心和宗教的禁欲主义。文艺复兴在人文关怀发展史上起着承上启下的作用，以感性意义上的人性来反对抽象的神性，以生机盎然的现世生活来反对枯燥、冷漠的天国理想，以人的正常情欲和感官享受来反对中世纪的禁欲主义和变态、虚伪。

14—16 世纪，欧洲文艺复兴运动中，先进思想家提出了人道主义的口号，倡导以人为中心的世界观，提倡关怀人、尊重人，使得以神为中心的宗教神学思想开始受到冲击。文艺复兴之后，西方医德逐渐摆脱了宗教神学的束缚，以医学科学和人道主义为两大支柱，进入了新的发展阶段。文艺复兴推动医学开始摆脱神学和传统权威的束缚，掀起了"以人为中心"的人文主义启蒙思潮。观察和研究自然是人文主义对文艺复兴最重要的贡献之一，广泛应用于解剖学、生理学及化学的研究中。自此，对人类机体、病症、生活习性的研究，成为医学程序上一个主要环节。医生们废弃了死啃书本，敢于反对教条和各种束缚思想的势力，回归到实地研究患者。

从 17 世纪开始，随着自然科学和实验研究的发展趋势，在笛卡儿的理性主义和二元论哲学引导下，医学也走上实验研究的道路。人们开始认识到，需要与同时期科学发现相结合，才能更加圆满地揭示病理学和生物学发展中的问题，更好地服务于人类健康。18—20 世纪，自然科学领域取得的重大进展，对医学科学的发展起到了决定性的意义，生物医学模式逐渐占据主导地位。生物医学模式的哲学基础是"还原论"，即认为任何复杂的生物现象都可以被还原为各种物理、化学等现象。它立足于生物科学基础之上，认为每一种疾病都可以在器官、细胞和生物大分子层面找到可以测量的形态或化学变化，并确定生物或理化原因，以此找到治疗方法。科学思想和探索精神促使近代医学结出了丰硕的果实，越来越多的人体秘密被发现，更多的治疗方法和医疗器械极大地改善了人类的生存状况与生活质量。

18 世纪的法国启蒙运动是文艺复兴人文主义的继承。启蒙思想家和文艺复兴时期的人文学者一样，都关心人，关心人的独立和尊严。这一时期，人文主义者在各自不同领域里提出或宣传人文主义思想，并且把人文主义原则贯彻到政治领域，将其转变成一种政治要求。他们将科学理性精神与人文精神结合起来，反对宗教蒙昧主义，宣传理性和科学，自由、平等、博爱、民主等思想，盛行于世。

近代医学在生物科学的基础上稳固地发展起来。医学的发展和医疗卫生事业的社会化，使医务人员的医德行为准则从个体走向群体，从临床走向科研、实验、社区等，并且内容不断充实，影响面也越来越大。针对这些医学伦理新课题，不少医学家和伦理学家进行了研究。德国医学家胡弗兰德（C.Wilhelm Hufeland，1762—1836年）发表的《胡弗兰德医德十二篇》就是其中的代表。他指出"医之处世，唯以救人，非为利己；对于病者，只以病者视之，不以贵贱贫富而有异也；为患者诊疗切勿敷衍以从事，偏于固执，必谨慎以思之，细密以详察之；精研学术之外，尚须注意言行，以求得病者之信仰：病者虽无可挽救，仍须宽解其苦患，以冀保全其性命，虽无可救而有慰之，亦为仁术；病者之费用务令其少；对同业，则敬之爱之，切勿毁议，说人之短"等内容。《胡弗兰德医德十二篇》在西方医学界广为流传，被称为《希波克拉底誓词》的发展。

现代理性医学的兴起带来了医学事业的飞跃式进步，人类认识和处置疾病的水平和能力得到了极大地提高，人类医学进入了生物医学的时代。但是，现代医学也有其自身的问题，就是把人的生命本身看成一个待处置的对象，单纯地极尽所能寻求生物的、科学技术的治疗手段，而忽视了作为一个完整的人的生命存在方式，顾及了医学治疗的普遍性维度，却忽视了医疗人文关怀的个体性差异；重视了科学技术的治疗手段，却淡漠了人文精神在医疗行为中的意义和作用。因此，反思现代医学，医学知识的技术化特点往往会带来研究对象和方式的局限性与狭小，从而这种研究及其研究主体容易与鲜活的人和社会疏离，"在医学人文看来，诊疗过程不仅仅是一个技术处置的过程，也是一个医患之间人与人相互认识、理解、交流的仪式"，医学中的人文精神是一种对历史传统和生命个体的关切，要建立一种对生命的真诚和敬畏，认识到人是医学的最终目的和终极关怀，应当建立具有多维度的医学大观念，把对人的关切视为医学最基本的价值旨归。

19世纪，马克思批判性地继承了西方近代人文关怀思想的合理内容，把一切人的自由全面发展作为人类解放的目标。同一时期，南丁格尔开始挑战"以医疗为中心"的模式，提出"以照顾为中心"的医疗模式，明确了"照顾比医疗更重要"的价值选择。

20世纪60年代初，人本主义心理学家马斯洛和罗杰斯提出自我实现的理论，从人的需要和动机出发，进行需要层次分析，提出需要层次理论。之后，罗杰斯又把人本主义心理学推广到医学教育和临床应用领域，提出"以患者为中心"的医学关怀模式，要求医护人员不仅要关心患者，更应关心全人类的健康。

20世纪以来，由于自然科学和社会科学突飞猛进地发展，使得医学对社会的伦理影响、作用和冲突更加凸显，引起了社会各方面的重视。其中影响较大的有：1947年，美国医学会（AMA）发布了医师道德标准；1949年，世界医学会全体大会在伦敦举行，并通过了《国际医德守则》；1953年7月，国际护士会议通过了《护士伦理学国际法》；1965年，国际护士协会通过了《国际护士守则》，并于1973年进行了重要修改；1964年，在芬兰赫尔辛基召开的第18届国际医学大会通过了《世界医学大会赫尔辛基宣言》（以人类为对象的医学研究的伦理学准则）；1968年，在澳大利亚悉尼召开的第22届世界医学大会通过了《悉尼宣言》（关于人的死亡的五项标准）；1975年10月，第29届世界医学大会在东京召开，并通过了《东京宣言》（关于对拘留犯和囚犯给予折磨、虐待、非人道对待和惩罚时，医师的行为准则）；1977年，在美国夏威夷召开的第6届世界精神病学大会通过了《夏威夷宣言》（关于对待精神病患者的医学伦理准则）；1996年3月，国际人类基因组组织在德国海德堡会议通过了《国际人类基因组组织关于遗传研究正当行为的声明》；1997年11月，联合国教科文组

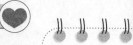

织通过了《世界人类基因组与人权宣言》；1997 年，国际人类基因组组织伦理委员会在英国伦敦会议上，通过了《国际人类基因组组织伦理委员会关于 DNA 取样：控制和获得的声明》；1999 年，国际人类基因组组织伦理委员会发表了《人类基因组组织伦理委员会关于克隆的声明》等。

第三节　多元文化的医学人文关怀

科学的发展带动了人类认识的进步，但即使这样，人类的认识也是有边界的。正如物理学中的量子力学和相对论所证明的，确定性的物质和经典物理环境只在一个有限世界中存在。同样，医学的认识也是有边界的，即我们能了解的只是我们有限的物质世界中按一定可循规律变化的病理状态，而不是所有的病理状态。为提高医疗水平而对医学进行客观、全面的批判性评价，是推动 20 世纪医学科学发展的重要原因之一。

从总体来看，人类从未像今天一样健康、长寿，医学也从未取得过如今的巨大成就。人类健康水平越高，对医学的渴求和期望就越大。但极具讽刺意义的是，人们也从未像今天一样质疑和批评医学。宏观问题包括医学的社会承诺和制度保障：医学应该如何适当地满足患者的需求，医学是否被财富和市场力量所左右，人类对医学发展的希望是什么，政府在医疗卫生方面应当发挥什么样的作用，医学科学的发展将使得许多人无法负担医疗保健吗？微观问题包括医学的目的与基本性质：医学的主要责任是无论在什么情况下，都尽可能延长生命吗？医学的进步使人们更加健康地生活了吗？医学仅仅是一种满足其客户各种要求的服务产业吗？

现代科学与人文科学的相互渗透与融合是现代医学的永恒追求目标。20 世纪开展的医学人文的学术思潮和社会文化运动，其主要内容包括：对医学的目的进行反思，保持尊重医学尊严以及坚守医学，认识内心良知，同时应用社会科学与医学人文知识、方法对医学、卫生保健和医疗保障的本质、意义、公平性等各个方面进行深入的探索。如果从 1919 年美国医学家威廉姆·奥斯勒（1849—1919 年）年提出医学人文的概念算起，那么 20 世纪的医学人文经历了 3 次连续的、一次高过一次的浪潮。

1919 年，威廉姆·奥斯勒在英国古典学会发表了"旧人文学与新科学"的主题演讲，倡导"科学教育与人文科学应相互了解"，并提出医学人文学者的概念。1929 年，韦尔奇医学史研究所和图书馆在约翰霍普金斯大学建立。文化医学人类学也从体质人类学中分离出来，被称为"在医学中的应用人类学"。1953 年，医学社会学作为美国社会学协会的一个分支得以确立。这一时期的医学人文学源自不同的传统，不仅处于萌芽状态，探讨的内容也十分有限。

20 世纪 60 年代，医学人文学最关键而广阔的研究领域是在第二次世界大战后才出现的生命伦理学。虽然《希波克拉底誓词》证实了在古希腊时期，医学实践中所遇到的伦理问题就已是医生实践的基本组成，但直至 20 世纪后半叶，人们才开始关注并研究这些来自医学界外部、一直以来都由伦理学家来研究的超越医患关系范畴的医疗实践伦理问题。第二次世界大战期间，德国和日本进行的惨绝人寰、毫无人性的医学研究，20 世纪中期各类生殖辅助技术、终止妊娠及避孕技术、延长生命的呼吸机与透析等新技术，以及美国甚至是全世界范围内 20 世纪 60 年代以来的引发社会广泛争议的医学研究，每一次都会引发公众震惊和深度反思，对医学研究和医学实践的责任和监管的关注也与日俱增。一批具有远见的科学家与人文学家敏锐地意识到，需要更加理性地看待现代医学技术的发展，审慎地将这些技术应用于患者的治疗。1969 年，美国健康与人类价值学会成立，并创建了医学人类价值研究所，其目标是促进人类价值作为医疗卫生专业人员教育的基本内容。1973 年，德克萨斯大学加尔维斯顿医学分部建立了美国医学院校中第一所专门进行医学人文教育与研究的机构，即医学人

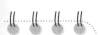

文研究所。接下来，医学人文课程相继在各医学院校设立，包括伦理学、历史学、文学、宗教研究以及法律学，甚至还有视觉艺术和文化人类学。另外还有新设立的医学院校，如宾州州立大学医学院(1967年建校)和北卡罗来纳大学(1978年建校)，建校时不仅建立常规的基础医学系和临床医学系，还同时设立了医学人文系。1979年，《医学人文学杂志》创刊。这一时期，另一种医学人文思想和健康保健的研究趋势建立在传统哲学文化人类学、社会学、历史学，以及宗教研究、文学、文化研究和传播学研究基础之上。医学社会学和医学人类学于20世纪50年代被划入医学史这个大框架中，成为其子学科。越来越多的传统哲学家、文化人类学家和社会学家等各类学者开始从各自学科的视角来研究医学卫生健康与医学人文，进一步拓展了对医学和医学人文的认识，进一步认识了医学对社会的影响，使得对医学的认识更加全面。在第二波浪潮中，医学人文学科的建设日益制度化，对生命伦理学研究也日趋深入、广泛，并通过各类各级专门委员会的方式提供政策资讯和社会服务在体制上促进了科学与人文的融合。

医学人文不是一门独立的学科，而是开放的学科群，引入了伦理学、哲学、社会学、人类学、历史学、心理学等人文社会学科，从不同角度对医学进行批判性反思。医学人文通过鼓励不同学科间的对话与论争，开拓跨学科的方法综合运用，力求保持具有活力和创造性的广泛联盟，以确保医学沿着为人类健康福祉的道路前行。

进入21世纪，医学人文学研究更加呈现出多元化、全球化的趋势，更加关注不同文化间的交流与对话。医学人文学成为医学教育改革的重要内容，批判性更加强烈，如从伦理学辩护走向生命政治学与美学批评以及健康人文概念的提出。文化研究、残障研究、女性主义、生态主义等观念对当代医学人文学研究产生了深刻的影响。人们在通过医学科学技术增进健康、诊疗疾病的同时，也在探索以人文科学的方法更好地理解疾病、残障、痛苦和医疗照护，理解生命与死亡的意义。

1948年，《世界卫生组织组织法》序言对健康的定义是："健康不仅是没有疾病或虚弱，而是躯体、精神与社会的完满状态。"这一身心健康的概念表明，个体在躯体健康、心理健康、社会适应和道德健康四个方面都健全，才是完全健康的人。健康是人类对生存价值的一种基本取向，是人的本质的具体表现之一，而医学则是实现这种取向和本质的具体手段。为配合健康新定义并更新医学的目的，美国海斯汀中心开展了医学目的的专门研究与探讨。首先基于下列四个假设：所有国家都可能会面临发生医疗系统的危机；现代医学无法解决人类衰老、死亡和疾病的问题；现代医学错误地将治愈疾病、阻止死亡作为目标；追求良好健康状态和治愈疾病之间存在巨大的差别。经过持续10余年的研讨，发表了《医学的目的：确定新的优先战略》，重新审视了传统医学的目的，并提出现代医学的四个目的：预防疾病和损伤，促进和维持健康；解除由疾病引起的疼痛和疾苦；照护和治愈可治愈的病患，照护无法治愈的病患；避免早死，追求安详死亡。

医学目的的结论回应了医学人文的基本诉求：医学的对象是人，医学必须定位于完整的人。当代系统论告诉我们，人不仅是物质与精神共存的整体，而且是精神在其中发生重要作用的系统，是一个由无穷多个子系统组成的超复杂系统。每个系统具有特定的性质和有限的稳定区间，与周围的系统互相关联。人作为复杂的有机体，是当代医学必须重视的一个事实。只有在客观面对这一事实的基础上，才能为病患和全社会提供生理、心理和人文的全方位服务。

当代的医学人文关怀虽然是从国外引入的一个概念，即最初针对科学技术的发展导致的人类精神关怀的失落，即"物质丰裕，精神家园荒凉"而提出的，但确实与中国传统文化一脉相承。医护人员没有对生命价值的虔诚与关怀，绝不会有强烈的伤病体验，也就做不到"用心理学家的眼光、科学家的耐心、宗教的热诚，依照严密的逻辑推演下去，忘却自我，化为患者的角色，陪他们笑，陪他们哭"，医护人员应当化为生命的参与者，而非旁观者。

思考题

1. 阅读资料，简述中西方医学人文精神的发展脉络。

2. 通过知网、万方等数据库，收集、整理并归纳近五年以医学人文关怀为主题的热点议题。

（王方星　傅卓凡）

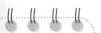

第二章　医学人文关怀现状

2个多世纪以来，医学技术发展日新月异，极大地推动了社会的文明、发展与进步。医学服务已不仅仅是治疗疾病，更包含了探索生命奥秘、预防疾病、缓解病痛、增进健康、地区合作等全方位的服务。当下，人类在享受现代医学技术提供日益增多的服务的同时，又对片面强调医学技术至上、经济效益优先的服务观念进行反思，开始重新审视医学的目的和价值，呼唤医学的温度，技术中的关怀，即医学人文关怀。

第一节　医学人文关怀的现状分析

一、医学与人文关怀的疏离

早在100年前，医学家、医学教育家威廉·奥斯勒就指出，医学实践的弊端在于"历史洞察的贫乏，科学与人文的断裂，技术进步与人道主义的疏离"。时至今日，这三道难题非但没有被解决，反而越演越烈，甚至已经严重影响了医学的发展。北京大学医学史研究中心张大庆教授认为，历史上，医学是最具人文精神的一门学科。

医学与人文关怀的疏离，主要原因有以下几个方面：其一，特异性病因学说导致医学与人文的分离。自从维萨里的人体解剖学优先项理论和哈维的血液循环学说问世后，显微镜、射线、细胞学说等一系列重大科技成果相继出现，在培根的科学观念、笛卡尔的心身二元论哲学思想的影响下，医学研究开始进入实验医学的阶段，从而也导致医学与人文的分离。以特异性病因学说为指导思想的现代医学造就了生物医学的辉煌，也导致了医学界对医学人文的忽视。其二，专科化进程加速了医学与人文的疏离。从14世纪开始，医学走上了专科化发展的道路，从脏器、器官、细胞、分子、亚分子等不断细分出专科。医学专科化，虽然加速了人们对事物的认识过程，但也导致医生只关心自己研究的局部，而忽视了作为整体的人，导致对人的关爱逐渐消失；医学专科化，以先进的诊断、治疗手段为前提，忽视对人的全面观察，削弱了与患者的直接交流，导致医患关系的"物化"；医学专科化，以还原论和心身二元论为哲学基础，没有为疾病的心理因素留下余地，因此导致医生忽视患者的精神心理因素。其三，培养人才的教育体制进一步加剧了医学与人文的疏离。其四，医学人文关怀教育流于形式。其五，学校对医学人文素养缺乏量化的考核指标体系，医学生投入到医学人文素质提升方

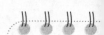

面的精力不足。

二、医学人文关怀教育课程设置不足

自 20 世纪 80 年代起，我国各医学院校开始关注医学人文教育，纷纷开展医学人文课程建设和研究工作。但由于起步晚，各学校对于医学人文关怀教育课程的设置各不相同，一些学校并没有设置相关课程，大部分学校将思想道德修养等思政课程作为必修课，但在选修课方面很少设置人文课程，这导致学生不能充分学习人文知识。此外，学校人文课程学时相对较少，大多数学校人文课程学时占总学时的 7%～8%，平均为 7.45%。而设有这门课程的大部分学校将人文课程安排在一、二年级，但是医学生在临床实习前更需要学习人文知识，提高人文素养。

另外，医学院校对中国传统文化尤其是传统医药文化中的人文智慧挖掘不足。我国古代对于医学人文的研究十分重视。"医乃仁术"是我国古代医者对于医学人文精神最本质的概述。从《汉书·艺文志·方技略》汇编的四类二十八家著作到宋元明清时期的几千种医学著作，都带有浓厚的人文主义色彩。"自强不息，厚德载物"的人文精神对于现代社会的医学教育仍然起到积极的作用。而我国医学院校的医学人文课程设置却忽视了医学生对中国传统文化的学习，对我国传统医药文化中的人文智慧挖掘明显不足。

三、医学人文关怀教育师资匮乏

当前，我国人文医学师资队伍建设与人才培养目标差距较大，医学专业教师在人文素养方面普遍重视不够，医学人文关怀教育师资匮乏。大多数医学院校从事医学人文教学的教师，基本上是从事思想政治理论课教学的，其专业背景或是马克思主义理论相关专业，或是哲学、伦理学等相关人文社科专业，还有少部分教师是医学相关专业。因此，真正从事医学人文学科的教师可谓是凤毛麟角，教师的学缘结构导致教师自身知识结构体系不完善。

在教学方法上，教师还囿于传统填鸭式满堂灌的教学方式，偏重于课堂理论教学，忽视了学生的主体作用，忽视了教与学的互动，忽视了实践教学的设计和实施，致使理论与实践、知与行的分离与脱节，严重影响了医学生人文素养的培养。从临床实践教学看，临床专业课教师、临床医师参与教学工作是人文医学教学的薄弱环节，通过临床实践开展人文教育的重视程度不够，精力投入不足，使得本应是医学生人文教育的重要环节被忽视。

四、医学人文关怀实践有待完善

尽管一些医学院开设了医学人文课程，但多数课程的设置不够合理，缺乏系统性、规范性，内容相对单一，甚至重复，教学模式及方法仍然比较传统。课程内容重理论性、轻时效性，没有将人文素质培养与医学实践有机地结合，致使医学生对人文精神的理解和感悟大多停留在主观认识层面。

五、医学人文关怀继续教育体系不健全

医学人文关怀本应是继续教育工作中的一个组成部分，但结合当前社会现实，医院的医学人文关怀继续教育体系仍不健全。

医院开展的继续教育主题与日常医疗工作联系不紧密，或者所讲授的内容过于理论化，难以理解和消化。另外，当前各大医院开展医学人文继续教育的频次亦普遍偏低，达不到医学人文继续教育最基本的要求。

从教育方式来看，大多数医院医学人文继续教育方式单一、缺乏创新。医学人文继续教育活动多采用专题讲座的方式进行，而将医学人文理论授课、专题讲座、沟通技能模拟训练、案

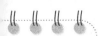

例教学融为一体，多种方式有机结合的只有约15%，不能激起医护人员的学习兴趣，有待进一步改革和完善。

第二节　医学人文关怀的改革与发展

一、医学人文关怀要跟进医学全球化的步伐

（一）医学人才培养国际标准中的人文考量

随着经济全球化步伐的加快，与全球化相联系的各种趋势和挑战对医学教育也产生了深远的影响，这从客观上要求国际医学教育界制订出医学教育的国际标准，并用国际标准衡量世界上每一所医学院校的教育目标和成效。其中，医学人文素养的培养已成为医学生的一门必修课，在美国、英国、澳大利亚已经形成比较完备的医学人文素养培养体系。

我国在20世纪对人文以及科学教育进行了有效分离，同时，也对医学以及人文教育进行了分离。到20世纪末，部分医学院校已经设立人文素质课程。因此，目前对于我国医学界而言，应尽快跟上国际步伐，并充分发挥传统文化、祖国医学中"仁心仁术"的内涵与实践，重返"以人为本""以人民为中心"的医学核心价值体系培养机制。

（二）诊疗技术革新全球化更迭中的人文考量

得益于全球化的浪潮，技术革新的成果正越来越快、越来越好地惠及全人类。这也使得大量新技术、新材料、新方法迅速进入医学领域，有了这些技术（如显微技术、数字影像技术、精准诊疗技术、人工智能技术等）的加持，医生执业的生物学功能局限得以充分拓展，同时也导致诊疗越来越技术化、程式化、数据化。诊疗技术的对象是人，而不是疾病，这是医学人文的必要体现，也是医学的本质对现代不断更新的诊疗技术革新提出的要求。

（三）公共卫生事件国际协作中的人文考量

国际医学协助是人类社会文明进步的重要途径，尤其是在公共卫生事件的国际合作中，体现的是"人类命运共同体"的使命，彰显的是人性的光辉与医学的温暖。近几个世纪以来，几次重大疫情在全球范围内的传播，都对人类生命健康安全造成了严重威胁。近20年来，面对SARS（严重急性呼吸综合征，"非典型性肺炎"）、禽流感、甲型H1N1流感、MERS（中东呼吸综合征）、埃博拉病毒感染等疫情的侵袭，人类在与其斗争的过程中对各类病毒和严重疾病的认识不断深入，医学国际研究不断进步，医疗国际救治水平不断提高，世界公共卫生应急体系日趋完善，国际合作也更加深入。在这些全球性重大公共卫生事件面前，首当其冲的一直是医务工作者，他们来自不同的国籍，拥有不同的肤色，但他们怀着同样的医者仁心，征服病魔，驱赶恐怖，以实际行动践行医者誓言，用坚守和奉献诠释使命和担当。正如中国广大医务工作者白衣执甲、使命与共，在抗击2019新型冠状病毒肺炎疫情的磅礴实践中，铸就的"生命至上、举国同心、舍生忘死、尊重科学、命运与共"的伟大抗疫精神，已然成为国际医学协助中的重要借鉴与人文考量。重大公共卫生事件不仅对医务人员的医疗技术提出了新的挑战，同时在面对"地球村"不同国籍的患者时，也对医务人员的人文情怀提出了新的要求，这必将使"大爱"成为世界医学的通用语言与技术本色。

二、医学人文关怀要适应社会现代化的发展要求

（一）物质生活需求方面

人类社会普遍进入现代化发展的新阶段，2020年中国已进入全面建成小康社会。我国社会的主要矛盾已经转化为人民日益增长的美好生活需要和不平衡不充分的发展之间的矛盾，人民在解决温饱问题的基础上越来越重视生命的质量，健康生活是一切生活的底色。2016年，

《"健康中国 2030"规划纲要》上升为国家战略，构建了新的社会健康理念。国家出台了多项促进全民健康的政策，老百姓在政策实施的潜移默化中对自身健康保健越来越重视。同时，国民经济水平和居民生活质量不断提升，社会大众对医疗服务的需求从基本机体健康转变为对生活质量的追求，对健康的需求也趋向多元化。过去的发展理念是以疾病诊疗为中心的，但今天的健康是大健康，是全生命周期全过程的大健康概念，这对医学人文也提出了新的挑战。

（二）工作生产方式方面

信息化时代的浪潮，促进了社会发展的经济化、工业化、信息化齐头并进。在当今日新月异的社会，现代化使人们的工作和生产变得高效、便捷。人们在享受工业化、信息化、网络化提供的便利的同时，对医疗系统的要求也越来越高，既要求有先进的医疗设备、高端的医疗资源，又要求医学服务的可及性和便利性，同时还要求良好的就医体验，这必然给整个医疗系统带来巨大压力，也增加了医学人文关怀践行的难度。医学人文关怀任重而道远。

（三）精神文化需求方面

马斯洛需求层次理论认为，人的需要由生理的需要、安全的需要、归属与爱的需要、尊重的需要、自我实现的需要五个等级构成。在社会现代化进程不断推进的过程中，人们已经不仅仅满足于低级需要的实现，而开始更加重视归属与爱的需要，尊重的需要和自我实现的需要。古希腊医学家希波克拉底曾说："你对待人们的最好方式是你对他们的爱，对他们的事情感兴趣。患者关注什么，我觉得都应该尽力去满足。"患者群体由于疾病及其所带来的痛苦，在这过程中可能会出现疾病以外的隐喻和思考，因此，他们对人文关怀的需求是强烈的，更是不可或缺的。患者进入医院后，希望医生给他开具的第一张处方应该是爱。但是，目前我国医疗资源不足，导致医护人员超负荷工作，无力分出更多时间和精力为患者提供周到、细致的人文关怀，只能在工作范围内提供力所能及的帮助和疏导，尚无法完全满足患者归属与爱的需要。

（四）参与健康管理方面

由于当今社会人们的健康保健意识不断提高，所以人们对疾病相关知识的需求不再仅仅局限于医生的医嘱，而是逐渐扩展到对健康管理的需求：疾病的发生、发展、症状及治疗，从而可以进行自我疾病管理，实现个人价值。针对患者群体，一些病情较为轻微和病情处于好转的患者存在着较强的个人价值实现的需求，往往会主动倾诉自身感受，主动要求参与到各种活动中，自我完成各项简单的工作……而这些活动都需要医务工作者的参与。在医疗资源缺乏的条件下，医务工作者超负荷的工作状态尚不能满足每个患者的需求。近年来，英国、美国、德国等出现了一批对疾病和健康进行全面管理的组织。2005 年，健康管理师作为从事个体和群体营养及心理检测、分析、评估以及健康咨询、指导和危险因素干预等工作的专业人员，成为我国正式发布的 11 个新职业之一。健康管理是以现代健康观念和新的医学模式（生理—心理—社会）以及中医治未病为指导，服务的对象包括健康人群、亚健康人群（亚临床人群），以及非传染性慢性疾病早期或康复期人群。健康管理源于生命全周期的关怀和"生理、心理、社会适应"三维健康的观念，这也是医学人文关怀理念在健康管理领域的体现。

三、医学人文关怀要对接医学实践体制的革新

（一）医疗服务市场化取向

马克思认为，在"市场经济条件下，服务也是商品"。社会主义市场经济体制的确立，使得医疗服务改革行动找到了市场化的理论基础。在改革初期，特别是在公立医院补偿机制不足的社会现实下，引入社会资本激活竞争，放开服务、检查、药品定价，盘活运营效益，确实在

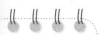

推动医疗机构规模发展、学科建设、人才提升及内部运营管理等方面起到了积极作用，短期内成效明显。但随之而来的是医疗机构之间相互竞争、医生职业价值趋利，改变了服务的目的，影响了医生的职业角色，加速了医疗服务价格的上涨，促使医疗资源向大城市、大医院集中，影响了医疗服务的公平性和可及性，使得医学实践在一定程度上脱离了其初始的本质而来不及"回望"。医疗服务市场化取向带来的各种负面影响严重阻碍了医学人道主义精神的发展。

（二）医疗联合体服务推进

为深化医药卫生体制改革，推动医疗卫生机构发展方式由以治病为中心向以健康为中心转变，完善医疗联合体运行管理机制，助力构建分级诊疗制度，2020年7月，国家卫生健康委员会、国家中医管理局发布《医疗联合体管理办法（试行）》，根据区域医疗资源结构布局和群众健康需求实施网格化管理。通过医疗联合体网格，提供疾病预防、诊断、治疗、营养、康复、护理、健康管理等一体化、连续性医疗卫生服务，这也在一定层面体现了以"患者为中心"的医学人文关怀。医疗联合体实现资源共享，通过设置医学影像、检查、检验、病理诊断和消毒供应等中心，为医疗联合体内各医疗卫生机构提供同质化服务。在保障医疗质量的前提下，推进医疗联合体内不同级别或类别的医疗卫生机构间检查和检验结果互认。落实急慢分治要求，建立健全双向转诊标准，规范双向转诊流程，为患者提供顺畅转诊和连续诊疗服务。向网格内的居民提供团队签约服务，形成全科与专科联动、签约医生与团队协同、医防有机融合的服务工作机制。加强医疗联合体内药品、耗材供应保障，在医疗联合体内推进长期处方、延伸处方，逐步统一药品、耗材管理平台，实现用药目录衔接、采购数据共享、处方自由流动、一体化配送支付，同质化药学服务等。这些制度设计与安排体现了改革以"人民为中心"的理念，是医患价值共同体的良性互动，同样也寄托了医学人文关怀的厚望，有待广大医务工作者去认真实践。

四、医学人文关怀迎来智慧医疗的考验

随着信息化水平的不断提高，智慧医疗应运而生。智慧医疗主要是利用物联网技术、云计算、大数据等技术，建立一个网络医疗信息平台，围绕患者的健康管理、疾病预防和疾病治疗展开工作。信息平台建立的初衷是促进医患双方进行及时的沟通与交流，便于医疗设备的管理，方便患者了解医院的相关事宜，从而实现有限医疗资源共享，使传统医疗服务流程得到改善。

（一）人工智能

2017年，国务院印发的《新一代人工智能发展规划》明确指出建设安全、便捷的智能社会的重点任务，强调加强智能教育、智能医疗、智能监控和养老建设，加快人工智能创新应用，为公众提供个性化、多元化、高品质的服务。虽然人工智能在医疗领域的进展相当缓慢，但并不影响其起步与提速。目前，人工智能在医疗领域的应用技术主要包括智能辅助诊疗、智能影像识别、智能虚拟助理、疫苗与药物研发以及智能监控管理几个方面。医学人工智能的快速发展和应用，象征着更加普惠和高效的医疗救助，更加安全和便捷的医疗诊治，更加精准和具有突破性的医疗技术，带来了传统医疗在技术领域等多个层面的革命性突破。医学人工智能带来的积极影响毋庸置疑。但同时，另一种声音也不绝于耳：医学人工智能未来能够取代医生吗？这种追问的理论基础是基于医学本质的伦理思考和人文诉求。这对医学人工智能和医学人文关怀来说，是互为挑战的。在具体的医疗场景中，如何实现将患者作为活生生的个体对待，考虑其个性化特点、合理的个人偏好，同时又能满足其与医生的情感交流和沟通需求。爱德华·特鲁多（Edward Trudeau，1848—1915年）医生墓志铭上的"有时去治愈，常常去帮助，总是去安慰"，不仅包含着医学相关技能，还蕴含着基于人文精神的职业品德。治愈强调的是

医学的技能或技术，帮助、安慰强调的是医生"在现场"所展示出的人文与关怀，这种共情与沟通、照护维系着患者的最佳利益，其所带来的人际慰藉是"机器"在短期内难以替代的。因此，可以合理地认为，医学的人文关怀不可或缺。这也是医学人工智能发展的高阶思考。

（二）物联网

随着科技水平的不断提高，物联网技术在智慧医疗系统建设中的应用也在不断开发与拓展。智慧医疗系统利用物联网技术，在家居环境部署医疗传感器网络，感知和监测人体的体征相关数据；每户传感器网络采集的人体健康监测数据汇聚并传输到社区医疗数据存储数据库，医护人员、群众、家属可以通过物联网、手机等多种方式访问被监测对象的健康监测信息；当数据发生异常时，可以立即向家属、医生、急救中心发送报警信号，为抢救赢得宝贵时间；医生也可以根据健康监控数据，为用户的健康情况提出建议和咨询服务。基于物联网的社区智慧医疗系统，可以为人们提供日常的健康监护，对及早发现病情、老年人和慢性病患者监控、急救报警等方面具有重要意义。

（三）区块链

在信息化时代，区块链技术用于医疗领域也应运而生，满足了人们对医疗信息的重视和有效利用的需求，使医疗、医学等信息数据在全球得到精准交换和共享，并在此基础上将医学成果进行永久保存、存储，有效地维护了知识产权，以防知识产权被盗事件发生。新时期背景下，医疗发展模式迎合时代发展的需要，推进区块链的合理运用，建立医疗信息和医疗成果不可篡改的信任体系结构，不仅增强了医院信任度，同时也促进了医疗行业创新发展。

（四）可视化虚拟技术

近年来，可视化虚拟技术的应用是临床与生物医学发展研究的一个热点问题。可视化虚拟技术的三维可视化、人机交互等特点与医疗行业的影像分析、三维重构、手术规划等操作程序高度吻合，在医疗领域中的应用主要体现在 3 个方面：一是医学教学，用于理论讲解、解剖练习和手术培训；二是临床诊疗，能够支持远程门诊、构建病变模型、改善康复效果和实现麻醉；三是医学干预，主要用于治疗精神疾病。目前，多种可视化虚拟技术（如计算机断层扫描、磁共振成像、正电子发射计算机断层成像，光学相干层析成像等各种影像技术）在临床已得到广泛应用。

（五）便民 APP 服务

目前，各大医院推出多种便民 APP，如预约就诊、脱卡支付、移动支付等。这些便民服务的确在很大程度上优化了医疗服务，缩短了就医时间，提高了整个医疗程序的效率。这样的便利使得"全民网上预约就诊"的呼声出现，但如果实行全民网上预约就诊，就会造成在一部分人便利的同时，也给老年人、儿童等群体就诊带来一定的不便……这样的人文关怀是不全面的。老年人、儿童群体本来就属于弱势群体，医学的发展亦应该惠及他们，医学人文关怀的温暖应该辐射到社会中的每一个个体，这才是医学人文关怀内涵的真实体现。

医学全球化、国民生活及生产方式现代化、医院管理与运营先进化、智慧医疗系统等，使得现代医疗服务有别于传统医疗服务，但在医学临床实践中，医患交流以及诊疗活动所体现出的情境性，是医学有别于其他科学的重要方面。历经亿万年进化的人体，其复杂性和精妙的自适应性，使得个体即使有相似的症状甚至是相同的疾病，但由于不同的家族史、既往病史以及工作状况的差异等，都可能对治疗产生不同的反应，对相同病症往往也存在不同的治疗路径，因此，医患互动就成为诊疗过程中的重要环节。医术高超的医生除了以患者的病史和医学检查结果为依据外，还会在与患者在面对面的交流于沟通过程中获得进一步的信息与反馈，全面掌握患者病情的动态变化和特征。稍有医学知识的患者也会通过与医生面对面的交流，结合相关检查结果进行多方位考量，从而在医生指导下选择相对更适合自己的诊疗方案。

医学伦理中强调对患者的尊重，其重要表现就是医患之间的有效沟通。与修理机器不同，患者的康复很多时候远比维修一架精密机器要更加复杂和非程序化。除了科学的诊断和规范的治疗外，良好的沟通及医患配合对医疗的成功也同样重要，临床治疗中的情绪感知、言语抚慰，以及具身性知识和技巧的运用等，都会影响治疗的效果，有时甚至非语言交流的细微表达都可能明显拉近医患之间的情感距离，提高治疗效果。

在疾病和死亡面前，人类依然是脆弱的。无论是有望康复还是病情已经危重，患者都希望为自己提供诊疗服务的是更温暖的医护人员，而非冰冷的机器。医学人文关怀通过医护职业生活的隐喻强化了纯粹、神圣的职业信念，有助于公众生命观、疾苦观、健康观、医疗观的澄澈，推动医学从疾病到人，从躯体（形态—功能—代谢）到心理、社会、情感、道德甚至灵性（宗教），使得医患之间由利益诉求走向情感、道德、价值共轭与共鸣。在此，重温伟大的医生特鲁多的墓志铭依然具有现实的哲学意义："有时去治愈，常常去帮助，总是去安慰"。

第三节　医学人文关怀的创新策略

随着一些临床学家的积极倡导和推进，医学人文关怀意识在不断复萌与回归，更多的医院管理者和中青年临床医生逐渐加深了对医学人文关怀的价值认同。医学无法包治百病，但可以通过照顾、陪伴关爱百人，情暖百家。应当认识"身—心—精神""知—情—意""救助—拯救—救赎（救渡）"的递进关系，从而树立更高的救治目标。回顾医学人文学科的发展历程，北京大学医学人文研究院的张大庆教授将其描述为医学人文学科发展的三次浪潮，第一次浪潮（1900—1960年）的特点是从静水流深到涟漪漾起；第二次浪潮（1960—1980年）的特点是掀起生命伦理学的浪潮；第三次浪潮（1980年至今）的特点是医学人文浪潮的全球化。第一次和第二次浪潮由发达的西方国家主导。到第三次浪潮时期，我国等国家的医学人文关怀教育开始苏醒，医学人文的发展逐渐呈现出全球化趋势。

一、我国医学人文关怀在第三次浪潮中的崛起

20世纪80年代以后，我国医学人文社会科学研究汇入国际医学人文研究的浪潮。《医学与哲学》《中国医学人文》等杂志刊载了多篇医学模式转变、生命伦理学兴起、医学高新技术引发的伦理难题讨论的论文，国内学界也结合我国医疗卫生体制改革等问题开展了深入、持续的研究。20世纪末—21世纪初，我国医学人文的学科建设得到迅速发展，多所医学院校成立了医学人文研究的教学研究机构，积极组织国际性医学人文学术会议。我国医学人文工作步入与国际对话的阶段。

二、我国医学人文关怀的卫生政策

当代医学人文关怀的构建离不开好的卫生政策。医学人文关怀的制度保障是实现人文关怀的最佳途径。医护人员和患者群体是医疗过程中的两个重要参与方，且都有着强烈的人文关怀需求。但在医疗实践中，我国医学人文关怀的推广与应用，多为医院或医生个人的自觉行为。政府管理者在此方面存在"角色"缺失，既缺乏推动医学人文关怀应用的制度安排，又缺乏相应的管理机制。同时，政府、医院、医疗器械制造企业间缺乏有效互动，使医学人文关怀无法在医疗器械和技术改进方面得到整体、有效的推进，体现"人性"关怀的技术变革缺乏有效的推动力。

（一）加强建设合理的医疗卫生体制

医疗卫生体制是关系社会大众健康福祉的重要政治体系，合理、有效的制度是对社会大众健康的有益保障，也是实现医学人文关怀的途径。即便是将医疗保障完全推向市场的美国，在奥巴马时代也曾试图通过医疗改革法案实现其对民众的健康许诺。因此，构建合理的医疗卫生

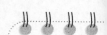

体制可以更好地满足人民的健康需求，实现对人民群众的人文关怀。好的合理的医疗卫生制度可以关怀医护人员，激发医护人员的工作热情，使其在工作中能够给予患者更多温暖和心灵的慰藉，同时也可以有效地促进医学技术的发展、推广与普及。我国在2009年出台了《中共中央、国务院关于深化医药卫生体制改革的意见》，新医改各项政策随之不断出台。经过数年的推进实施，我国的医药卫生体制改革虽有所好转，但仍然存在较大的改进与发展空间。尤其在医学实践领域进行医学人文关怀体系化制度思考与安排未见端倪。国内、外学者进行了一些医学人文关怀的研究与临床实践。美国哥伦比亚大学纽约长老会医院的丽塔·卡蓉（Rita Charon）在2001年首次提出叙事医学（narrative medicine）的概念，北京大学医学人文研究院王一方教授、哈尔滨医科大学人文社会科学学院尹梅教授与肯定与推介"叙事医学"范式，首都医科大学宣武医院神经外科凌峰教授通过平行病历（parallel chart，关于患者生活境遇的"影子"病历）进行医学反思，推动了医学人文关怀真正贴近临床，融入制度安排和流程制订。

（二）完善社会医疗保险制度

完善的社会医疗保险制度可以有效保障社会大众的健康权利，特别是患者作为人的生存权利可以因社会医疗保险制度的完善而得到有效维护。但长期以来，我国的社会医疗保障制度发展仍不健全。目前，我国主要存在三种社会医疗保障制度——城镇职工医疗保险、城镇居民医疗保险、新型农村合作医疗，在运行方面还存在着制度不完善、覆盖面不广等问题。社会医疗保险制度主要是在群众患病时，对病患所有需要的医疗费用给予适当补贴或报销，以实现对健康的关怀。对患者群体的关怀分为医疗技术和心理等方面，如没有健全的社会医疗保障，部分居民是无力支付大额医疗费用的，健康权益就无法实现，对人的关怀也会失去意义。

（三）构建合理的医患矛盾化解机制

在社会医疗资源整体供不应求的情况下，医患双方作为医疗过程的参与主体，其误解、纠纷、矛盾，甚至冲突在一定程度上无法避免，但我国在相当长的时期内尚未建立有效的医患矛盾化解机制和医患冲突的防范机制。当纠纷、矛盾、冲突发生时，对医患关系处理的依据仅有《医疗事故处理条例》可遵循。在无有效医疗纠纷化解机制的情况下，医患双方在发生纠纷时多通过"私力救济"的方式解决，故伤医事件时有发生。加强建设合理的卫生政策，是实现当代医学人文关怀的外部保障，也是一切卫生政策的内在旨趣。有效提高我国医疗资源的利用效率，缓解医患矛盾，有利于实现对医护群体和患者群体的人文关怀。

三、医学人文关怀的教育策略

百年大计，教育为本。医学本身的组成应有两大支柱——医学科技和医学人文，在现今社会人民群众健康需求之下，医学人文教育就显得尤为重要。

（一）重视医学人文学科建设

从国家层面来看，应加强和改进医学人文教育。首当其冲的是要在国家学科目录上增加医学人文的一级学科，以便确立医学人文的学科地位，明确其培养目标。在此基础上，进一步探索做好医学人文一级学科建设的各项工作，推进医学人文一级学科建设，夯实学科建设的基础。

教育部门及高等医学院校应制订能够确立医学人文学科地位的宏观政策与指导方针，确定医学人文学科培养目标；重视医学人文专职教师的在职培训，坚持"请进来，走出去"的培训原则，积极加强与国外学术机构、教育教学机构的交流与合作，以促进我国医学人文培育体系的完善和医疗卫生事业的蓬勃发展。

（二）加强医学人文师资建设

我国高等医学院校应扩充医学人文教育的师资力量，形成一支数量足、素质高的教师队伍。要充分运用校内、校外资源，既要充分利用好本校已有的人文社科方面的师资力量，又要

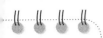

面向社会，聘请一批有社会影响、学有建树、具有丰富实践经验的知名专家、学者和专业人士为学生开设医学人文讲座，以活跃学术氛围，开阔学生眼界，培育人文精神。要坚持培养与引进并重的方针，一方面加强对现有人文学科教师队伍的培养，有计划地选送优秀教师进修深造；另一方面根据学科建设和课程建设的需要，有针对性地引进该领域的学科骨干和学术带头人。同时，要加强对人文学科教师教学的量化考核，加大督查力度，吸引临床教学教师参与人文课程的教学，以提高整个人文学科教学的质量和水平。设置独立的医学人文学科教研机构，寻求医学基础课程、专业课程与医学人文课程之间的平衡，保证课程设置的科学性和全面性，践行"立德树人"的教育理念。

（三）重视医学人文实践教育

医学是一门实践性很强的学科。实践教学在人才培养过程中具有很重要的作用，是构成医学教育的重要组成部分。医学生从事临床实践活动是医学教育的重要环节，更能体现实践教学对于人才培养的重要作用。临床教师在带教活动中也应充实医学人文教育环节，因此，临床教师不仅要提高自身人文知识素养，更要充分发挥教育教学和模范作用，通过在平时的教学中，指导、引导医学生在临床实践中注重人文关怀和道德情感的培养，使学生认识到人文精神在临床实践中的作用和意义，培养学生高尚的道德情怀，让未来的医生了解如何尊重患者、关爱患者、理解患者。医学生在临床实践中要不断地锻炼自己、磨炼自己，并提高自身的医学专业知识和技能，使自身的医学人文素质既要"内化于心"，又要"外化于行"，通过自身的言谈举止和专业技能使患者深刻感受到医学科学和人文精神的伟大，真正做到医学与人文相互交融。

（四）通过多种途径实施基本健康教育

如果人文关怀理论在医学中仅仅被理解为医务人员对患者群体关怀的单一向度，那么医学人文关怀就失去了其应有的价值。长期以来，面对日益凸显的医患冲突，人们更多地是从医疗体制存在的问题，医患关系不对等、信息不对称，以及医院和医务人员被各种利益所裹挟的角度去分析和解读，极少有人关注医务人员本身的内在体验。医学人文教育不仅包含对患者的体恤与关怀，同样也包含对医务人员本身的身心保护，而对医务人员人文关怀最直接的体现就是患者依从性的提高。

大众对疾病的认知与当代医学对疾病的认知具有显著性差异，这样的差异往往会导致"医闹"事件的发生。因此，要践行医学人文关怀，对社会大众的基本健康教育也是必不可少的。对社会大众的基本健康教育需要社区医院、综合医院、大众媒体的三方配合，通过宣传与公益相结合的方式开展医疗知识科普工作。基本健康教育内容主要包括：正确认识疾病，合理选择与疾病相应级别的医院，缓解三级大型医院的就诊压力；诊疗过程中应该如实陈述病情、遵守医嘱，尊重医护人员的劳动和人格尊严、遵守医疗机构规章制度、不影响他人的治疗；正确认识医疗纠纷，通过合理、合法的途径解决等。

四、医学人文关怀的环境策略

除了制度体系的支撑，教育的保障外，还要在校园、医院甚至整个社会形成一种以医学人文关怀为精神内核的大环境和大氛围，以此来促进和推动医者道德的内化。环境和氛围是一种软约束，也是一种现实的价值导向。它一旦形成，就可以起到巨大的作用。这种作用可能是潜移默化的，需要时间沉淀的，但其影响却是长久而深远的。

（一）强化人文学习的环境建设

1. 强化校园内的人文学习　在课堂上对学生传道授业解惑的同时，营造浓厚的校园医学人文环境亦是必不可少的。开展医学人文教育，在很大程度上有赖于校园内无处不在的文化氛围的熏陶。校园文化建设是隐性课程实施的重要途径，可以弥补显性课程的不足。良好的校园

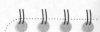

文化能提升人的精神境界，它的熏陶对医学生的全面发展具有重要意义。因此，要大力推进校园文化建设，利用宣传栏、展览馆、专题讲座等形式，将人文知识、人文精神于融入校园文化环境之中，以无形的力量吸引、感染、教育医学生。

2. 强化在职人员的人文学习　提升医务人员的医学人文关怀素养，需要加强人文精神的宣传和教育，将人文知识融入继续教育中，使广大医务工作者认识到，一名成功的医务工作者需要保持学术、技术、人文齐头并进，不仅有学术和技术上的造诣，更需要有广阔的人文视野。因此，医院要转变院内继续教育观念，加强对医学人文素养的重视程度，结合医院医护人员的工作特点和时代要求，结合医护人员的实际需求合理凝练医学人文继续教育内容。教学过程中要体现理论性、趣味性、实用性的有机统一，努力做到寓教于乐、寓教于常、寓教于行，使医护人员在轻松、愉快的氛围下循序渐进、稳步提高医学人文素养。

（二）提供人性化的就医环境

患者面对医院这种特殊环境时，生理上的痛苦与心理的恐惧、焦虑等往往交织在一起，甚至还会因为其经济能力、病情转归、个人隐私及社会舆论等而担忧。医院作为人文关怀的巨大载体，应努力营造一种充满人性和人情味的，关心、尊重患者的，以患者利益和需要为中心的人文环境，如提供人性化的照明、路标、餐饮、阅览、购物、学习等设施，以满足不同人文背景患者的不同人文需求，创造和维护医学人文研究的良好环境和条件。

（三）营造良好的社会环境

政府相关部门需要不断完善社会舆论环境，通过对医疗卫生工作的正确宣传，塑造其良好形象，正确引导舆论。同时，还需要大力推进医疗卫生新闻的宣传工作，及时发布一些卫生新闻，并与媒体做好有效沟通。将医疗卫生工作中体现医疗人文关怀的典型事件进行宣传，通过基层推荐、媒体报道以及群众评议等多种方式来宣传医学人文关怀的进展及成效。另外，还要对突发性事件如实报道，及时跟踪，发布权威信息，正确引导舆论。

媒体和社会组织亦是医患双方沟通的桥梁，可以有效地帮助患者群体普及医学常识，增进患者对医护人员的信任和理解，传播有益于患者的健康理念，提高民众的医学素养。媒体应该正确引导民众，在医疗过程中报道正面事迹、典型人物，弘扬正能量，使大众换位思考并关注医护人员的生存状态。社会组织的参与，有助于缓解医护人员的工作压力，弥补其工作中的不足，增加对患者群体的心理慰藉，有利于对医护群体实施人文关怀，营造一个良好的社会环境，促使医务工作者在给予患者人文关怀的同时，也能收获关怀，促进我国医疗卫生事业的良性发展。

五、医学人文关怀的评价策略

社会的发展要求医生不仅需要具备较高的临床业务水平，而且要不断提高自身的人文素养。医院管理者应当将医学人文关怀纳入人才考核评价体系。对于在临床工作的医务人员，要在工作考核评价体系中体现人文精神。现有的考核标准多是建立在生物医学模式基础之上，这些强调功利性的指标往往忽视了医学的社会价值和目的，因此，有必要对现有的规章制度、考核指标进行补充、完善和创新，进一步建立有利于医患沟通的环境和制度，落实医学人文关怀。

（一）建立和完善医学人文评价体系

目前，我国医学人文评价体系缺乏统一性，对医学人文关怀的评价主要采取以下几种形式：将国外量表本土化、自行研制量表、自制调查问卷，并且这几种形式仅在部分医疗机构实施过。但是，人文精神和人文关怀的实现完全依靠医者个人道德的内化和修养是不够的，应该从制度层面来解决目前的问题，即建立和完善医学人文评价体系，使之具有科学性、效率性和可操作性。例如，可以从社会激励机制、评级考分制度和奖惩制度等方面着手，避免医学人文关怀和医德沦落为"良心活儿"。

（二）引导社会对医务工作者的正确评价

社会媒体对于医疗纠纷事件，要如实报道，不能根据小道消息进行大肆宣传和报道。媒体应该提高自身的专业修养，在尊重事实、公正立场的前提下，对医疗机构、医务人员以及患者进行公正、客观的评价，以确保医患双方之间产生并保持信任、理解，消除彼此的猜忌和疑虑，为形成良好的医学人文氛围提供保障。同时，政府相关部门还需要监督社会媒体的报道，确保媒体在报道过程中公正地评价医务工作，正确引导社会对医务工作者的评价。

（刘笑明　丁　慧）

 思考题

1. 可以从哪些维度促进医学科学与人文精神的融合发展？
2. 在医学发展的新进程中，医学将会面临哪些新的人文思考？

数字资源

第三章　医学人文关怀相关理论

通过本章内容的学习，学生应能够：

识记：能陈述中国传统文化和西方文化中的主要人文关怀思想。

理解：能解释医护人员必须恪守的职业道德精神。

运用：能够运用医学人文关怀思想去关怀、理解他人。

第一节　中国传统医学人文关怀理论

中国传统文化是指中华民族在数千年发展历程中所创造的物质财富和精神财富的总和，即语言、文学、艺术、宗教、伦理、哲学等，以及个人和社会的生活方式、行为方式和思想方式，广义上的中国传统文化。狭义的中国传统文化仅是指精神财富，即知识、信仰、宗教、艺术、道德、思想，风俗习惯等。数千年的华夏文明孕育了人文精神，人文精神亦是中国传统文化的精髓，无时无刻不影响着人们的世界观、人生观和价值观，而医学人文精神是人文精神在医学中的体现，是医者在执业过程中需要传承和发展的精神。

本节将从中国传统文化的定义和内涵出发，引发与医学人文耦合的重要思想，着重从儒道层面阐释医学人文相关的孔子、孟子、老子以及新儒学的人文关怀思想。

一、孔子的人文思想与医学人文关怀

孔子，名丘，字仲尼，中国古代思想家、政治家、教育家，春秋时期儒学创始人。孔子提出以"仁"为核心的人文思想体系，《论语》一书中多次提及"仁"的理念，《论语·颜渊》中有云，樊迟问仁，子曰："爱人"，仁就是要对他人有仁爱之心，学会爱别人。亦如《论语·阳货》中记载，"子张问仁于孔子。孔子曰：'能行五者于天下，为仁矣'。请问之，曰：'恭、宽、信、敏、惠'。"孔子提出的"仁学"为人文思想奠定了基础，延续至今，历久弥新，仍具有时代意义。

（一）与命与仁，唯人为贵

与命与仁是孔子的终极人文关怀思想，出自《论语·子罕》："子罕言利，与命与仁"。意思是孔子很少谈论功名利禄，却相信天命，赞许仁德。子曰："天地之性，人为贵"，孔子说天地之间，人是最为尊贵的。《论语》中亦提到"苟志于仁矣，无恶焉"，如果人人以"仁爱"为本，那么世间将不存在恶人。常怀"仁爱之心"，以他人为重，将仁德播种，一路浇灌，一路芬芳。正如现代作家冰心所言："爱在左，情在右，随时播种，随时开花，将这一路点缀的香花弥漫，使穿枝拂叶的人，踏着荆棘，不觉痛苦；有泪可落不觉悲凉。"

医学泰斗裘法祖曾说过："德不近佛者，无以为医"。南丁格尔也强调要将患者的安全和健

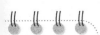

康放在首位，虽未明确提出护理与人文关怀的关系，但已在照护患者的细节中体现出关怀、仁爱之心。仁爱是每位医者所要具备的美德，是对中国优秀传统文化的继承。只有心怀仁爱之心，才能想患者所想，急患者所急。医院及医学院校应当大力弘扬中华民族传统美德，培养医务工作者和医学生的仁爱品质，尊重、理解、爱护、同情患者，增强工作责任感，提升职业神圣感，以患者为中心，全面了解患者的情况，眼中有疾病，心中有患者，重视他人的价值，不断改善医疗护理质量，提高满意度，使仁医之术、仁爱之心传到每位患者的心中，"靠近我，温暖你"。

 案例导入 ▶

中国肝胆外科之父吴孟超是我国著名外科学之父裘法祖的学生。吴孟超创造的医学奇迹，无数人为之惊叹难以超越，可他对患者的仁爱之举，每一个医生都可以做到。在他看来，如果一个医生对患者不负责任，那就失去了做医生的基本资格。

在冬天查房时，吴老总是先把手在口袋里焐热，然后再去接触患者的身体；每次为患者做完检查之后，他都顺手为他们拉好衣服，掖好被角，并弯腰把鞋放在他们最方便穿的地方。吴孟超说："对医生而言，这仅是举手之劳，可对患者来讲，这不光是内心的温暖，还有康复的信心。"去病房查房，吴孟超总习惯拉着患者的手拍一拍，或者摸摸患者的头，并用自己的额头贴着患者的额头试体温。吴孟超这么做，不仅患者不理解，而且有的医护人员都感到惊讶，因为肝胆外科的大多数患者往往患有肝炎，与之亲密接触有可能被传染。可是，吴孟超就是通过对患者的关爱，拉近了与患者之间的距离，赢得了患者的爱戴。

吴孟超喜欢替患者算账，为患者做检查时，如果 B 超能解决问题，他绝不让其去做 CT 或磁共振成像；如果患者带来的检查结果能够诊断明确，他绝不让他们再做第 2 次检查；为患者治病，他在保证药效的前提下，哪种药便宜就用哪种。因为吴孟超的精打细算，患者的经济负担就减轻了许多。

吴老的这种人文关怀精神值得每位医护人员学习，在他身上不仅拥有精湛的医术，更有悲天悯人的情怀。他用心在做一名医生，他用心贴着患者的心。

（二）忠信笃敬、慎独其身

《论语·卫灵公》中记载："子张问行。子曰：'言忠信，行笃敬，虽蛮貊之邦，行矣'。"孔子的弟子问他，怎样才能让自己到处都行得通，孔子说，言语忠诚老实，行为敦厚端正，到哪里都行得通；反之，言语行为轻浮虚伪，到哪里都行不通。忠实诚信是中华传统美德，是构建良好医患关系、护患关系的基础，无论是在治病救人还是在护理的过程中，对患者的承诺都要及时兑现，对自己做的事情都要负责，不可敷衍了事。在出现医疗护理差错时，要诚实汇报，不可隐瞒，忠于职守，爱岗敬业，诚实守信，这样才能实现职业价值，赢得他人的尊重。

《中庸》有云："天命之谓性，率性之谓道，修道之谓教。道也者，不可须臾离也；可离，非道也。是故君子戒慎乎其所不睹，恐惧乎其所不闻。莫见乎隐，莫显乎微，故君子慎其独也。"其基本大义是君子在无人看得见的地方也要小心谨慎，在无人听得到的地方也要警惕敬畏。在医疗、护理过程中，就算是无人监督的情况下，也要遵守规章制度，言行也要谨慎不苟，勿为有损患者之事。在医疗、护理过程中要时刻谨记"慎独"，时刻反思自己，约束自己的言行，这样才能避免或减少在医疗、护理过程中出现差错。慎独是医护人员必须要培养和坚持的人文精神！

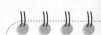

案例导入

　　一位手术后患者死于心脏病突发。医生很纳闷，不记得患者有心脏病。医生每天查房都要查看体温单上的生命体征。再次检查病例时，发现心电图报告单上显示心动过缓，而体温单上的脉搏都记录为80次/分。经过了解才知道，护士每次测体温的时候都不测脉搏，反而根据患者的状态来估计脉搏，这样不认真、不负责、不出事故是不可能的。

　　本案例中的医生和护士都有责任。医生查房时未查看患者的所有检查报告，心电图结果被遗漏。护士没有按照护理常规给患者监测脉搏，导致医生未看到实际脉搏情况，导致患者病情延误。因此，他们对于患者的死亡都要承担一定的责任。慎独在医疗、护理工作中非常重要，如果医护人员都能做到慎独，就能早点发现患者的异常情况，不至于延误病情，就有可能不会酿成如此惨剧。

二、孟子的人文思想与医学人文关怀

　　孟子，名轲，字子舆，邹国人，战国时期哲学家、思想家、政治家、教育家，儒家学派的代表人物之一。孟子传承和发扬了儒家思想，在吸收了孔子思想的基础上，宣扬"仁政"，最先提出"民贵君轻"的民本思想等。他提出的思想对后来儒学的发展具有深远的影响。

　　（一）恻隐之心，感同身受

　　《孟子·告子章句上》中有云："恻隐之心，人皆有之；羞恶之心，人皆有之；恭敬之心，人皆有之；是非之心，人皆有之。恻隐之心，仁也；羞恶之心，义也；恭敬之心，礼也；是非之心智也。"孟子性善论认为，每个人都应该有恻隐之心，能够去关爱他人。在临床医疗、护理工作中，要秉持本心，关爱并保护患者，不能因为患者的身份、地位、经济情况而有区别对待，要保持一颗赤子之心。《孟子·梁惠王上》亦有云："老吾老，以及人之老；幼吾幼，以及人之幼"。在对待其他老人和孩子的时候，要像对待自己家的老人和孩子一样，学会推己及人，学会共情。在临床医疗、护理过程中，不要把患者当成没有情感的机器，等待"修理"。应当多用共情，多思考，若是自己的家人躺在这里该怎么做，若是自己的家人如此痛苦该采用怎样的措施。了解患者的生理、心理状况，感同身受地移情，解患者之难，这样才能有助于建立和谐、融洽的医患关系，避免出现差错，减少纠纷，降低医疗风险，提高医疗与护理质量，提高患者的满意度。最终希望实现一个"大同"的医院与医疗环境。

　　（二）寡欲思诚，反求诸己

　　孟子继承和发展了子思的思想，提出"诚者，天之道也；思诚者，人之道也"。意思是说，诚，是上天的准则；追求诚，是为人的准则。我国学者将"思诚"理解为"求放心"。医务人员要诚明思想，真诚地对待自己的专业或者患者的问题，善用资源，分享经验，谦虚求助，不耻下问，尊敬师长，敢于并善于向能者学习，使患者及其家属放心。在临床工作中要学会寡欲思诚，做到仰不愧于天，俯不怍于地，养浩然正气，不为外界诱惑所动，坚持本心，坚持职业操守。同时，还要学会自省与自得的紧密结合，自省是指反思自己的良心与本心，自得是指得到自己的良心与本心。一旦做到了自得，遵从良心和本心，也就实现了道德。

三、老子的人文思想与医学人文关怀

　　老子，姓李名耳，字聃，一字伯阳，春秋末期人，我国古代思想家、哲学家、文学家和史学家，道家学派创始人和主要代表人物。与儒家思想不同的是，老子建构了一种"性与天道"的形

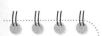

而上学，两者均内涵丰富，但又有所不同。儒家思想具有鲜明的人文色彩，道家思想主张尊重自然，但也正如钱穆先生所言："大体言之，儒家主进，道家主退，乃中国人文大道之所在。"

（一）德合自然，比于赤子

老子用"道"指代万物生成的根源。《老子》第二十五章中提到"人法天，地法天，天法道，道法自然"。老子认为，世物都应该顺其自然，追寻其本身的规律。《道德经》第五十一章中有云："道生之，德蓄之，物形之，势成之。"意思是，道是德之本，德是道的运行与实践，天下万物，无不生于道，无不成于德，道德为天下之最尊贵者。但由于后天环境的影响，人的德行皆不同。社会规则是极不公平的，弱肉强食，人与人之间存在不平等，但是自然规则却是相同的。老子认为自然万物的价值是等同的，应该遵循自然之道，以平等的态度对待他人，关爱他人。因此，医护人员也应当平等地对待患者，正如《大医精诚》中所言："不得问其贵贱贫富，长幼妍蚩，怨亲善友，华夷愚智，普同一等，皆如至亲之想。"如何做一个德行高尚之人呢？老子曰："含德之厚，比于赤子"。老子呼吁人们要保持纯真的本性，不要被外界事物所诱惑，少私寡欲。医护人员在医疗环境中要保持一颗赤子之心，淡泊明利，要像水一样，利万物而不争，不为外界诱惑所动，做一个品德高尚的厚德之人。

（二）物壮则老，防微杜渐

老子说："物壮则老，是谓不道，不道早已。"意思是说，万事万物发展到强盛的极点就会面临衰败，这是自然发展的规律。《老子》第六十四章中提到："合抱之木，生于毫末；九层之台，起于垒土；千里之行，始于足下"。意思是说，事物发展到一定程度都是经过从量变到质变的过程，无论好坏。一方面提示医务人员要不断地学习，提升自己的能力，但也要注意到达一定的高度也不要骄矜自满，自以为是，物极必反，事物到达极致就会向相反的方向发展；另一方面提示医务人员在临床工作中要多观察患者的病情变化，多与患者沟通、交流，发现问题要及时处理，以免造成不良后果。"千里之堤，毁于蚁穴"。大的事故往往都是由于小的问题累积而来，要做到勤观察、勤询问、勤帮助。

 案例导入

2018年5月底，尹江的妻子袁平秀到攀枝花市西区宏实医院住院接受引产手术。2018年6月6日，宏实医院对袁平秀实施剖宫取胎术和子宫次全切除术。术后，袁平秀出现腹痛不止的症状，难以进食，体重也从95 kg降至75 kg。其间，袁平秀曾辗转攀枝花市中心医院、攀枝花市第二人民医院和攀钢总医院三家医院6次入院接受治疗。但是经过146天的疼痛，袁平秀最终于2018年10月30日在攀钢总医院ICU病房死亡。这本是一件可以避免的事情，然而，为何一个普通的剖宫引产手术会导致妻子腹痛死亡？为查明真相，尹江申请对妻子袁平秀进行尸体病理解剖检验。尸检报告显示：死者体内有3块纱布比A4纸大。司法鉴定意见显示，袁平秀死亡的主要原因是：肠梗阻、肠破裂导致急性化脓性腹膜炎、急性腹腔炎和盆腔炎，引起感染性休克而死亡。宏实医院的手术记录单显示：彻底止血，生理盐水冲洗盆腔干净，清理腹腔、盆腔干净，清点纱布器械无误。当时转诊的三家医院，也都未能发现隐藏在患者体内的3块纱布。若是手术医生、护士能够认真清点术中纱布，就不会有之后的一系列连锁效应，也不会导致患者死亡。

四、董仲舒的人文思想与医学人文关怀

董仲舒，西汉思想家、政治家、教育家，在继承儒家思想的同时，也融合了阴阳、墨、法诸家思想，系统性地提出了"大一统""三纲五常""天人感应"等学说，使儒家思想成为中国

社会的正统思想。其影响长达两千多年，与医学护理人文精神自然契合。

（一）天人感应，贵微重始

"天人感应"是董仲舒的核心哲学思想，且在其研究中无处不在。董仲舒认为，天生成万物、包涵万物、主宰万物，人要法天行事，顺天而治，而阴阳、五行论则是"天人感应"的内在动力和规则特性。董仲舒说："天地之气，合二为一，分为阴阳，判为四时，列为五行。行者，其行不同，故为五行"。这对我国传统的中医文化也产生了深远的影响，在医疗、护理患者时，要注意阴阳相生相克、此消彼长的原理。例如，患者体温过高时，要使用物理或者化学方法进行降温，才能使体温达到稳定的平衡状态；在一些湿气较重的关节炎高发地区，可以指导人们根据气候调节饮食习惯，祛湿、除湿，才能使机体达到平衡状态，降低疾病发生率。

（二）继承和发展了"见微知著"的思想

《春秋繁露·二端》中有云："小大微著之分也。夫览求微细于无端之处，诚知小之为大也，微之将为著也。吉凶未形，圣人所独立也"。意思是，要励精图治，将不利因素扼杀在萌芽中，将积极因素发展壮大。这和中医的"治未病"相契合。在医疗、护理过程中，医护人员要做到早发现、早诊断、早治疗，例如对顺产之后的产妇，在观察出血量时，如果发现血流量大于一般出血量，就要尽早考虑是否发生了产后出血的情况，及早采取措施，以免发生弥散性血管内凝血，导致产妇发生危及生命的情况。

董子曰："以仁安人，以义正我，仁，人也，义，我也。仁之法在爱人，不在爱我；义之法在正我，不在正人。"意思是，用仁德来安抚他人，用义理来约束自我，仁是针对他人而言，义是针对自己而言，推行仁德在于爱别人，不在于爱自己，维护义理的关键在于端正自身，而不是端正别人。董子继承和发展了孔子"仁"的思想，亦提到"善无小而不举，恶无小而不去。"意思是，不以善小而不为，不以恶小而为之，要对他人仁德，对自己要求严苛。对待患者，要用仁爱之心关怀他们、理解他们，对于他们有时不当的言论要予以宽容。对待下属、同事，要多反躬自省，不可求全责备。用心对待他人才能得到他人用心的对待，这样才能形成融洽的医疗环境和安全的工作环境。

五、宋明理学的人文思想与医学人文关怀

宋明理学是指两宋至明代的哲学，虽然以儒家学说为中心，但也借鉴了道家、玄学甚至是道教、佛教的思想，是儒、释、道三教争论和融合的果实，足以代表其典范的是程朱理学和陆王心学。程朱理学以"理"为核心，提出"格物致知""存天理，灭人欲"等思想，陆王心学以"心"为核心，宣扬"心外无物""致良知"等学说，两者既有共同的理论追求，又有观点的差异性，但都对我国的社会政治、文化教育，以及伦理道德产生了深远的影响。

（一）程朱理学——"至诚为圣，格物致知"

程颢、程颐兄弟的学说统称二程洛学，继承了前任"学为圣人"的思想，主张道德教育的目标是"体天理而达于至诚"，即认为天理是至善至诚的，通过个人的道德教育和修养，使人们的思想和行为符合天理，克服恶，发扬善。朱子亦曰："圣人是人与法为一，己与天为一。学者是人未与法为一，己未与天为一，固须行法以俟命也。"个人要突破一己之小我的限制，与社会、天地融为一体。于当今而言，"天理"可能是古代思想家的产物，但是道德教育对医学生和医务人员仍具有重要作用。通过道德教育，使个人的行为符合社会道德标准、医德标准，抛弃人性中恶的一面，发扬善良的一面，用心对待患者，不可因个人的私欲或矛盾，给患者带来不必要的痛苦。

关于格物致知，即探究事物的原理，从中得到智慧。宋代以前，"格物"和"致知"仅出现于《礼记·大学》篇，但未受到重视。之后，程颢、程颐兄弟将其从中独立出来，后被朱熹继承其思想，提出"所谓致知在格物者，言欲致吾之知，在即物而穷其理也"。意思是，格

物的途径有多种，世间万物皆有理，都应去格，物的理穷得越多，我之知也越广。朱熹认为，"要贯通，必须花工夫，格一物、理会一事都要穷尽，由近及远，由浅而深，由粗到精。博学之，审问之，慎思之，明辨之，成四节次第，重重而入，层层而进"。"穷理须穷究得尽，得其皮肤是表也，见得深奥是里也"。人们必须经过这样由表及里的认识过程，才能达到对理的体认。作为医者，要保持一颗不断探索的心，保持这种学习的精神，面对问题，想办法去探索问题的本质，提出解决办法，推陈出新，这才是"格物致知"赋予新时代医者的精神所在。

 案例导入 •

李兰娟是中国工程院院士，浙江大学教授，浙江大学医学院附属第一医院传染病诊治国家重点实验室主任。她创建的"李氏人工肝支持系统"，使重型肝炎的治愈率从11.9%提升到78.9%。其牵头的"以防控人感染H7N9禽流感为代表的新发传染病防治体系重大创新和技术突破"项目，获得2017年度国家科学技术进步奖特等奖。2020年2月1日，73岁的李兰娟再次担起重任，加入国家卫生健康委员会高级别专家组，率领紧急医疗队驰援武汉，把人工肝、"四抗二平衡"等治疗方法带到武汉。她凌晨4点多下火车，刚吃完早餐就接着开会，在收治重症患者的定点医院不分昼夜地忘我工作，与医护人员共同商讨并制订治疗方案。与病毒赛跑的李兰娟，甚至有时一天只睡了3个小时。她说："我打算长期在武汉，与那里的医务人员共同奋斗，不达目的不撤兵。"2月4日，李兰娟团队在武汉公布了治疗新型冠状病毒感染的肺炎的最新研究进展——在体外细胞实验中发现阿比朵尔、达芦那韦能有效抑制冠状病毒。李兰娟院士表示，作为一名医务工作者，要牢记"严谨求实，开拓创新，勇攀高峰，造福人类"十六字，瞄准前沿科技，打造新科技、新医学与新产业，按照国家健康科技战略发展的需要，将临床和科研紧密结合。

（二）陆王心学——"心外无物，知行合一"

陆王心学起于孟子，发于陆九渊，集成于王阳明。陆王心学是心学的代表。陆王心学主张，心是世界的本原。王阳明提出，"心即理也，心外无理，心外无物，心外无事"，这属于主观唯心主义哲学。心学的出现，与程朱理学的观点分庭抗礼。王阳明从"天地万物本吾一体"出发，反对朱熹的"先知后行"学说，提出"相由心生，行有心生，知行合一"。相由心生是指一个人看到的事物，或者对事物的理解、解释或观感，由其内心决定。一个人的行为也是由其内心决定的。这里的知，是指知善恶的良知。良知人人都有，人与其他动物的一个重要区别就是人可以意识到并判断自己的行为，能够辨别善恶，并做出合理的选择，而不是单纯为自己的本能和外物所驱使。只是良知有时会被私欲所隔断，所以王守仁认为，一个人能从内心反省，克服私欲，保持本心善良，就是"致良知"。"知"与"行"是一个活动的两个方面，缺一不可。一个有道德的人也会做出有道德的事，这样就叫做知行合一。医务人员不仅要有一颗仁爱救人之心，更要用行动去爱护患者，秉持善良的本性，真正做到知行合一。

六、《黄帝内经》中的人文关怀思想

《黄帝内经》是我国最早的医学典籍，分为《灵枢》和《素问》两部分，也是中国传统文化和医学相结合的结晶。它从整体观上论述医学，呈现了我国古代先人的智慧和经验。

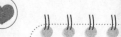

（一）以人为本，中知人事

《黄帝内经·素问·宝命全形论》中有云："天覆地载，万物悉备，莫贵于人，人以天地之气生，四时之法成，君王众庶，尽欲全形，形之疾病，莫知其情，留淫日深，著于骨髓，心私虑之"。意思是天地万物之间，万事俱备，没有一样东西比人更宝贵，人依靠天地之气和水谷之气生存，随着四时生长规律生活。一旦患病，难以察觉，就只能任由疾病发展，没有办法。古人在行医过程中尚且以患者为主体，担心他们的疾病与痛苦，发展到如今，在医疗、护理过程中也一定要以人为本，注重患者的主诉、对患者所处的环境充分考虑，提供整体护理。

《上经》中有云："夫道者，上知天文，下知地理，中知人事，可以长久"。何谓"人事"？《素问·疏五过论》中有云："凡诊治者必知始终，有知余绪，切脉问名，当合男女，离绝菀结，忧恐喜，五脏空虚，血气离守，工不能知，何术之语。"古代的行医者，不仅要上知天文，下知地理，而且还要知"人事"，包括患者的性情品类、喜怒哀乐，这样才能把握病因与病情，人文关怀即寓于其中。医护工作者不仅要有较高的专业技术水平，而且要有悲天悯人的大医情怀，与患者进行深入的沟通、交流，想患者之所想，急患者之所急，感同身受，这样不仅有助于医患关系的和谐，而且对患者的疾病恢复、医护自身的身心健康也大有裨益。

（二）德泽下流，仁爱传承

《灵枢·师传》中有云："余闻先师，有所心藏，弗著于方，余愿闻而藏之，则而行之，上以治民，下以治身，使百姓无病，上下和亲，德泽下流，子孙无忧，传于后世，无有终时"。医学是人学，传达的是治病救人的责任感。医护人员要尊重人和人的生命。"医乃仁术"只有经过一代代的传承，医之德泽方可福泽天下。因此，在医护工作中，要将仁爱之心常怀其中，言传身教，一为造福患者，二为后世之典范，代代传承。

在全球化的今天，我们不仅要吸收外来的积极思想，更要珍惜中国传统思想，这才是中华民族不断繁荣昌盛的根本，也是为人的标准。"仁"是人的爱心及一切道德价值的终极源泉。"穷则独善其身，达则兼济天下"是爱人的胸怀。"中通外直，不蔓不枝，香远益清，亭亭净植，可远观而不可亵玩焉"是为人的信念。我们应当永存仁道爱人之心，做护理事业前行的"提灯人"。用严谨的求学态度和实际行动践行医务工作者"敬佑生命、救死扶伤、甘于奉献、大爱无疆"的情怀，传承护理学创始人南丁格尔"护士必须要有同情心和一双愿意工作的手"的护理要义。

（李惠玲 崔恒梅）

第二节 西方医学人文关怀理论

"仁爱救人"不仅是中国古代医学崇尚的精神，也是西方古代医学人文精神的核心。《希波克拉底誓词》提出，医生的唯一目的是为患者谋幸福。《迈蒙尼提斯祷文》写道："启我爱医术，复爱世间人"。美国著名医学家、人文主义者威廉·奥斯勒（William Osler）指出，"作为医生需要不断提醒自己，在诊治患者时，应当坐下来，哪怕只是30秒，患者都会因此而放松，更容易交流思想，至少感到医生愿意花时间对他的患者有兴趣，这是医生的基本哲学。"无论古今中外的医学，都将"救死扶伤"和"仁爱救人"的医学人文精神渗透到诊断、检查、治疗、护理等临床实践的各个环节之中。医学人文精神的价值存在于尊重人、关心人、爱护人的临床实践中。本章将以《希波克拉底誓词》《爱丁堡宣言》以及威廉·奥斯勒、南丁格尔、华生的人文关怀理论为例，阐释西方医学人文精神。

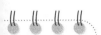

一、《希波克拉底誓词》中的人文精神

希波克拉底（公元前460—公元前370年）是古希腊的一位医师，是西方医学的奠基人，被誉为"医学之父"。《希波克拉底誓词》是举世闻名的医学道德准则，并成为西方法律、财经、商贸等各行各业的职业道德准则。

希波克拉底誓词成文于2400年前，译成中文仅五百多字，却涵盖了医学教育、执业理念、医疗道德甚至医学伦理等方面。誓言中虽有一些封建行会或迷信的思想糟粕，但是限于当时科学技术发展水平和对自然世界的认识水平，誓言中对神的崇拜只是掩玉的微瑕。在不苛求古人的前提下，我们今天仍能从中挖掘出医学道德的"金子"。在美国，不仅医学院大厅里竖立着希波克拉底的塑像，而且医学生从入学到从医后都要多次诵读希波克拉底誓词。第一次是在入学后"着白衣"的仪式上，当医学院院长亲手为每一位医学生披上白衣后，医学生、教师以及从医的学生家长和来宾都要全体起立，会场庄严、肃穆，人们充满敬畏地诵读希波克拉底誓词，医德教育便从那一刻开始了。

知识链接

《希波克拉底誓词》英文版：

Hippocrates：The Oath of Medicine

I swear by Apollo，the healer，Asclepius，Akso，and Panacea，and I take to witness all the gods，all the goddesses，to keep according to my ability and my judgment，the following Oath and agreement：To consider dear to me，as my parents，him who taught me this art；to live in common with him and，if necessary，to share my goods with him；To look upon his children as my own brothers，to teach them this art.

I will prescribe regimens for the good of my patients according to my ability and my judgment and never do harm to anyone.

I will not give a lethal drug to anyone if I am asked，nor will I advise such a plan；and similarly I will not give a woman a pessary to cause an abortion.

But I will preserve the purity of my life and my arts.

I will not cut for stone，even for patients in whom the disease is manifest；I will leave this operation to be performed by practitioners，specialists in this art.

In every house where I come I will enter only for the good of my patients，keeping myself far from all intentional ill-doing and all seduction and especially from the pleasures of love with women or with men，be they free or slaves.

All that may come to my knowledge in the exercise of my profession or in daily commerce with men，which ought not to be spread abroad，I will keep secret and will never reveal.

If I keep this oath faithfully，may I enjoy my life and practice my art，respected by all men and in all times；but if I swerve from it or violate it，may the reverse be my lot.

中文译文：

医神阿波罗，阿斯克勒庇俄斯，阿克索及天地诸神为证，鄙人敬谨宣誓，愿以自身能力及判断力所及，遵守此约。凡授我艺者，敬之如父母，作为终生同业伴侣，彼有急需，我接济之。视彼儿女，犹我兄弟，如欲受业，当免费并无条件传授之。凡我所知，无论口授书传，俱传之吾子，吾师之子及发誓遵守此约之生徒，此外不传与他人。

我愿尽余之能力与判断力所及，遵守为病家谋利益之信条，并检束一切堕落和害人行为，我不得将危害药品给予他人，并不作该项之指导，虽有人请求亦必不与之。尤不为妇人施堕胎手术。我愿以此纯洁与神圣之精神，终生执行我职务。凡患结石者，我不施手术，此则有待于专家为之。

无论至于何处，遇男或女，贵人及奴婢，我之唯一目的，为病家谋幸福，并检点吾身，不做各种害人及恶劣行为，尤不做诱奸之事。凡我所见所闻，无论有无业务关系，我认为应守秘密者，我愿保守秘密。尚使我严守上述誓言时，请求神祇让我生命与医术能得无上光荣，我苟违誓，天地鬼神实共殛之。

注：阿克索（Ακεσο，Akso）是希腊神话中的健康女神，其形象为一个年轻女子，手持装有蛇的碗。她在希腊宗教中是主司卫生安全、医药治疗的医药之神，她在西方文学的形象相当于中国传说中的扁鹊。最早对她进行崇拜的地方是科林斯以西的提塔尼（Titane），并且是将她和医神阿斯克勒庇俄斯（Asclepius）一同崇拜。起初，她和阿斯克勒庇俄斯之间并无特殊关系，但他们逐渐被看成夫妇。在西方现代医学体系中，"阿克索之碗"即代表药学。

中文白话译文：

我要遵守誓约，矢志不渝。对传授我医术的老师，我要像父母一样敬重，并作为终生的职业。对我的儿子、老师的儿子以及我的门徒，我要悉心传授医学知识。我要竭尽全力，采取我认为有利于患者的医疗措施，不能给患者带来痛苦与危害。我不把毒药给任何人，也决不授意别人使用它。尤其不为妇女施行堕胎手术来杀害生命。我要清清白白地行医和生活。无论进入谁家，只是为了治病，不为所欲为，不接受贿赂，不勾引异性。对看到或听到不应外传的私生活，我决不泄露。如果我能严格遵守上面誓言，请求神祇让我的生命与医术得到无上光荣；如果我违背誓言，请天地鬼神一起将我雷击致死。

《希波克拉底誓词》是每一个医学生步入医师行列所宣誓的内容，它明确了医生对患者、对社会的责任，以及医生的行为规范。这一誓言很可能在希波克拉底之前就已经在医生口中代代相传，以口头的形式存在。希波克拉底也许是第一个把这一誓言用文字记录下来的人。这一誓言中有封建行会及迷信的色彩，但其基本精神被视为医生的行为规范，一直沿用了2000多年。直到今日，在很多国家，医生就业时还必须按此誓言宣誓。在希波克拉底之后，也有一些古代医学家关于医生的职业道德发表过重要的论著，甚至在某些方面还有自己的独到之处，但从影响的广度及深度而言，都不如《希波克拉底誓词》。

我们应该如何理解希波克拉底这位先贤深邃的思想，批判地继承他所传递的理念，遵循他倡导的道德准则并将其发扬光大，做到古为今用、洋为中用、相互结合、相得益彰，这仍然是当代医学德育教育中应该思考的课题之一。

（一）强调服务患者，患者至上

"我愿尽余之能力与判断力所及，遵守为病家谋利益之信条，并检束一切堕落和害人行为，我不得将危害药品给予他人，并不作该项之指导，虽有人请求亦必不与之"即为服务对象谋利益，不仅是一个职业道德问题，而且也关系到从业人员的生存和信誉。希波克拉底深知医生的天职是救死扶伤，为病患减少甚至消除痛苦，是尽自己最大能力去满足患者的利益，不去做伤天害理的事情，努力实现医疗过程中的公平与公正。

（二）强调尊重生命，一视同仁

"无论至于何处，遇男或女，贵人及奴婢，我之唯一目的，为病家谋幸福，并检点吾身，不做各种害人及恶劣行为，尤不做诱奸之事"。医生的使命是治疗患者，无论其贫富、贵贱如何，都没有性别歧视，并反省自己，不做伤天害理之事，摒弃所有与职业无关的邪念，唤起内

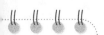
心神圣的良知，树立对生命的尊崇感，去救助每一个需要救助的生命，成为一名品德高尚的医生。

（三）强调不谋私利，严守秘密

"凡我所见所闻，无论有无业务关系，我认为应守秘密者，我愿保守秘密"。绝不利用职务之便做不道德或违法乱纪的事，这是各行各业尤其是医疗从业人员的责任。在治疗疾病的过程中，医务工作者或多或少都会知道患者的一些隐私。就算不是为了谋福利，也不能泄露其隐私内容。保守秘密不仅是尊重患者权利，不损害患者利益的体现，而且也是一个人严守道德伦理的底线。"尚使我严守上述誓言时，请求神祇让我生命与医术能得无上光荣，我苟违誓，天地鬼神实共殛之"。这是希波克拉底立誓表明自己作为医生的态度。医生不仅要有渊博的知识和精湛的医术，还要拥有责任感，真诚对待患者，摒除恶念，严格执行操守，建立良好而持续稳定的医患关系。

《希波克拉底誓词》阐明了医疗执业活动中所应遵循的准则。作为宝贵的精神财富，它对灵魂的震撼和对思想的洗涤作用是不可低估的。在进行救死扶伤和全心全意为人民服务理想信念教育的同时，重温希波克拉底誓词与其思想，对于提高医学生的道德修养，培养高尚的道德情操大有裨益。"道不远人"，医学生的德育教育是医学教育的一个重要方面。除设置专门课程外，医学院校还应将医德教育渗透到专业课教育中，通过点点滴滴、潜移默化的作用，起到"润物细无声"的效果。

二、《爱丁堡宣言》中的人文精神

1988 年，世界医学教育大会通过了《爱丁堡宣言》，其中明确指出："患者理应希望把医生培养成为一个认真的倾听者、仔细的观察者、敏锐的交谈者和有效的临床医师，而不再满足于仅仅治疗某些疾病。"医学模式的转变，要求医学教育必须做出相应的转变，不仅要培养医生的科学精神，还要培养其人文精神。医疗质量的评价标准不仅包括技术，而且包含人文关怀。

知识链接

《爱丁堡宣言》

医学教育的目的是培养促进全体人民健康的医生。尽管在 20 世纪中期生物医学已经取得了巨大的进展，但是这一目的在许多地方并没有得到实现。患者理应希望把医生培养成一个专心的倾听者、仔细的观察者、敏锐的交谈者和有效的临床医师，而不再满足于仅仅治疗某些疾病。每天都有无数的人罹患和死于各种可能预防、可以治疗，或者是自己招致的疾病，而且许许多多的人不能随时享受任何形式的卫生保健。

这些缺陷已经发现很久了。但是，试图把更大的社会责任加给医学院所做出的各种努力，并没有获得明显的成功。这些现实在医学教育中引起了对有关卫生保健工作的公平性、提供卫生服务的人道性，以及社会所承担的总费用等问题的日益关切。

这种关切由于在各国和在世界各大区域中展开讨论而变得越来越强烈。在世界上大多数国家从事各种层次的医学教育工作和卫生服务的许许多多的人都参与了这些讨论。在来自世界六个地区、论述基本问题的报告中，这种关切成为了鲜明的焦点。它同时也反映了越来越多的从事教学和临床工作的医生、其他卫生专业人员、医学生，以及普通公众的坚定信念。

科学研究工作持续不断地给人们带来丰厚的回报。但是，人并不仅仅需要科学，医学教育家们还必须承认和肯定全人类和人作为一个整体对健康的需要。

许多改进是可以通过医学院内部的行动而得以实现的。这些行动措施包括：

1. 扩大实施教育计划场所的范围，使之包括社区的所有卫生资源，而不仅仅是医院。

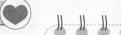

2. 保证课程计划的内容反映国家卫生工作的重点以及可供利用的资源。

3. 把现在广为应用的被动的学习方法改变为更为主动的学习，包括自我指导和独立学习，以及教师辅导等方法，以保证终生连续学习。

4. 制订课程计划和考试制度，以保证达到专业才能和社会准则的要求，而不仅仅是对知识的死记硬背。

5. 培训教师使他们成为教育家，而不仅仅是科学内容上的专家，并对其在教育方面取得的优异成绩予以奖励，如同对生物医学科学研究方面或临床工作中取得的优异成绩予以奖励一样。

6. 把进一步强调促进健康和预防疾病充实到有关如何处理患者的教学工作中去。

7. 在临床上和社区场所中也采用解决问题式的方法，作为学习的基础，以便把科学理论教育和实践教育结合起来。

8. 采用不仅注意智能和学业成绩，而且包括对个人素质评价的方法，来选择医学生。

其他的改进需要有更多方面的参与，以便：

9. 鼓励和促进卫生部门、教育部门、社区卫生服务部门和其他有关团体之间的合作，共同制定政策和计划，并共同加以实施和检查。

10. 保证试行使培养学生的人数与国家对医生的需求量相一致的招生政策。

11. 增加与其他卫生人员和卫生相关专业人员共同学习、共同研究和共同服务的机会，作为协作共事训练的一部分。

12. 在继续医学教育工作方面，明确职责和资源分配。

改革医学教育，不仅要求口头上的赞同，而且要求广泛承担行动义务，要求强有力的领导和政治上的意愿。在某些情况下，还不可避免地要求财力支持。然而，通过重新确定工作重点和重新分配现有资源，许多成就是可以取得的。

我们仅以本宣言保证我们自己，并同时号召其他人士和我们一起，投身到有组织的、持续的活动中来，以便改变医学教育的状况，使之真正适应所在社会的特定需要。我们还决心建立组织机构，以便把这些庄严的诺言转变为有效的行动。舞台已经布置就绪，开演时间取决于我们。

世界医学教育会议

世界医学教育联合会召开

世界卫生组织、联合国儿童基金会、联合国开发计划署、爱丁堡市、洛申地区议会、

苏格兰发展署主办

1988 年 8 月 12 日

三、医学人文大师威廉·奥斯勒

威廉·奥斯勒（William Osler，1849—1919 年），加拿大医学家、教育家，历任美国麦吉尔大学、宾夕法尼亚大学及约翰·霍普金斯大学医学教授（1888—1905 年）、牛津大学钦定讲座教授（1905—1919 年）。他开创了"病床边教学"观念，建立了让学生主动参与到临床医疗及教学活动中的"实习学生制度"，并认为医师不仅应掌握专业知识，还应具备人文素养，被誉为"现代临床医学之父"，把对人类的热爱与关怀融入自己一生的行医与教学生涯中。

行医究竟是科学、交易、行业、专业，还是某种综合体？奥斯勒在《行医的金科玉律》中是这样说的："行医，是一种以科学为基础的艺术。它是一种专业，而非一种交易；它是一种使命，而非一种行业；从本质来讲，医学是一种使命、一种社会使命、一种人性和情感的表达。这项使命要求你们的，是用心要如同用脑。"这句话在不同的场合被多次引用。确实，从我们选择做医生的那天起，我们就应当认识到，医生并不仅仅是一个职业。我们为了拯救生命而来，这就赋予了这个职业一种"神性"。我们面对的不是机械，也不是冰冷的石材，我们面

对的是一个个热血沸腾的生命。这要求我们不仅要用脑去思考该怎么治疗，而且应该用心去感受，去帮助，去安慰。

奥斯勒始终认为，患者应当受到人性化的对待，而不应当被作为一个"有趣的病例"来对待。他说道："你们即将要面对的，是一个生活在沮丧之中的人。你们活得比他快乐得多，碰到你们，他少不了会无理取闹，不免会扰乱你们内心的宁静。这个人的前途未卜，不仅要靠我们的科学和技术。他也跟我们一样，是一个有血有肉、怀有希望和恐惧的人。"医患之间的矛盾，100多年来皆如是，唯一的化解方法，正如奥斯勒所说——"守住一片纯良的宁静"。所谓宁静，就是在任何情况下都要保持冷静与专心，它是暴风雨中的平静，是在重大的危急时刻保持清醒的判断，是不动如山、心如止水。具备这样的素质，在面对患者病情的瞬息万变时，才能不受影响，专注于医学专业上的考量；在患者无理取闹时，才能平心静气地去包容处在病痛中的人。

另外，奥斯勒还给医学工作者布置了人生的三门功课：①碰到无足轻重的冒犯时，应当学会沉默以对，养无言之品，消有形之怒，埋首工作，心地自宽；②我们的存在并不全然是为了自己的生命，而是要让别人的生命有着更大的快乐；③高于生命的法则若要得以俱足，唯有依靠爱，亦即仁慈。医生应当是不竞争、不喧嚷的，他们的天职就是抚伤、救穷、治病，最好的医生也是最不为人所知的。医生应当专注于自己的专业，而非赚钱、出名等。选择了这份职业，就选择了与高尚为邻，与纯真为友，应当以希波克拉底的标准，用知识、能力、爱心与正直去承担最艰难的工作。说到知识，我们可以不断充实所学，以增强能力，不分人等、不分地域，在需要的时候随时伸出援手；说到爱心，是在日常生活中对弱者表现出关怀与亲切，对伤病心怀悲悯，对所有人都施以仁慈；说到正直，则是无论在什么情况下，都能够诚实地对待自己，对待我们的使命以及我们的同行。

奥斯勒认为，医师有三大敌人：傲慢、冷漠和贪婪。医疗是一个人与人之间的互动过程，患者向医师寻求帮助，医师也从患者身上获取经验，二者本应互相关怀。他认为，医学的奇妙与特别都是可以从患者身上发现的，要从病房工作中接触的患者身上，感受他们的爱和喜悦，忧伤与悲痛。医患之间的矛盾，一直以来都存在。奥斯勒"以患者为中心"的理念和经验值得学习和借鉴。在他为医学工作者布置的人生三门功课中，第一门功课就是在面对任何危机时，心灵的"宁静"都是一个医师最重要的素养，只有具备这样的素养，在面对患者瞬息万变的病情时，才能够专注于医学考量；在患者无理取闹之时，才能心平气和地去包容处在病痛中的他们。医学人文是医学科学发展的航标，也是奥斯勒极力主张的人文素养。"在同一根树枝结出的两串果实，就如医学的人道与科学，必须互相补足，才不至于严重受伤"。因此，在传道授业解惑时，应当考虑到医学知识有限，需要以人文素养作为辅助。"人文素养有如酵母之于发面，可以催化医疗的关怀、同情心与同理心"。现如今，我国医疗体系正处于急速转型的过程中，或许奥斯勒所强调的人文素养能为我们带来启迪。唯有精神上的追求和教育上的改革，才能真正地促进医疗行业守住医学的初心，开创医学的未来。

审视奥斯勒的一生，他的成就不仅仅在于他一生的著作和他对医学教育所做出的的贡献。他最持久和最卓越的成就来源于他宁静的心境和他对于医学教育及研究的深思与创新。他在这些演说和文章中表达的对医学人文主义思想的倡导和支持对当前医务工作者的启迪作用和过去一样深远。在这个"后奥斯勒时代"，及时地检视并遵从奥斯勒的学问和智慧显得非常重要。

奥斯勒是20世纪的医学大师，他开创了现代医学新观念与新里程，是现代医学教育始祖、临床医学泰斗，尤其强调医学的人文与教养。在《生活之道》一书中，奥斯勒将其深厚的古典人文涵养引入医学领域，涉及医疗伦理、医疗与人道关怀以及医患关系，字里行间充满着他睿智的生活与行医哲学。该书超越了医学范畴，是寰宇间的普世价值。奥斯勒在书中对医者所期勉的是每一个人都要学习的生命智慧，书中所阐述的生活本质也是人世永恒不变的价值。该书

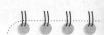

是每一个想提高生活质量与生存境界的人必读之书，被视为 20 世纪重要的思想文献之一。

威廉·奥斯勒《生活之道》摘选：

医师需要具备一颗清醒的头脑与一副慈悲的心肠。

碰到无足轻重的冒犯时，当学会沉默以对，养无言之品，消有形之怒，埋首工作，心地自宽。

行医是一种艺术而不是交易，是一种使命而非行业。

柏拉图对医疗的定义是："这是一门照顾患者身体的艺术，对于每一个病例，所作所为都有其根据，有其道理。"

譬如，苏格拉底就提出过这样的问题："你认为不需要了解整体的本质，就能够清楚地了解灵魂的本质吗？"菲德诺的回答是："希波克拉底，这位阿斯克勒庇俄斯的信徒曾经说过，即使只是要了解身体的本质，也必须从了解整体着手（整合医学）。"

一个只要你头痛医头而不肯先将灵魂交给你治疗的人，你大可不必治疗他（医患信任）。

医学生的学习由患者开始，自患者引申，于患者完成。

古老的座右铭写道："医疗的整个技术端在于观察。"

四、南丁格尔与护理人文关怀

弗洛伦斯·南丁格尔（Florence Nightingale，1820—1910 年），被誉为现代护理事业的奠基人。南丁格尔的思想和精神与现代护理学的建立和发展密不可分。她创立南丁格尔护士学校，培养了优秀的护理人才，并向世界各地推荐合适的护理人才，将护理科学之精神与心灵照顾之艺术广为传播，推动了世界各国护理学的发展。任何一项伟大事业的背后都存在着支撑这一事业兴起以及维系这一事业发展的一种无形的社会文化精神，南丁格尔精神就是推动护理事业发展的精神文化。南丁格尔精神源于其对护理工作的所思、所想、所做、所感和所悟，她大胆的想法、坚定的意志、铁腕般的执行力以及勇于改革开创护理事业新局面的革命精神统称之为南丁格尔精神。

南丁格尔提出了科学的护理理论。南丁格尔一生撰写了大量报告和论著，包括《护理札记》《医院札记》《健康护理与疾病札记》等多部专著。最著名的是《护理札记》（Notes on Nursing），阐述了护理工作应遵循的指导思想和原理，详细论述了对患者的观察。该书被视为护理工作的经典著作。南丁格尔认为，护理学的概念是"担负保护人们健康的职责以及护理患者使其处于最佳状态"。

南丁格尔精神是科学和人文的统一。南丁格尔并非世界上第一个开创护理工作的人，但却被公认为是近代护理学的开创者，其原因为：①南丁格尔首先提出护理是一门科学，是一种照护的艺术，是上帝的法则。南丁格尔曾说："护理是一门艺术，进行艺术创作，需要全身心付出，精心准备，如同画家或雕刻家创作艺术作品那样。由于护理的对象是人。因此我必须说，护理是一门最精细的艺术"。②南丁格尔提出，护理不仅是一种学识，而是一个人生命的特质，是生命与职业的合一，因此，要注重护士的性格教育，并提出护士必备的五方面特质，分别是守时、安静、守信、清洁和规律。③南丁格尔认为，护理不是一种职业，而是可以称其为"呼召"，强调的是对护理由衷的热爱。作为护士，不能只将护理工作看成是谋生的职业，而是其内心的笃定与热爱。南丁格尔把护士的道德品质修养看得比护理技术更高、更重要。南丁格尔对护士的要求体现了其对护理的认识，即科学与人文的统一。南丁格尔在开展护理工作的过程中，注重调查研究，注重统计，她认为"统计是护理的基本装备"。她通过分析军事档案，指出克里米亚战役中英军大量死亡的真正原因并用图表加以说明；她完善了战地医疗流程、建立了护士巡视制度，同时强调对患者的心灵护理。在克里米亚战役前线，她不仅照顾伤兵的身体疾患，也帮助伤兵给他们的家人写信。优秀的护士需要具备科学素养与人文素养。南丁格尔在工作实践中既重视科学研究，又重视对患者心灵的抚慰，这成为南丁格尔科学和人文品质形成的重要原因。

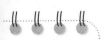

五、华生的人性照护理论

华生（Jean Watson，1940—），美国护理研究院院士，曾担任美国护理联盟主席。1973 年获得美国科罗拉多大学教育心理学和咨询学博士学位，1983—1990 年担任科罗拉多大学护理学院院长和附属医院护理部副主任，之后一直担任该校护理学院教授和照护中心主任。在担任护理学院院长期间，她组织进行了关于照护、健康、康复的本科后项目的课程设置。该项目后来发展成为美国护理教育领域盛行的护理学临床博士学位。她也因此在美国和国际护理学领域获得了极高的声誉。同时，她组建了科罗拉多大学人性化照护中心，该中心是美国第一个以护理为主的多学科合作中心。华生提出，应当将艺术、人文科学、社会科学、行为科学整合到人性化照护和康复过程中。自 1988 年以来，该中心的丹佛人性化照护护理项目一直致力于对艾滋病患者的连续性照护。1979 年，华生的第一本专著《护理：照护的哲学和科学》（Nursing: the Philosophy and Science of Caring）出版。1985 年出版了第二本专著《护理：人性的科学和人性的照护》(Nursing: Human Science and Human Care)。

华生认为，人性照护是护理实践的核心和本质，人性照护必须是护理人员结合科学与人文知识，在与患者的互动关系中按照人性照护的 10 个要素来完成的，每一个要素都具有与互动性护患关系相关的动态现象成分（dynamic phenomenological component）。人性照护理论的基础是 10 个关怀照护性要素，其目的是在护理活动中强化人文性。华生相信，专业的护理活动是科学性和人文性的整合，这种整合在护患间的关怀照护过程中达到高潮，并能超越时间和空间。根据华生的人性照护理论，护理目标是促进个体达到"躯体、心理、心灵的最高和谐境界，从而实现自我学习、自我尊重、自我康复、自我照护，同时也容许个体存在差异。"该理论促使护理人员在实践中将艺术、人文科学、社会科学、行为科学整合到照护和康复过程中。

知识链接：

华生人性照护理论的 10 个关怀照护性要素

1. 形成人文利他主义的价值系统　人文利他主义价值系统（humanistic altruim of value system）是指通过给予他人和扩展自己的认识所得到的自我满足。人性照护以人文观和利他行为为基础。护理人员通过对自我价值观、信念、文化互动以及个人成长经历的反省，使其人性照护观得以发展。

2. 灌输信念和希望（instillation of faith and hope）　护理人员通过强化对患者有意义的信念和希望，给患者带来一种安适感。正向的鼓励、支持和有效的护患互动关系，不仅可以帮助个体接受现代西方医学，而且有助于理解和接受其他替代方式（如专注、沉思、瑜伽、深入大自然、强化自我信念、强化精神信仰等方法）的治疗作用，协助患者促进个体康复和寻求健康行为。信念和希望要素结合人文利他主义，可以促进整体护理和积极的健康观的实现。

3. 培养对自我和对他人的敏感性（cultivation of sensitivity to self and others）　个体的思想和情感是心理的窗户。护理活动在一般情况下可以是身体性的、程序性的、可视的、以事实为依据的，但在最高层次的护理活动中，护理人员的人性化反应、互动性照护可以超越物质世界、超越时间和空间界限，与个体的情感世界和主观世界接触，触及个体的内部自我。如果护理人员具有这种敏感性和感应性，就会更真诚、更可靠、更敏锐，护理人员与患者之间就能形成真诚的人际关系，而非操作性关系，从而促进患者健康，使其达到最佳功能状态。形成人文利他主义的价值系统、灌输信念和希望、培养对自我和对他人的敏感性，这 3 个相互独立的要素被华生称为"人性照护学的哲学基础"。

4. 建立帮助-信任的关系（development of a helping-trust relationship）　帮助－信任关系的

特征，即和谐性、同理心、非占有性热忱，以及有效的沟通。

（1）和谐性（congruence）：护理人员在与患者的互动过程中应保持真实、诚恳、开放和利他性、不虚伪。

（2）同理心（empathy）：体验他人感受和情感并将这种理解表达出来，即护理人员接受患者的感受，而没有抵触、愤怒或害怕。

（3）非占有性热诚（non-possessive warmth）：是指积极地接纳他人，往往通过放松的、开放式的肢体语言、适当地语气和面部表情表达出来。

（4）有效的沟通（effective communication）：包含认知、情感、行为反应等成分。

5. 促进并接受正性和负性情感的表达（promotion and acceptance of the expression of positive and negative feelings） 帮助－信任的关系可促进双方表达正性的或负性的感受。通过语言和非语言的专注沟通以及共情地倾听，护理人员把握沟通的主题及其潜在的核心，接受患者正性及负性情感的表达，给予患者理智上的理解和情感上的理解。

6. 在决策中系统应用科学地解决问题的方法（systematic use of the scientific problem-solving method for decision making） 对开展研究、界定学科范畴、构建学科的科学基础等宏观问题的思考，需要运用科学的解决问题的方法。在护理实践过程中，护理程序为解决护理问题提供了科学的程序和方法。

7. 促进人际间的教与学（promotion of interpersonal teaching-learning） 护理人员根据患者的认知水平，通过教与学的过程使患者明确自己的需求，促进患者学会自理，提高自我照顾能力，增强对自身健康的控制感。

8. 提供支持性、保护性、矫正性的生理、心理、社会文化和精神环境（provision for a supportive protective and/or corrective mental, physical, sociocultural and spiritual environment） 护理人员为患者提供清洁、美好的环境，给予安慰、安全感并尊重其隐私，增强患者的适应能力，以支持、保护和促进患者身心健康，提高患者的满意度。这是护理人员在促进健康、恢复健康和预防疾病方面的主要功能。

9. 帮助患者满足人性的需求（assistance with gratification of human needs） 护理人员应认识到其自身及患者的生理、心理和社会需求，动态地、整体地看待人性的需求层次，首先满足患者最低层次的需求，再逐渐满足高层次的需求，为患者提供高质量的关怀照护。

10. 允许存在主义现象学力量的影响（allowance for existentialism phenomenological forces） 应用现象学方法，分析并认识人性，帮助护理人员理解患者对生活的认识，或帮助患者从艰难的生活事件中发现生活的意义，或两者兼有。

（林　璐　李雨宸）

第三节　医学人文研究的相关理论

一、社会建构论

社会建构论是现代西方心理学中一种新的思想潮流。"社会建构"（social construction）一词被认为是彼得·伯格（Peter Berger）和托马斯·卢克曼（Thomas Luckmann）在1966年出版的《现实的社会建构》（The Social Construction of Reality）一书中明确提出的。他们承袭了现象学传统，分析、论述了日常现实如何被社会普通成员在世俗的社会行为中建构出来。他们认为，日常生活的知识基础（所谓"社会"）是主观过程的客观化以及透过客观化过程而建构的互为主观的常识世界。他们认为，心理活动现象是社会建构的产物，主张知识是通过建构形

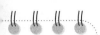

成的，是处于特定文化历史中的人们互动和协商的结果。

（一）理论来源

社会建构论的思想雏形——建构论（constructivism），又称建构主义，最早源于教育学、心理学领域，后来逐渐形成一种有代表性的认识论和方法论。追溯社会建构论的理论来源，主要包括以下三个方面：

1. 社会建构论与皮亚杰建构主义认识论　社会建构论源于关于"经验论"与"唯理论"之争的西方传统认识论。其思想渊源可追溯到维特根斯坦后期哲学，迪尔凯姆、舍勒和曼海姆的知识社会学，特别受到 20 世纪 50 年代皮亚杰从心理学角度创立的建构主义的认识论学说影响，其中包含最初的建构主义思想（在教育学、心理学领域影响直接且强大）。因此，较为明确和公认的建构主义思想出现于 20 世纪 50 年代。

社会建构论所涉及的思想是，人类不是静态地认识、发现外在的客体世界，而是经由认识、发现过程本身，不断构造新的现实世界。社会建构强调社会行动的人工性质，也就是说有人的主观意志在其中起决定性作用，它暗含着自然事物的结构本身是能够被改变并重新安排的。

2. 社会建构论与科学历史主义　在 20 世纪 60 年代以前，科学史主要是观念的科学知识史、理论史（科学内史），继库恩的《科学革命的结构》之后，科学史的研究主要是从社会和文化的历史的模式中去理解科学史。库恩认为，科学是一种具有重要的文化维度的理智的事业，无论是自然科学，还是社会科学，其有效性在本质上都是文化的，都有其解释学的范式基础。库恩的范式论观点表明了事实的相对性，为社会建构论论证知识的建构特征提供了理论基础。

3. 社会建构论与后现代主义　后现代主义的特征表现为反基础主义、反本质主义，强调世界自身的多样性，以及对科学中心地位和技术理性的批判。社会建构论从后现代理论中获得了诸多理论灵感。后现代主义不是要找到一个理论去解释世界，而是要具体的考据。后现代主义明显表现出反本质、反规律、反形而上学、反同一性、反确定性，具有彻底的多元论、不确定性、零碎化等特征。后现代主义对社会建构论的影响甚为深刻。

社会建构论从一开始就显示出反自然论、反本质论和相对主义的特征。社会建构论的研究工作要揭示各种社会因素，社会建构论的研究使技术研究中的人类力量主题化，认为技术人工事物的产生、评价和使用，受制于人类力量的各种社会约束和利益。社会建构论对传统哲学的本质主义、基础主义和理性主义加以拒斥，对包括科学技术在内的社会事物的建构性质进行了阐发和张扬，在涉及一些重大的知识论问题上，它与传统哲学及其他社会科学理念产生了激烈的冲突。社会建构论附和了后现代主义的思想内核，对科学知识和技术人工事物坚持相对主义立场，试图否定科学知识的客观性、真理性，否定技术人工事物的自然属性。

（二）基本主张

在社会建构理论的影响下，后现代西方心理学中的社会建构论呈现出不同的形态，但其基本主张主要包括以下几方面：

1. 知识不是经验归纳的产物　知识并非人们关于这个世界及其自身的摹写或表征，也并非通过所谓的客观方法而得出的"科学发现"。所有的知识皆为一种社会建构，是植根于特定历史和文化的人们协商对话的结果，是人们在社会人际交往中"发明"的，而不是通过所谓的客观方法"发现"的。认识过程是积极、主动的建构过程，而不是被动的反应过程。

2. 实在是社会建构的结果　"社会建构论建筑在这样一种信念上，即实在是社会建构的"。所谓的心理现象，包括意识、情绪、认知等，并非实实在在地存在于人们头脑中的某个地方，而是一种社会文化的、语言的建构。从社会建构的观点来看，心理现象并不存在于人体内部，而是存在于人与人之间，是人际互动的结果，是社会建构的产物。所谓的实在精神实体，只不

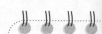

过是一种文化历史的建构。

3. 语言并非具有确定意义的透明媒介，也并非表达思维内容的中性工具　从社会建构论的观点来看，语言是先在的，并非仅仅具有命名功能，它同时还具有规范作用，规定了人们的认识方式，限定了思维的方向。由于对于心灵的社会建构是通过语言来完成的，因而社会建构论把心理学关注的焦点由心灵与世界的关系转到语言与世界的关系上，探索语言是怎样影响心灵的社会建构的。传统的观点认为，语言是中性的、透明的，是人们用以表达心理内容和心理状态的工具。但是社会建构论认为，所谓的心理状态、心理过程，恰恰是通过语言建构的，语言是先在的。

在个体出生之前，语言中就存在着"情绪""意志""动机"等范畴。当个体认识自己时，不得不使用这些语言范畴，因为这些语言范畴已经先于个体而存在了。如果不使用这些语言范畴，个体就无法让他人了解自己。所以，语言并不是一个中性的工具和媒介，相反，它为人们认识世界和自己提供了范畴和分类的方式，使人们能对意识和心理进行分类，并用于解释新的经验。它不是表达思维，而是规定思维。

（三）理论特征

1. 反基础主义　社会建构论认为，心理学的概念并没有一个客观存在的"精神实在"作为基础。

2. 反本质主义　社会建构论认为，人并不存在一个固定不变的本质，所谓人的本质，是通过社会建构出来的。

3. 反个体主义。

4. 反科学主义　从主流心理学面临的批判和促进心理学家对学科自身的反思这方面来说，西方心理学的后现代取向有其合理的一面。但是其反实在论倾向和相对主义的科学观却是值得商榷的。

（四）理论评价

社会建构论对西方心理学最大的冲击是它对心理现象的定位。社会建构论站在后现代的立场上，力图避免主观 - 客观、内源论 - 外源论的两分法，认为根本就不存在一个脱离语言而独立存在的"心理实体"，心理现象是人们在社会生活的人际互动中的语言建构物，在人体内部，并没有情绪、动机、人格，促使行为产生的，不是内部的动机，而是语言的操作特性。在社会建构论的视野中，心理学的情绪、动机、人格等概念和范畴失去了本体论的基础，仅仅变成具体历史条件下社会语言的产物，心理学由此而不再是对心理本质的事实和规律的探讨，而是对特定文化历史条件下的语言进行分析，找出特定心理形式产生的社会原因，并进行历史的、跨文化的分析。

社会建构论提出了一种不同于经验主义的科学观和方法论。社会建构论对这种观点提出异议，它抛弃主观 - 客观、映像 - 实体的两分法概念，主张放弃以感觉经验作为试金石的经验方法，把知识的产生纳入人际互动的社会范畴中，纳入文化历史的社会背景中。社会建构论认为，知识不是被"发现"的，而是被"发明"的。因此，社会建构论主张放弃经验主义的科学观和方法论，把知识纳入社会文化背景中加以考虑，考察知识的政治意义、道德意义、伦理意义和实践意义及其相对于特定社会和历史时期的实用特点。这种观点从社会文化的角度揭示了知识的社会属性，对于克服传统心理学的个体主义倾向有积极的影响。

但是，社会建构论也由于其观点的激进而受到众多的批判。批判得最多的是社会建构论的相对主义观点。批判者指出，认识过程的自主性和能动性是应该考虑的因素，但是如果因此而否认心理学知识的客观性，则会陷入虚无主义和怀疑论的泥潭。心理学知识必然受到文化历史条件的影响，但是追求对心理现象的"真理性"的认识是心理学的唯一目标。如果心理学家放弃了这个目标，则会成为一种语言游戏，将影响作为科学心理学的合理性。

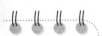

对社会建构论的另一个批判是它在解释心理现象时所持的激进的观点。依照社会建构论的观点，心理现象不存在于人体内部，而是存在于人与人之间的人际互动过程中，所谓的心理现象只不过是语言建构的产物。因此，一些批判者认为，社会建构论只不过是"新瓶装旧酒"，是打着后现代主义旗号的激进行为主义。

（五）理论应用

在西方的咨询和临床心理学领域，科学主义范式一直处于主流和优势地位。然而，在过去20年中，社会建构论的崛起挑战了咨询和临床心理学领域的科学主义范式。社会建构论把病理心理看成是一种文化和语言的建构产物，颠覆了病理心理的本体论地位。这一后现代主义观点的社会建构论对咨询和临床心理学产生了深远的影响。

从社会建构论的角度来看，现代心理学理论和流派都具有以下特征：①基础主义，即认为心理学的知识是以作为"精神实在"的心理现象为基础的。②本质主义，即认为人们存在着一个稳定的本质特征。③个体主义，现代心理学的各个流派几乎都把关注的焦点放在个体身上。④科学主义，即认为通过科学的方法，能发现有关心灵或行为的真实的、客观的知识，并通过知识的积累，最终确立心理学作为科学的统一理论体系。建构论下的心理学对这些观点则持批判态度。在建构论中，咨询和治疗既必须考虑文化的因素，又必须关注文化的多元性和多样性问题。

二、医学人类学

医学人类学是研究与健康、疾病有关的正规的人类活动，从生物与义化两方面综述和解释人类的行为与健康、疾病之间的关系，通过理解生物—社会文化现象与健康、疾病的关系，进一步改善人类的行为，提高人类的健康水平。人类学家费伯奇根据其进行的研究对医学人类学做出以下定义：医学人类学是阐释疾病对个体和群体的影响，探索疾病发生和发展过程及其机制的学科。它强调与疾病和健康有关的文化与行为模式。这种对健康与疾病的研究兴趣来自于人类学的基本理论视角——将健康和疾病作为一个文化范畴加以考察。

（一）理论来源

作为医学与人类学的交叉学科，医学人类学常被追溯到人类学对原始民族的健康观、疾病观，以及医药、信仰和治疗方法的研究兴趣上来。早期的人类学民族志中不乏对生、老、病、死等信仰，以及基于这些信仰的巫术、魔术、习俗和药物的记录。尽管人类学一直都存在着对医学相关问题的研究兴趣，但直到1963年，"医学人类学"这一概念才由美国人类学家诺曼·斯科奇提出。同年，随着《医学行为科学》一书的问世，医学人类学这门学科才得到公认，医学人类学也开始作为正式术语被使用。

医学人类学是在人类学对非西方医学的研究、国际公共卫生运动和发展人类学的基础上形成的。在早期，医学人类学深受现代理论（modern theory）和依附理论（dependency theory）的影响。从20世纪70年代起，医学人类学开始向正规化和系统化的方向发展，这一发展在北美国家尤为显著。医学人类学学会（The Society for Medical Anthropology）于1970年成立。医学人类学被大体定位为研究"人类行为的生物和文化方面，特别是这两者在人类历史上如何相互作用而影响人类健康与疾病"的一门学科。

（二）基本主张

医学人类学的理论是伴随着医学人类学调查研究的不断发展和研究资料的不断丰富而逐渐形成的。关于医学人类学的主要理论，在医学人类学的研究学者中没有形成一致的意见。目前，医学人类学的理论主要分成四个学派，即生物理论学派、文化理论学派、生物文化理论学派和批判理论学派。生物理论学派的主要理论是环境/进化理论；文化理论学派的主要理论包括文化体系理论、经验主义理论、认知理论、文化解释理论等；生物文化理论学派的主要观点是生态学理论，包括文化生态学理论和政治生态学理论；批判理论学派的主要理论是政治经济

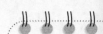

学理论和哲学批判理论。

（三）理论特征

医学人类学介于社会科学和自然科学之间，是一种应用科学，具有以下几方面特征：

1. 关注人类行为的生物学和社会文化方面。医学人类学关注人类行为的生物学和社会文化这两者目前和在人类历史中曾经有过的相互作用，及其影响健康和疾病的方式。

2. 关注健康和疾病。

3. 包含医学现象的研究，因为这些现象受到社会和文化特征的影响；也包括社会和文化现象的研究，因为这些现象为其医学部分所阐明。

4. 研究社会和环境因素如何影响健康，以及理解和治疗疾病的其他方法和意识。

5. 研究人类如何面对疾病，以及人们为了应对这些威胁做出的适应性安排，即医药和医疗系统。

（四）理论评价

医学人类学研究的领域十分广泛，涉及保健与疾病的各种正规的人类学活动，涉及人群生活的地域与历史、自然与社会生态环境，以及风俗习惯、家庭生活结构、语言、政治经济体制、宗教、艺术等因素对疾病的影响。其研究对象不仅是个体的自然人的疾病，而且包括群体的社会人的疾病。

医学人类学从不同的视角和侧面揭示不同人种、不同民族、不同地域、不同时代、不同文化背景下健康与疾病的特殊性。因而，它将为人类全面认识医学开辟一个崭新的天地。研究这门科学，有助于更好地认识医学的社会功能。

医学人类学是医学进步和医疗政策革新的助力，它可以预测区域计划的可行性，如对于西部开发中如何设立新的医疗机构、预防保健网络和采用有效的计划生育手段；有助于决策者全面估计变革的后果；可以维护各种传统卫生体制和文化，并维护其权利；可以预测卫生改革的阻力，以及指导当代人如何克服文化心理、文化结构和社会组织的障碍；可以用来矫正卫生政策，指导卫生制度改革，尤其可以用正义和公平为健康保健新制度制订标准。

（五）理论应用

医学人类学的应用可以大致分为六个方面：

1. 探讨文化在西方医学中的定位和功能　与非西方医学相同，文化在西方医学中也占有一定的地位，明确文化的定位有助于提高疾病的治疗效率。

2. 研究考察患者的意义。

3. 研究试图理解患者寻求健康的行为。

4. 对医生进行调查研究。

5. 应用关注医学的社会性。

6. 在预防和控制全球性疾病方面的应用。

三、女性主义理论

女性主义理论是女性主义在理论与哲学范畴的延伸，旨在理解性别不平等的本质。作为一种重要的交叉性理论，女性主义理论不仅是一种关于女性的理论，而且是一种关于世界的理论。女性主义植根于并捍卫争取平等、自由和正义的运动。

（一）理论来源

女性主义是对英文"feminist"的意译，英文中的 feminist 来源于 feminine，但它具有与 feminine 不同的意义。Feminist 所要批判的是男权文化背景下女性的"女人味"或"十足的女性气质"。虽然自古以来女性一直处于边缘地位，但经过三次女权运动浪潮，大众已经逐步意识到性别区隔的矛盾与不公义。西蒙娜·德·波伏娃在其著作《第二性》中表明，性别是后天

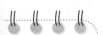

制约的，而不是天生自然形成的，女性被视为"他者"，其地位是因男性主体的关系来定位的。"被动""依赖"，甚至"臣服"被塑造成是女性的"应然"特质，这造成了女性在历史上的边缘地位。

女性主义起源于女权运动，在实践中发展形成了女性主义理论。反过来，女性主义理论又指导了女权运动的发展。在实践和理论的双重推动下，20世纪70年代以来，女性主义已经由单纯的争取妇女权益的政治运动，发展成重要的学术思潮和学术理论，对学界产生了重要影响。女性主义以其独特的女性批判视角，从追求性别平等、女性价值的角度，对文化、教育、传播等领域进行了批判，提出建设性的改善策略，成为批判理论的重要流派。

（二）主要观点

1. 学术流派　女性主义研究包括众多的学术流派，主要包括自由主义女性主义、激进主义女性主义、社会主义女性主义和后现代女性主义。

（1）自由主义女性主义：自由主义女性主义是自由主义思想在女权运动中的产物。自由主义女性主义是最早出现的女性主义流派，也是其他女性主义流派的出发点。自由主义女性主义坚持天赋人权、机会均等、理性、自由的观点，认为女性同样是理性的，同样应该具有人权。自由主义女性主义把法律和制度的改革作为解决女性次等地位的运动策略，主张通过民主改革，在体制内获得女性权利，而不需要社会政治、经济和文化的革命性变革。自由主义女性主义具有依赖男性价值定义平等、未触动男女不平等的社会性别结构、主张的平等抽象形式化等缺陷。

（2）激进主义女性主义：激进主义女性主义出现于20世纪60年代初，与自由主义女性主义的温和路线不同，激进主义女性主义主张革命方式。激进主义女性主义提出父权制的概念，认为女性受压迫是因为以权力、统治、等级制为特征的父权制的存在，对这一体制无法进行改造，必须摧毁父权制的法律和政治结构及其附带的社会和文化结构，包括家庭、社会和学校。激进主义女性主义要求社会结构的根本变革，呼吁女性超越阶级和种族的界限，团结起来推翻男性统治和父权制结构。激进主义女性主义认为，现代生物学技术可以实现女性生育的解放，摆脱家庭的限制。

（3）社会主义女性主义：社会主义女性主义发展于20世纪70年代，是女性主义理论中对两性不平等理论研究较为充分的流派，其理论思想受马克思主义及激进主义女性主义流派的影响。社会主义女性主义认为，资本主义和父权制的相互关系共同造成了女性的不平等地位。在实现男女平等的途径中，社会主义女性主义认为，女性应该进入有偿劳动力市场并加入反对资本主义制度和父权制的运动中，同时主张国家应该承担部分的子女抚养工作和家务劳动。

（4）后现代女性主义：20世纪80年代以来，在后现代主义思潮的影响下，出现了后现代女性主义。后现代女性主义反对传统二元论的思维结构，拒绝任何形式的本质主义的宏大理论，坚持认识论的多元论。后现代女性主义提出话语即权利的理论，认为男性对女性的压制来源于男性话语的霸权统治，建议女性建立自己的话语系统，从而产生出女性权利。后现代女性主义还反对本质主义，反对把人的特质分为男性气质和女性气质，认为女性气质不是由生理学因素决定的，是由话语权利建构的。

2. 共同观点　尽管女性主义研究有不同的学术流派，但大多数女性理论学者都认同以下观点：

（1）女性主义理论都对二元思维表示怀疑：女性主义理论认为，二元思维试图将复杂的世界划分为两个对立的变量（例如，理性与情感，思想与身体，男性与女性），强行拆分了原本相互渗透和紧密交织的各种复杂关系，机械地将一个复杂的领域简单化。此外，二元思维还有另一个不容忽视的缺陷，即在二元思维的视角下，两个变量双方总是相互对立的，而且总会有一方在对立关系中占据优势地位。长此以往，就容易形成等级观念，即占据优势地位的一方总

是处于对立双方的更高层级。一旦这种等级观念形成，就会使得占据优势地位的一方的权力关系自然化，从而导致占据弱势地位的另一方更难以挑战对方的主导地位，这样，想要实现双方地位的平等便会难上加难。

（2）女性主义理论倾向于采用过程思维而非静止思维来看待单向因果关系：男权主义思想充满偏见地赋予女性某些固定的和普遍的本质，而女性主义理论一般遵循波伏娃的观点，认为女性并非先天就是女性，而是后天才变成了女性。过程思维探究事情是如何发生的，要求人们历史地思考和认识事物之间的动态变化关系，而不是静止地看待事物。

（3）女性主义理论对研究世界和改变世界的承诺：女性主义理论致力于实现女性在政治上和认识上的平等，它根植于并捍卫争取平等、自由和正义的运动。

（三）理论特征

1. 女性主义是流动的、变化的　女性主义从一开始就不是一个传统意义上的独立科学，它既在现存的学科之中，又在它们之外，曾一度被称为是只有观点，没有理论、没有方法的非学术的政治。女性主义研究总是与其他学科的发展紧密关联。

2. 女性主义是历史的　无论是作为社会运动还是思想革命，女性主义的目标都是要解放女性，它将随着女性解放的进程而发展。女性主义的历史性还表现在它在每个时代、每个社会中的历史使命不同。

3. 女性主义既是抽象的思想意识，又是具体的政治纲领和政治策略　各种女性主义都有自己的政治性，"女性主义是一种策略，是一种决定人们思考与行动的生活原则"。

4. 女性主义是多元的　处在不同社会和境况中的女性在需求和理解力上是有差异的，单一的女性主义不能解释这种差异性，没有人能拥有女性主义或有权威来定义它，同时，女性主义的差异性也是其丰富、健康和有活力的表征。

5. 女性主义是世界性的　女性主义旨在把女性从一切形式的压迫中解放出来，并促进各国女性之间的团结。女性主义也是民族性的，旨在结合各个国家具体的文化和经济条件来考虑女性解放的重点和策略。

（四）理论评价

20世纪70年代以前，女性主义理论的发展主要依靠英美派系的女性主义者。她们把女性主义理论同政治和社会现状紧密结合起来，批判男性经验为主的话语体系和文学理论，片面并且过激地反击男权社会。20世纪70年代以后，女性主义者挖掘和再现了女性主义的价值和内涵，并且谋求与男性话语体系的和谐共处，在理论内容上也有了极大的创新。女性主义理论主要包括重新定义女性性别、提出"女性身体写作"理论。

20世纪70年代前后，第二波女性主义运动兴起，女性主义理论研究应运而生，但受当时社会现状、历史等因素影响，该理论没有得到充分的发展和完善。当时的女性还致力于权利的平等，没有从更深层次的精神层面去追求解放和自由。大多数女性思想还没有完全解放。

20世纪70年代以来的女性主义理论虽然不够完善，但它们从内部瓦解了男权主义，寻求男性与女性能够和平共处的方法和策略，而不是像其他激进女性主义者那样，与男权直接对抗，重新界定女性的定义，这一方面是有进步的。另外，希苏提出的"女性身体写作"理论也是对女性主义理论的发展和完善，起到了推动作用。该理论鼓励女性解放天性，鼓励女性勇于表达自己的想法和意见，提倡女性写作，释放女性被压抑的被动的才能。希苏对女性主义理论的发展做出了很大的贡献。

（五）理论应用

1. 女性主义对传统社会工作的批判　从国外社会工作的发展过程看，传统社会工作的知识、价值体系和方法形成于专业发展的过程中。但随着新兴的女性主义思潮对传统思想的冲击，人们开始尝试从一个崭新的性别视角重新审视传统社会工作。

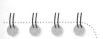

（1）传统社会工作服务对女性需求的忽视：传统的社会工作重视家庭的整合性和统一性，女性被混合在家庭、儿童及老人群体中享受福利服务。传统的社会工作者在介入女性问题分析时，不是流于个人化，就是过于功能化。在各种社会福利的设计过程中，女性的独特经验与主体性的存在、女性的特殊需要和权利往往被忽视。

传统的社会工作者过于强调家庭功能的协调，并按传统的社会性别角色分工来处理家庭内部的矛盾。从这个角度来讲，他们并没有考虑家庭妇女发展的独特需要和其他诉求，其主要目标就是牺牲女性来帮助家庭完成整合。

传统社会工作在价值观和事务上对女性不平等地位的回应是不足的，更遑论挑战男权统治来批判社会工作对女性的社会控制。传统社会工作的压迫性力量大多数来自日常的主流关系的再生产，尤其是违反女性愿望，强迫她们局限于家庭。

（2）专家精英对女性的权力压迫：很多时候，专家总是以一种较高的姿态告诉受助者应该怎么做，而不应该怎么做。实际上，这是对专家知识的看重，而不看重受助者的知识。这样的个体化治疗常使受助者认为，个人所遇到的问题是由她们自己造成的，是由于自己的弱点和失败产生这样的问题。

除了贬低专家的专业自大外，女性主义还质疑传统社会工作者对女性生活公私区分的做法。例如，传统的社会工作者习惯性地认为妇女和儿童受虐待只是将私人问题呈现在公众面前，这是个人问题而不是公共问题。而女性主义者则持相反的观点，他们对"家事是不重要的"（男性对女性配偶的施暴事件曾被称为是家事）的看法更是激烈地反对。

2. 女性主义社会工作的内容　女性主义社会工作主要致力于提高女性自身的女性意识，帮助女性在面对不平等对待时，能够维护自身权益。女性主义社会工作就是要让女性从真正明白男女是相互平等的，在受到不公平待遇时，能够意识到要维护自身的权益，从心理和生活上真正地独立起来，主动寻求女性主义社会工作的帮助服务。另外，当女性受到歧视和不公平对待时，女性社会工作可以及时提供帮助，积极解决相关问题，使女性受助者能够切实地感受到女性社会工作的效果，更进一步理解女性主义思想的意义，从而再次提高女性的维权意识和对女性主义社会工作的信任。

3. 女性主义社会工作的意义　女性主义通过批判社会中预设的男性中心主义，来实现女性问题的主体化。女性主义思想主张维护女性尊严，追求女性自身价值，认为在社会积极的创造中，男女双方的作用是平等的，并要求女性像男性一样，积极投身于社会工作中，发挥自身价值，推动社会发展。女性主义社会工作首先帮助女性消除心理上的障碍，发掘自身价值，增强自信心，深刻理解女性主义思想，提高维权意识，然后对在生活、工作上被侵害的女性提供帮助。

4. 女性主义视角下的社会工作基本理念　女性主义社会工作首先要承认并支持女性的力量。女性社会工作就是要使女性认识到自身的能力，发掘自身的人生价值，提高女性的维权意识，维护女性群体的尊严。只有思想上发生改变，才能影响行动上的决策，思想上的工作是女性社会主义工作的基础。女性社会主义工作要支持女性在心理和生活上独立，享受自身特有的权力，准确了解自身的能力，并积极采取行动，决定自己想要的生活。女性主义社会工作应当深入了解受助者的背景环境。环境对人的影响作用巨大，尤其是存在各类扭曲或错误意识的环境，对人的各项发展都有消极的作用。在进行女性社会工作的同时，应该深入了解女性受助者所处的生活背景，详细分析受助者对人生价值错误理解的缘由，了解受助者的实际需求，并给予正确、有效的帮助。另外，还要具体问题具体分析，对不同的环境和受助者的特点进行合理研究，做出更好的决策，发挥最大的作用。

女性社会工作者要将女性受不平等待遇的事件延伸为公众事件。男女平等问题本身就是社会问题，要将案例集中分析，寻找规律，以便更好地找到解决办法。同时，还要加强社会工作者的自身素养，提高专业水平，帮助更多的女性走出困境，为更多迷茫的女性受助者指引方向，找到曙光。

5. 女性主义视角下的社会工作原则

（1）尊重服务对象。

（2）注意服务对象的差异性。

（3）尊重服务对象的隐私。

（4）注重干预技巧。

女性主义思想是当今社会重要的思想理论，对现代女性的社会地位有着深刻的影响和作用。女性主义角度下的社会服务工作基于女性主义思想，对女性尊严进行维护，帮助女性独立自主，提高自信心，更好地立足于当今社会。在男权主义影响下的社会中，使更多的人尊重女性，消除社会上重男轻女的思想，减少男女不平等待遇的现象发生，促进我国社会更加和谐、稳定地发展。

四、身体理论

法国著名哲学家，存在主义的代表人物，知觉现象学的创始人梅洛·庞蒂说过："世界的问题，可以从身体的问题开始"。身体理论是生命伦理学的理论基础之一，在生命伦理学中具有特别重要的意义。从某种意义上讲，生命伦理学就是反思干预身体的道德合法性问题。从生命伦理学视角反观身体理论，其本质就是身体和人格的关系，这种关系十分复杂。因为生命伦理学视角中的身体具有与其他人文社会科学中的身体不一样的特征，这主要表现在生命伦理学中除了涉及一般的身体以外，还经常涉及一些特殊的身体，如出生前的身体、死亡后的身体、患病的身体、部分的身体、被操控和被消费的身体等。因此，在生命伦理学中，传统的身体理论遭遇了一系列困境和挑战。

（一）理论发展

西方哲学传统中存在着身心二元论，并且一直以来都认为心灵高于身体。可以说，西方哲学史就是一部心灵压迫身体的历史，而这种压迫主要是通过柏拉图才真正完成的。柏拉图哲学建立在实在与现象二元划分的基础上，与这种二元论世界观相对应，在灵魂与身体的关系中，他对于身体持一种强烈的敌意。在文艺复兴时期，虽然身体逐渐走出神学的禁锢，但它并没有获得哲学的关注。

随着当代女性主义思潮对社会学家的影响，女性运动的政治冲击、女权主义对父权制社会的批判以及女性在公共领域中的角色转变，清教主义正统思想的式微以及大众消费主义的盛行，使身体理论作为享乐主义实践和欲望的一个领域而出现。人类的身体随着技术的迅速发展成为许多社会科学与人文学科研究的焦点，西方社会学理论也转向身体，形成了一些社会学理论中的身体研究理论：

1. 作为文化象征的身体研究　玛丽·道格拉斯认为，身体原则可被理解成一个文化象征系统。身体是整体社会的隐喻，身体的疾病也仅仅是社会失范的一个象征反应。她区分身体的物理性质和社会属性，并且强调身体的社会塑造特征。在这种视角中，身体被看成是一个象征系统或者是一种话语。

2. 作为社会建构的身体研究

（1）对于建构主义来说，重要的是认识人的身体横跨自然本质和社会文化两个领域。物质身体发挥功能由自然过程所支配，而它在这个世界上的行为活动是由社会和文化因素所形成的。

（2）女性主义的研究目的在于揭示和批判男女间的差异和不平等，坚决反对生理就是宿命的观点，强调性别的社会建构性。

二者关于身体的决定性、欲望的政治化、性别的表演性等观点深刻影响了当代身体社会学的发展。

3. 作为欲望规训的身体研究 身体技术意指人们在不同的社会中，根据传统了解使用他们身体的各种方式。人的一生其实就是通过训练获得为社会所承认的各种身体技术，从而表现自我并与他人交往的过程。

4. 作为社会实践的身体研究 人类身体需要在日常生活中经常地、系统地得到生产、维护和呈现，因此身体被看成是通过各种受社会制约的活动或实践得以实现和成为现实的潜能。这种把身体作为一种社会实践的观点对戈夫曼研究社会生活中的脸面工作、耻辱和尴尬这些现象至关重要。

5. 作为躯干肉体的身体研究 我们身体的感觉和体验是社会文化和生物特性不断相互作用的结果，不能因为强调身体的文化象征、社会建构和社会实践的作用而忽视身体的基本生理特性。

此外，中国古代文化中也蕴含着丰富而深刻的身体理论。不仅是儒道哲学中的身体理论值得批判地吸收，而且中医学中的身体理论、《易经》中的身体理论也值得重视。有学者从词源考察入手，指出甲骨文中的"人"最初就是指人的身体，因此，中文中的"人"是立足于身体的。

（二）主要观点

1. 传统身心二元论的身体观 身心二元论在西方哲学史上可谓源远流长，至今，学术界对身心二元论也有较多的研究和批判。生命伦理学中的传统身体理论是笛卡尔的身心二元论。身心二元论对现代医学发展的作用不可低估，正是基于身心二元论，身体才能像别的事物一样被研究、解剖、分析，而不用担心冒犯人的尊严。它使现代医学研究能脱离教会的控制，使解剖摆脱恶名，使医学实践和治疗遵循实验科学的原则。因此，有人称笛卡尔为现代医学之父。然而，正如福柯在《临床医学的诞生》中所表达的那样，临床医学作为一种新的医学"凝视"的出现，它看见的只是可见的人体表面下的疾病，即所谓"见病不见人"。

2. 后现代西方哲学和伦理学中的"身体转向" 后现代的特征之一就是反对宏大叙事，具体到"身体转向"，后现代的身体理论就是反对先验自我，主张返回经验自我。我国当代哲学界的许多学者批判意识哲学，主张身体哲学成为当代哲学的主导范式。他们界定了意识哲学和身体哲学，对它们之间的关系也进行了一系列研究。不少学者主张具身认知，即身体既是生理性的身体，也是精神性的身体，生理体验与精神状态之间有着强烈的联系。

3. 女性主义的身体研究 传统西方哲学有将男性与理性、女性与身体进行嫁接的倾向，由此导致女性与身体合二为一，所以女性主义者对身体给予了特别的关注。后现代女性主义者主张身体是自然和文化交织的产物，是身心相互渗透和进入的发生领域本身，是身心合一的、具有活力和能动性的，是流动性和社会空间的生动、活泼的身体。

后现代女性主义的身体观对解决生殖技术和整形美容领域的伦理问题具有启发意义。生理性别和社会性别的区分已经潜在地挑战了主体的统一性，暗示了社会性别是可变的，暗示了社会对身体的塑造。当后现代女性主义思想与关怀伦理学相结合时，更具有解释和证明力量。

4. 我国古代哲学和医学中的身体理论 我国古代文化中蕴含着丰富而深刻的身体理论。"体"作为名词意为"身体"，作为动词意为"以身体之"，所以"身体"二字有身心交互之意。有学者对中西方身体理论进行比较后发现，中国古代的身体与西方的身体比较而言，前者的特点是根身性，后者是离身性；前者强调体悟的身体，后者表现为规训的身体；前者重视血缘的身体关系，后者重视契约的身体关系。

（三）理论特征

目前，身体研究的两种基本方法主要是自然主义与社会建构主义，前者着眼于身体的生物

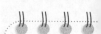

基础，认为社会来自于躯体，并受到躯体的制约；身体社会学研究主要偏重于后者，把身体的意义甚至身体的存在视为社会现象，认为身体是社会力量与社会关系的结果。

1. 身体具有能动性的含义　人们用身体、在身体上、通过身体进行实践。

2. 必须直接面对自然和文化二分法　二者之间的关系是社会的、历史的和矛盾的。

3. 完备的身体社会学必须是社会的，而不能是个体的。

4. 对个体和群体而言，身体既是一个环境（自然的一部分），又是自我的中介（文化的一部分）。

5. 不应将身体仅仅看成是单数，而应看成是复数，也就是说，应将身体看成是人群的身体。

6. 身体是自我表演的载体，也是进行贬损的社会排斥的对象。

（四）理论评价

身体从被检视的对象变为思想和行为的主体，是当代社会学理论的一个重大转向。身体社会学理论已经得到社会学甚至整个人文科学的广泛关注，同时也成为认识当代政治和文化的一个重要话题。

当代身体社会学研究具有一定的局限性：①仅仅关注身体的表现性和文化性特征；②身体主体体现的观念不清楚；③过分注重身体的文化符号，而忽略对活生生的身体的关注。

（五）理论应用

人及其生命作为当代生命技术直接相关的对象，首先是身体的存在，但在人类自我认识的历程中，并没有给身体留下太多的位置。随着当代生命技术伦理问题的日益突显，更多的研究者从身体理论的视角对人、人的生命等进行重新评估和审视，以寻求解决当代生命技术伦理困境的出路。生命技术伦理学属于应用伦理学的范畴，但在具体伦理问题的分析中又不能不面对形而上的超验问题，而人及其生命则是超验层面问题中最基本的问题。生命技术伦理中的一切问题都是围绕或维护人和人的生命而展开的。

20世纪50年代以来，随着DNA双螺旋结构的发现，生命科技取得了突飞猛进的发展，显著提高了人类认识疾病的广度和深度，增强了人类战胜疾病的能力，提高了人们的生活质量。但是，与其他技术一样，生命技术不仅负载价值，而且挑战着人们固有的伦理价值观念，引发了诸多的社会伦理问题。例如，辅助生殖技术中的辈分关系问题、胚胎干细胞技术中的胚胎道德地位问题、器官移植中的自我认同问题、基因治疗中的后代权利问题、克隆技术中人的尊严问题等。

因此，如何从具身认知理论出发，用后现代主义方法对二元对立的基本范畴进行反思，通过关注身体体验和文化差异，对生命伦理学的传统范式进行前提反思与理论重构，无疑是解决当代生命技术伦理难题全新的认识论、方法论和伦理学的分析方式。

由于现代生命技术伦理是建立在主体与客体、身体与心灵分立的二元论基础之上的，是以理性为基础的原则主义主导的规范化体系，并没有考虑到身体在人及其生命中的基础性地位和认识论价值，没有给道德直觉、道德本能、身体感知等留下任何余地，其道德判断主体完全是笛卡尔的理性之我、灵魂之我，而作为技术异化对象、社会规训对象的现实的身体之我，被高高地悬置。身体理论视角下的"身体"是意义的复合体："身体这个领域既是最具有个人化的，又是社会性的；既是自然的、生理的存在，又是政治较量和权力作用的场所；既是肉身的、物质的血脉之躯，又是各种复杂文化意义较量的决斗场"。目前，国内外对生命技术伦理问题的研究成果普遍缺乏身体的介入，而是基于身心二元论基础之上的。事实上，无论是解决胚胎、克隆人、植物人等实体的道德地位，还是解决伦理原则的冲突等问题，都必须回归身体与心灵的统一。人作为生命技术伦理关怀的主体，首先是肉体的、躯体的、生物性的存在，其次才是理性的、文化的、社会的存在。无论是古希腊的人学理论，还是基督教、文化人类学者等学派

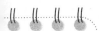

的人学理论，都没有能够摆脱原有观念中关于人的灵魂、理性、情感、心智等认识的困扰，将思维者、行动者的特性类推到一切人类个体，并试图从抽象思维中揭示人的本质，忽视或漠视感觉直观的人。其结果往往事与愿违，抽象的本质并不能适用于无限多样的个体。问题不在于对人和人的生命等生命技术伦理范畴提供一个精确的、形成共识的、固定化的答案或解答，而是如何对当代生命技术伦理进行本体论意义上的追问，将身体概念引入到生命技术伦理之中，从另一个思考维度拓展生命技术伦理研究的视角。就研究方法而言，需要借鉴现象学及后现代方法的非同一性、非决定论、非中心、多元论等价值理念，冲破旧的范式，对生命技术伦理的基本问题进行哲学审视。

（田 利 董 贝）

 思考题

1. 查阅资料，简述"仁义礼智信"和"恭宽信敏惠"的含义，在当今社会应该赋予怎样的意义？

2. 结合案例思考，在日益紧张的医患关系背景下，医护人员该如何恪守人文初心？

3. 简述《希波克拉底誓词》的人文精神及其对医疗实践的指导意义。

4. 如何评价华生的人性照护理论？

第四章 诊疗关怀与人文沟通

数字资源

学习目标

通过本章内容的学习，学生应能够：

识记：能陈述诊疗关怀中的注意事项。

理解：能解释诊疗操作中患者的各种需求和感受。

运用：能运用人文关怀的理念进行诊疗操作。

诊疗操作贯穿医学人文关怀在临床实践中的全过程，是医生最常用的一些技术手段（如问诊、触诊、叩诊、听诊、器械操作等），也是目前医疗活动中医生和患者互动最多的环节。我们经常看到患者因为某些症状或不适而来医院求助医生，从而开启医患的互动过程。因此，如何在诊疗过程中体现人文关怀，让医生的人文素养和关怀体现在基础操作过程中，是当前诊疗工作急需关注的一个领域。

第一节 关怀式评估

一、客观评估

（一）评估患者的需求

患者的需求是所有医疗工作的出发点和落脚点。只有满足患者需求的工作才是有效的工作。当确认工作目标——满足患者需求的时候，应该站在哪里，又看到了什么？马斯洛的基本需求层次理论中，生理的需求仅仅是最基本的需求，在这个需求之外，还有安全、爱与归属、尊重和自我实现多个层面的需求。所有的需求综合在一起，才是患者的全部需求，才能够构成患者全部的体验、感受的来源。

因此，在面对患者时，首先应当评估患者这个人，评估患者可能存在哪些需求，这些需求被满足的轻重缓急程度如何？如何才能满足这些需求？需要注意，是轻重缓急的程度，而不是谁是谁非的抉择。

在诊疗过程中，评估问题时要有轻重缓急，要敏锐地识别患者目前的"首要"问题，如失血性休克、缺氧和血栓等主诉。这些"首优"问题是诊疗过程中应当首先处理和解决的，因为这些问题在给患者带来不适的同时，还威胁着患者的生命。但如果仅仅专注于"首优"问题，而不关注整体的人，则可能会忽视与"首要"问题密切相关的"次要"问题。

案例：尊重的需要

依然很清晰地记得，大约在10年前，监护室的一位老爷爷，80多岁高龄，骶尾部Ⅳ期压疮，重症胰腺炎，气管切开，呼吸机"陪伴"。经过我们"无微不至"的照顾：翻身，换药，使用气垫床，理疗，尽量多地暴露伤口，以促进愈合……40多天以后，患者的压疮逐渐好转，他也最终可以在写字板上留言。他写下的第一个字有点歪斜，但是清晰可见而且刻骨铭心：人。对这个字，一万个人，可能就有一万种理解，但是，它却提醒着还在实习阶段的我，我们在尽力处理压疮的同时，不要忘记老爷爷在患病之前，曾经是一位大学教授。他温文尔雅，严肃认真；他独立自理，不给他人增加一点一丝的麻烦……如果抛开职位、地位，抛开骶尾部压疮、重症胰腺炎和气管切开操作，尽管他是一个患病的、需要支持和治疗的人，但他仍然还是一个"活生生"的人。如果我们能够看见这个人关于尊重的需求，那么，我们就可以在更多的层面上去支持和照顾这位老者。

（二）评估患者作为整体的人

美国罗彻斯特大学精神病和内科学教授恩格尔于1977年首先提出，生物—心理—社会医学模式应取代生物医学模式。他认为，"为了理解疾病的决定因素，以及达到合理的治疗和卫生保健模式，医学模式必须考虑到患者、患者生活在其中的环境以及通过社会支持来应对疾病破坏作用的补充系统，即医生的作用和卫生保健制度"。对健康和疾病的了解不仅包括对疾病的生理解释，还包括患者心理、患者所处的自然和社会环境以及帮助治疗疾病的医疗保健体系。

在诊疗过程中，在倾听患者主诉的同时，还需体谅病痛对患者的影响——患者对于疾病的认识和感受如何？疾病对患者除了生理上的影响，对其心理、社会功能等是否也产生了影响？患者是如何应对此次疾病的？患者个人对于诊疗的期待和认知又如何？这些都与患者所的环境、文化等有着密切关系。因此，在诊疗过程中，应当要适当给予关注，以患者可以理解的方式与其进行沟通，并给予人文关怀。

案例：行为背后的渴望

有一次，我路过某医院的病房花园时，看到一位烧伤的女患者，带着她看似"狰狞"的伤口，坐在花园的喷泉前，大口地吸烟。我想通过健康知识、文化和道德的价值观加以评判，甚至是好言相劝。正打算上前劝阻时，我看到她又深深吸了几口，好像是能在香烟中得到暂时喘息的机会，诉说无人能懂的痛苦和恐惧。然后，汲取了力量，她把香烟熄灭，朝着医院外面的超市走去……

我突然对那支没有吸完的香烟充满了感激。是的，吸烟有害健康，这是一个人人皆知的事实。但是，有些时候，健康不仅仅是没有肺炎或者肺癌，还是有勇气，有信心，甚至可以轻松自在地带着烧伤后的瘢痕，去迎接外面的世界。诚然，这支烟会在一定程度上损害患者的生理健康，但它也是患者在最无助、最卑微时的一个"陪伴者"，它见证了患者战胜恐惧，走出阴影，走向生活的历程。甚至，它是患者处于无处安放的慌乱中一个小小的避风港。因此，在行为的背后，我看到了患者对于被接纳的深切渴望。

二、评估方法

在诊疗操作过程中，首先要评估操作的环境是否符合相应的诊疗标准，同时还需要评估患者的主诉和客观状况等。必要时，需要借助一些专业的医疗仪器进行诊疗评估，如心电图仪、血气分析仪、监护仪等。但值得强调的是，我们始终应该关注的是整体的人，需要综合评估患者，在人文方面对患者有所了解并给予关怀。

在传统的职业认知中，我们总是习惯将医疗操作视为工作的全部内容。随着生物—心理—社会医学模式的发展，在医疗操作过程中还需要坚持以人为本，注重温度的传递。对患者进行评估时，还需要用敏锐的观察力，观察患者所倾诉的内容中包含的更深层次的需求，并关注患者没有说出的感受和需求。

第二节　关怀式诊疗

医生和患者是因疾病而相遇，是共同迎战疾病的战友。在这个过程中，有对疾病的恐惧，也有对治愈的期待。对患者而言，这段旅程是沉重的，但同时也在渴望医生能够带来希望之光，以驱散其内心的恐惧。在诊疗过程中，医生和患者有着共同的目标，双方以治愈患者为共同目的而努力协作。因此，在诊疗过程中，要让患者感受到一致对外的合作关系，这就需要与患者建立信任关系。

一、建立信任关系

所谓关怀式的确认，就像是徐徐的春风，吹动患者渴望的衣角。就像是和煦的阳光，让患者解开渴望的扣子。所以，关怀式的确认是温和的、自然的、顺势而为的。如何能让我们的确认变得轻盈而灵活呢？建立信任关系就是开启确认的钥匙。信任的建立，一定是基于相信。那么如何让一个患者相信我们呢？

（一）相信医疗技术

如前所说，诊疗的技术操作，是我们和患者建立联系最常见的互动方式。而患者在开启真正的交流之前，也往往把技术看得更重要一些。我们是否在第一时间接待前来就医的患者，我们是否准确而可靠地回答了患者的知识性提问……这些都会使患者产生首因效应，让他们有一个筛选或决策——选择相信我们，或者不信任我们。因此，无论是否已经具备娴熟的人文关怀技术，我们都要首先具备娴熟的操作技术。从患者的角度而言，我们的操作更轻柔一些，更准确一些，更娴熟一些，本身就是人文素养的体现。

（二）相信医护人员的同理心

在临床实习的医学生们，往往会处于双重而矛盾的角色中。一方面，他们反馈在技术上被患者"嫌弃"；另一方面，他们在沟通过程中又受到患者"欢迎"。究其原因，实习生是一个求知的角色，他们有时间拜患者为师，尊重患者和他们的唠叨，有时间倾听他们看似无关痛痒的家长里短，有时间帮助患者完成他们最微小的需求。在这个过程中建立起来的同理心和信任关系，就是关怀式确认的有力保障和良好开端。

二、借用"冰山模型"

维琴尼亚·萨提亚（Virginia Satir）是美国最具影响力的心理治疗师，她创造性地发展了个人内在的"冰山模型"。实际上，冰山是一个隐喻，它是指一个人的"自我"就像一座冰山，我们能看到的只是其表面很少的一部分——行为，而其更大一部分的内在世界却隐藏在更深层次，不为人所见，恰如冰山。在诊疗操作过程中，我们接触最多的就是患者和护士的行为，但是带着关怀的心。此外，还需要了解其他的部分：患者的感受，患者所持有的观点，患者的期待和渴望。如果护士透过患者的表面行为，去探索患者的内在"冰山"，就能从中寻找出解决之道。

可以根据冰山理论的隐喻确认患者关怀式的需求。

1. 行为——应对模式　可以通过在门诊病房的观察了解到患者的行为，以及发生在患者身上的故事（即行动、故事内容）等。

2. 应对方式　是指在压力状态下（如患病、受伤，或者整个家庭遭受到的外来刺激），患者是如何和其他人相处的。如果患者与他人相处呈现一致性，那么他会兼顾自我、他人和情境。如果忽略了其中的任何一方，则患者可能会呈现出讨好、指责、极度理智和打岔等应对方式。应对方式是患者在压力状态下求生存的一种形式。

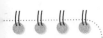

3. 感受　是指喜悦、兴奋、着迷、愤怒、伤害、恐惧、忧伤、悲伤等患者的体验到的感受。我们可以询问患者："当您了解到这个情况（如疾病的诊断、手术风险、化疗的不良反应等）时，您感受到了什么："从而开始了解患者对感受的敏感性。患者对感受的感受，是指当患者体验到上述感受时，对这个感受有怎样的观点和看法。例如，一位刚刚得知乳腺癌诊断的患者，她的感受是悲伤和恐惧，而当她觉察到自己的悲伤时，就会因为这种悲伤而有很多的自责，觉得自己不应该悲伤，自己应该坚强等。这时，困扰患者的不是她的悲伤感受，而是她对感受的感受，即对悲伤的自责。当我们了解到这个情况时，可以去思考悲伤能够带来怎样正向、积极的影响，从而使患者在更大程度上接纳和允许自己的悲伤。

4. 观点　是指患者所持有的信念、假设、主观现实、思考、想法、价值观等认知层面的内容。例如，有些患者可能会持有一些不合理的信念："只有做了亏心事的人才会得这种恶性病"，从而在身体遭受伤害的同时，对自己的价值感和自尊进行二次打击。当确认患者存在不合理的观点或信念时，需要分析这个不合理的信念曾经是如何帮助患者成长的，而目前又会产生怎样的不良影响，从而动摇患者不合理的信念。

5. 期待　包括对自己的期待，对别人的期待，以及来自他人的期待。首先，做为医生，可以先从患者对我们的期待入手，了解我们能够如何更好地回应患者的期待。需要注意，是回应患者的期待，而不是照单全收完全满足。另外，我们还可以了解患者对自己、对家人的期待，尤其是当他们患病时，这些期待会发生什么样的变化。当我们真正了解了患者的期待后，才可能会知道如何理解患者的感受和行为（如对伴侣的愤怒和失望、对医护人员的挑剔等）。

6. 渴望　包括爱、接纳、归属、创意、自由等。人类有一些共有的渴望，如被爱、被认可、被接纳、被认可、有目的、有意义、自由等。当个体患病时，他最强烈的渴望通常是关于安全感的和价值感的。一方面是关于死亡的恐惧，这可能会在个体患病时更加明显，这时，患者对安全感的渴望就会更加强烈。另一方面是在疾病进程中，患者往往会有被看低、被嫌弃、被抛弃等低自我价值感。另外，部分患有特殊疾病（如乳腺疾病、卵巢疾病）的女性患者，还会因为女性特征的缺失而产生更加强烈的爱与归属的渴望。

7. 自己　是指患者如何看待自己，"我"是谁，"我"与自己的生命力是如何互动的，以及"我"存在于这个世界上的意义等。这往往是患病的人，在夜深人静的时候，对自己价值的终极追问，也是很多临终患者苦思冥想的问题。如果患者能够给自己一个满意的回答，那么，他将收获完美或者完整感。如果他对自己的回答不够满意，那么他会带着更多的遗憾和失落离开。

第三节　关怀与技术

早在一个世纪前，医学教育家威廉·奥斯勒就曾指出，医学实践的弊端在于"历史洞察的贫乏、科学与人文的断裂、技术进步与人道主义的疏离"。现代医学技术迅猛发展，已经进入到通过基因组学、蛋白质组学等微观层面来认识疾病的阶段，这也容易使人们忽略整体与宏观。数字医疗、云数据和人工智能等技术，为疾病诊治提供了新方法、新手段，但是如果医学缺乏人文观念和人文关怀，所有的技术都将丧失温度。那么，威廉·奥斯勒在百年前提出的问题非但不能得到解决，反而会更严峻。当前，医学模式已从生物医学模式向生物—心理—社会模式转变。在诊疗过程中，患者不是被分割的检查数据、疾病名称、手术方式，而是一个完整的人，是有尊严、自由和情感需求的人。

一、技术操作前的关怀

（一）不同患者的心理特点

患者因疾病来就诊，其心态与健康人不同。医护人员在诊疗过程中应建立"以人为本"的

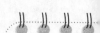

思想理念，真正地关心、尊重、理解患者。了解不同患者出现的不同心理特征，有利于针对性地进行心理干预。

1. 老年慢性病患者的心理特点　主要表现为因机体衰老而产生抑郁、情感脆弱、孤独、寂寞、焦虑、依赖心理等。老年患者因机体不断地衰老，各种生理功能减退，加之脏器功能衰退，体力和抵抗力下降，行动变得迟缓，记忆力也明显减退，理解能力和适应能力都出现衰退，这就容易使患者产生抑郁和孤僻等情绪。特别是当子女都有自己的家庭和工作时，很多老年患者就会感到孤独、寂寞和空虚。

2. 急症患者的心理特点　由于急症患者具有发病急、求医心切的特点，所以易产生焦躁、恐惧、激动、易怒、怀疑、固执、抑郁等情绪。患者面对疾病的突然打击，处于心理应激状态，理解度和配合度下降，容易造成沟通困难、依从性差的情况。

3. 肿瘤患者的心理特点　主要表现为悲观、绝望、抑郁、抵触、恐惧等。对于已确诊肿瘤的患者，他们的内心会从疑惑、恐惧逐渐转变为悲观和绝望心理，并且此类患者往往需要接受大型手术治疗。因为身体痛苦以及生理残缺等因素造成的影响，可导致肿瘤患者的不良心理进一步加剧。中国人对于癌症讳莫如深，患者家属往往要求医护人员不要将真实病情告知患者，而患者会不断猜疑自己的病情，并追问病情，在得不到确切答复时就会猜疑自己是否病情加重，导致悲观情绪进一步加重。

4. 外科手术患者的心理特点　普遍表现为对手术的紧张、担忧和恐惧，进而产生焦虑、抑郁等情绪。外科疾病患者在未接受手术时常会因恐惧手术疼痛或术后并发症、担心手术效果或经济问题而产生焦虑、抑郁等不良情绪。

总之，不同的患者具有不同的心理特点，而同一个患者往往也会有多种心理状态，如老年肿瘤患者需要接受手术治疗，会有情感脆弱、依赖心理，又会有对肿瘤疾病的悲观和绝望，以及对外科手术的担心和恐惧，在诊疗过程中应全面分析。可以采用焦虑自评量表（Self-Rating Anxiety Scale，SAS）和抑郁自评量表（Self-Rating Depression Scale，SDS）进行评价。

（二）技术操作前的心理干预

1. 倾听患者诉求，建立信任关系　到医院就诊，新的环境、陌生的医务人员以及病痛的折磨，都会让患者本身感到身心俱疲。医护人员应秉承耐心、细心和责任心，全心全意为患者提供帮助，了解患者的生活和心理需求，耐心倾听患者的诉说，采取及时、有效的治疗方式和护理措施。医护人员应凭借高度的责任感、亲切的态度、平等的姿态和熟练的操作取得患者的信任。接受手术的患者最担心的就是安全问题，他们迫切希望拥有技术高超的手术医生和经验十足、技术熟练的团队给予一系列后续治疗。医护人员应主动向患者介绍医院以及科室的环境、医师的专业水平等基本情况，视病情需要向患者讲解疾病的相关知识，避免单纯使用医学术语。应尽量满足患者的心理需求，使患者了解医护团队有能力为其提供诊疗服务，使患者充满信心地接受治疗，确保手术、穿刺等技术操作的顺利进行。

2. 鼓励式信息共享与知情同意　了解了患者的心理状态后，在技术操作前，医护人员应该根据患者的病情实际情况、心理接受能力，有选择地向患者讲解相关诊疗操作的必要性、目的、意义、方法和预后情况，如介绍手术的大致过程和手术的成功案例。这样能使患者对于病情有所了解，避免因为盲目而出现过分的担心和困扰。这能够在一定程度上帮助患者缓解不良情绪的影响，减少患者的猜疑，消除患者错误的认知，使患者能够有信心接受手术、穿刺治疗等操作，并取得技术操作知情同意。另外，还需要将技术操作后续恢复计划告知患者，要具体到关于恢复过程中的饮食、活动、大、小便等生活细节问题，这样能使患者心中有数，缓解其紧张、焦虑等不良情绪。

3. 争取得到患者家庭的支持　诊疗过程中，应尽量争取得到患者家庭的支持。家属的情绪变化会对患者的情绪变化产生直接影响，特别是老年人，原本就担心自己会成为家人的负担，所以会存在忧心忡忡、抑郁不堪的情况，甚至有些患者会出现情感障碍。因此，医护人员在做好对患者的干预工作的同时，还应该争取得到患者家庭的支持，使患者家属能够多与患者进行沟通、交流，做好患者的思想准备工作，多关怀、照料患者，避免在患者面前交谈病情的过程中表现出负性情绪。例如，患者因胃癌需要接受手术治疗，而患者心理素质无法接受其真实病情，但对该患者而言，手术又不可避免。为防止患者产生绝望、悲观情绪，造成对手术治疗的抵触，就需要在沟通过程中与其家属统一口径，可以告诉患者确诊胃部巨大溃疡，经消化科专家会诊，药物治疗效果差，手术是最佳治疗方案。对于患者提出的疑问，要予以科学的解释，不能含糊回答。待手术后患者顺利恢复，病理报告结果出来，再寻求合适的时机向患者介绍其真实病情，以便患者配合后续治疗。

4. 鼓励患者放松心情，以消除不良情绪　进行适当的活动有利于紧张情绪的缓解。在病情允许的情况下，应鼓励择期手术的患者进行适当的运动。患者情绪紧张时，可以通过散步、聊天、听音乐等分散注意力，将不良情绪降到最低。也可以采用"现身说法"的方式消除患者紧张不安的情绪，例如，邀请恢复情况良好的病友到病房中与患者进行交流，讲解并分享其康复的心路历程，从而给予患者治疗的信心与勇气。安抚患者的情绪，保证睡眠质量是十分有必要的。个别患者可能会由于过度的精神紧张而致失眠，可以指导患者缓慢而有节律地进行腹式呼吸或渐进性的肌肉放松，通过放松训练转移患者的注意力。

5. 提供良好的住院环境，加强健康宣传教育　医护人员应以亲切、热情的态度接待患者，为患者提供舒适的住院环境、营造良好的生活氛围，帮助患者尽快适应医院的生活环境。可以采用发放宣传资料、播放视频、讲座等方式向患者讲解手术相关的知识。患者对疾病知识了解得越多，就越能够理解疾病的诊疗，从而更加积极地配合治疗。做好疾病相关知识健康宣传教育，做好术前患者心理分析，并采取相应的措施，使患者以最佳的心态接受手术。

二、技术操作中的关怀

现代医院是一个由多科室组成的、彼此分工合作的综合医疗部门。随着医疗技术的发展和医疗服务需求的不断提高，医院科室分类越来越细，不同的科室均有其特定的病种及相应的治疗措施。因此，在掌握整体诊疗关怀和人文沟通的同时，各科医护人员在技术操作时，应了解患者的疾病特点与心理特征，有针对性地给予技术操作中的关怀，从而更好地促进医患合作。

（一）接纳患者的感受

患者，作为生命的一个特殊存在形态，同样存在着各种各样的感受。或许正是因为患病和诊疗操作，使得患者的感受变得更加复杂和多变。这种复杂而多变的感受反过来也会影响患者的诊疗和康复，从而进一步影响患者的健康。因此，在进行技术操作的过程中，需要对患者的感受保持开放，保持敏感，保持接纳。

1. 恐惧　恐惧是人们与生俱来的一种反应性的感受。当遇到对自身安全造成威胁的应激源时，恐惧就是第一应急预案。而患者的恐惧，是因为患病带来的痛苦，因为死亡的未知，因为自己的不可掌控。几乎每一个患者在住院治疗期间，都是从一个惴惴不安的求助者慢慢成长起来的。恐惧作为一种负面的感受，在很多时候具有积极、正向的作用。人们可能会因为害怕黑暗，而在穿越黑暗的时候小心翼翼，以免受伤。患者因为害怕手术过程发生意外，而在做决定之前反复斟酌，小心谨慎。也正是因为害怕未知的死亡，每一个患者都充满对生存的渴望，彰显出生命的能量。当医师来到一位即将接受手术的患者床前进行导尿、插胃管等基础操作的时候，如果看到他慌张的眼神，那么可以坐在他的床边，轻轻地握住他的手，告诉他："你可以尽管担心和害怕，我们会陪你"。

2. 耻辱 在人们的观念中，总会有一种强烈的声音：新生是美好的，死亡是可怕的，疾病是残缺的，老去是无力的。疾病会使患者出现各种症状，尤其是可能导致患者生活不能自理，从而使其产生卑微甚至耻辱的感受。这些感受可能会在一定程度上影响患者治疗的配合程度。一般情况下，基础操作中的用药、输液、血压测量等操作，不会影响患者的自尊。因为患者认定"患病以后需要用药""护士帮我注射"是天经地义的。所以，他们会欣然接受，积极配合。但是，如果影响到患者的自理能力方面，如口腔护理、导尿、灌肠等操作，患者就会觉得难为情、难堪，甚至耻辱。

3. 信任 因为医护人员的天职就是救死扶伤，所以，在患者心里，看到医护人员就如同看到被"拯救"的希望，于是他们就会产生"把自己的生命交给医院"这种强大的信任感和依赖感。因此，在技术操作的过程中，尤其是在获取疾病诊断资料和进行治疗处理时，会发现患者特别配合，因为其中蕴含了患者很多的信任和期待。面对这种沉甸甸的信任感，毋庸置疑，医护人员需要保持感恩之心，同时扎实基本功，外树形象，内强素质，为患者提供满意的服务。在感恩患者信任的同时，医护人员也需要了解和接纳医学本身、操作本身的局限性，告诉自己，也在必要时告诉患者："感谢信任，我们一定会竭尽所能。虽然医学不是万能的，但是，我们的陪伴和支持会一直在"。

（二）隐私的保护

1. 隐私的定义 在临床诊疗过程中，有很多技术操作（如导尿、灌肠等）需要暴露患者的隐私部位，医护人员往往会要求家属离开，关闭门窗，遮挡屏风，从而保护患者的隐私。在医院的楼道和电梯间里，常会看到各种提示，例如"为了保护患者的隐私，请不要在公共场合讨论患者的病情"，从而保护患者的隐私。在带教实习生时，教师会叮嘱作业汇报或者科学研究中，需要隐去患者的真实姓名和联系方式，从而保护患者的隐私。

隐私，顾名思义，隐蔽、不公开的私事。在汉语词典中，"隐"字的主要含义是隐蔽、隐藏；"私"字的主要含义是个人的、自己的，秘密、不公开的。通常把隐私定义为是一种与公共利益、群体利益无关，当事人不愿他人知道或他人不便知道的个人信息，当事人不愿他人干涉或他人不便干涉的个人私事，以及当事人不愿他人侵入或他人不便侵入的个人领域（只能向有保密义务的人公开）。从这个定义来看，隐私不仅仅是隐私部位，更要看重患者对于隐私的认定。因为隐私的主体是人，所以在诊疗操作过程中，医护人员需要咨询和了解患者对于其隐私的界定。

2. 保护患者的隐私 我们经常强调，在进行技术操作的过程中，需要给予患者独立的空间，关闭门窗，遮挡屏风。诚然，这是操作层面上对隐私的保护。在这里需要添加的部分是：在进行某项操作（不仅仅是暴露隐私部位的操作）之前，医护人员需要进行患者隐私的界定和评估，需要征询患者的建议和意见，以征得其知情同意。

举例来说，在询问病史之前，可以先询问患者对于所患疾病的了解程度，既往用药史，是否愿意让周围的人了解其目前的疾病状况和治疗过程，包括所有的检查和治疗手段。在这个评估过程中，应当把患者作为疾病的主体，认为他有权利公开或者不公开自己的疾病状况，同时，也是在用无声的语言告诉患者，只有他才可能成为自己疾病和健康的负责人。其他人，包括医护人员和家属，都是在帮助、支持他，而不能替代他，或者无视他。

实际上，隐私的问题在很大程度上是"边界"是否清楚的问题。只有人与人之间，患者与家属之间，患者与医护人员之间的边界清楚，关系才能更加顺畅，每一个人才能各司其职，不玩忽职守，也不越俎代庖。在我们国家，人们非常重视亲情和家庭观念，这一方面有利于在患者治疗和康复的过程中形成合力，发挥家庭成员共同抵御困境的作用，但另一方面也会在无意中剥夺患者自身疾病主体的权利和义务，使得患者的隐私在没有被征询时就已经被暴露，同时也剥夺了患者自身要为其疾病、健康或者生活负责的权利。

因此，下次我们在关闭门窗或者不关闭门窗之前，是否可以问一问患者本人的想法？因为，既然是隐私，就是私人的事情。我们在行动之前，需要征询个人的观点、看法和意见。

（三）操作中的言谈举止

无论是何种技术操作，对患者都是一种心理和生理刺激，这种刺激通过交感-肾上腺系统的作用使患者心率加快，血压升高，如果不得到缓解，将会影响操作效果，加重操作后患者的情绪障碍或引起并发症。因此，医务人员应注意操作规范和言谈举止，减轻患者的心理应激反应，取得最佳治疗效果。在技术操作过程中，应注意以下几点。

1. 举止、表情要自然　医务人员之间只要一个眼神、一个小动作能互相心领神会就行，切不可在患者清醒状态或非全身麻醉下在其面前露出惊讶、惋惜、无奈等表情，以免患者收到不良的暗示或知道不该知道的病情。

2. 说话注意分寸　无论是体格检查，还是器械操作，医务人员都须注意言行规范，尤其是在手术过程中，医务人员不要说容易引起患者误会的话，如"掉了""断了""糟了""穿了""血止不住了"，"换伤了××（脏器）了""做错了""取不完了""接反了"等，以免造成患者恐慌，影响手术治疗效果。另外，在手术台上还应避免谈论与手术无关的话题，特别是手术患者为清醒状态时，手术医生谈论无关话题会使患者产生恐惧，增加危险感。即使手术医生能够保证谈话不会影响手术质量，患者的投诉可能也在所难免。

3. 避免不良刺激　手术过程中医疗器械的碰撞声，医务人员的走动声，都会对患者产生不良刺激。因此，事先要向患者交代清楚，并告知患者如何应对，避免引起患者不必要的恐慌。

世界医学教育联合会在《福冈宣言》中提出：所有医务人员必须学会交流和处理人际关系的技能，缺少同情心应该看成与技术不精一样，是无能的表现。因此，作为一名合格的医务人员，医术是基础，而心术是前提。通过超高的医疗技术，使患者得到最合适的治疗，是每一位医务人员所必须具备的，也是最基本的元素。与生物医学模式不同，现代医学模式，即生物—心理—社会医学模式，是一种系统论和整体观的医学模式，它要求医学把人看成是一个多层次的、完整的连续体，也就是在健康和疾病问题上，要同时考虑生物的、心理的、行为的，以及社会的各种因素的综合作用。在诊治患者的过程中，良好的医德医风是一种动力，可以促进医务人员为患者解除痛苦，不断钻研业务，在技术上精益求精，从而促进医疗质量的提高，更好地为人民群众的健康服务。

三、技术操作后的关怀

正如医学博士爱德华·特鲁多的墓志铭："有时去治愈，常常去帮助，总是去安慰"，技术操作后的关怀恰恰反映了作为一名医护人员，在追求高精尖医疗技术的同时，更不可忽视医学人文关怀的重要性。所有的临床技术操作之后，都可能出现术后恢复、操作相关并发症及合并症的发生等问题。只有给予患者充分的关心和体谅，才能获得患者的充分理解和信任，提高患者对治疗的依从性，避免医患矛盾的发生。

（一）技术操作后患者的心理特点

多数患者术后因病灶已被切除，通常能保持情绪稳定，能以坚强的意志忍受疼痛，主动配合治疗与护理。但也有少数患者，由于心理应激，仍会有不良心理反应。

1. 焦虑心理　经过临床技术操作后，尤其是承受大型手术的患者，一旦从麻醉状态清醒过来，意识到自己还活着，就会感到很幸运，这时他们会迫切知道自己疾病的真实情况和手术效果。但由于手术部位机体组织受到程度不等的损伤，术后不久切口疼痛，加之身体不能自主活动，同时也担心切口流血或裂开，患者常会产生焦虑不安的情绪。患者起初可能感到紧张、

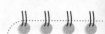

痛苦难熬，2～3天后疼痛缓解，又可能转向对预后的担心。

2. 恐惧心理 疼痛是临床技术操作后最主要、最痛苦的不良感觉。患者对疼痛的耐受性有明显的个体差异，表现程度不尽相同。平时惧怕疼痛者，在临床操作后表现尤甚，可能会呻吟不止或痛苦哀嚎。疼痛不仅使患者产生惧怕心理，还可使其烦躁、焦虑。患者可能会因惧怕疼痛而不敢活动，不敢咳嗽、排痰及深呼吸，容易导致操作后并发症。

3. 疑虑心理 患者的心身经受临床技术操作之后是较为脆弱的，各种不适和虚弱状态都可能使其产生各种疑虑，如手术是否真正成功，疾病是否已经根除，机体功能是否能够恢复等，并希望医护人员能给予确切的答复。

4. 依赖心理 临床技术操作使患者遭受痛苦、产生应激反应，更加强化了"患者角色"的被动依赖心理。患者可表现为情感脆弱、幼稚、顺从、撒娇、依赖等。此时，患者可能完全依赖于医护人员和家属的照顾，自己能做的事（如洗手、洗脸、就餐、翻身、排尿、排便等）都不去做，完全依赖他人的帮助。

5. 抑郁心理 临床技术操作后，患者平静后，大多都会出现抑郁反应。主要表现为不愿说话、不愿活动、易激惹、食欲缺乏、睡眠不佳等。患者的这种状态导致不能及时下床活动，卧床又影响循环、呼吸及消化系统等功能，容易产生营养不良、静脉血栓和继发感染等。

6. 缺陷心理 部分损伤性较大的手术（如截肢、整形、器官移植等）可能会造成的各种重要功能的破坏，尽管为患者解除了痛苦或者挽救了生命，也仍然导致患者躯体出现生理缺陷，给患者造成难以平复的心理缺陷。具有缺陷心理的患者多表现出自卑感，不愿与他人接触，孤独，回避，内心有强烈的压抑感。

（二）技术操作后的院内关怀

1. 密切观察患者病情 由于各种临床技术操作对机体的各种作用，操作后容易出现技术操作相关的各种情况，因此就要求临床医生密切观察患者，如观察患者的意识状态、生命体征、皮肤情况，以及切口敷料和各种管道等。通过密切观察，不仅可以及时发现患者的病情变化，还能及时处理、改善预后。另外，临床医生还需要多走近患者身边，使患者感受到医生的存在和关注，建立患者对于康复的信心，与患者建立良好的关系，有利于患者更好地接受后续治疗，提高患者对治疗的依从性，并且能够及时得到患者对治疗的反馈，保证治疗过程的正确性、有效性，还能取得患者的信任，减少或避免医疗纠纷。

2. 及时回应患者的需求 临床操作后，患者会出现不同形式及不同程度的不适主诉，临床医生应及时回复患者的需求，与患者"共情"。"共情"可以理解为对患者的现有体验感同身受，有助于患者产生一种归属感。这种积极的归属感可以减少患者的孤独感，给他们信心和希望。有时，感同身受甚至可以帮助患者提高其洞察力，提高自我意识，帮助他们处理问题、解决问题。同样，"投我以木桃，报之以琼瑶"。医生对患者的感同身受也有利于医生自身。最明显的感受是，帮助了别人，使他们感到被理解和接受时，自己也会感到温暖。

3. 及时疏导患者操作后的不良心理状态 患者在临床操作后会出现不同程度的心理障碍，其不良的心理状态对生理功能的影响主要体现在以下几个方面：①心血管系统：自主神经功能紊乱，迷走神经活性减弱，交感神经活性增强等。②消化系统：功能性消化不良、肠痉挛、腹泻等。③内分泌系统：内分泌失调、口干舌燥、出汗、尿潴留等。④中枢神经系统：大脑供血、供氧不足，甚至引起脑卒中。⑤免疫系统：CD3、CD4、CD8明显降低等。

可采取的应对方法包括：提供良好、安静、稳定的操作后恢复环境；采用不同的方式，直接或间接地解答患者对操作本身及操作后出现的情况提出的各种疑问；对于精神过度紧张或有神经官能症的患者，根据其暗示性强的性格特点，适当予以欺骗性解释，转移其注意力，干扰患者痛苦和猜疑的过程。

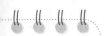

4. 对操作后的生活指导 临床部分操作（如手术、穿刺等）后，对患者生活也会产生影响。临床医生应在操作后详细交代应采取的生活方式及饮食注意事项，防止患者因自主采取不当措施而对预后产生不利的影响。例如，手术后应详细交代：术后饮食，包括饮食类型、开始进食的时间和量的多少；鼓励一般情况良好的患者早期下床活动；指导患者有效咳嗽、咳痰的方法；告知患者术后功能锻炼的具体方法；告知患者及其家属造瘘口及手术切口的维护与护理等。

（三）出院后关怀的延续

1. 关注患者新的需求 每一个场合的变化，都会带来新的调整。患者从医院离开出院回家，当脱下病号服，解下腕带时，其患者角色可能就会逐渐消退或者隐藏，但是，他的家庭角色和社会角色又会重新回归，进入他生活中。这时，出院指导中不仅应该包括出院后的用药与随访，还应该包括指导患者适应出院之后的生活。

2. 关怀家庭照顾者 当患者出院以后，势必是回归家庭。因此，当患者尚未或不能完全康复时，家庭照顾者就替代了医院的医生、护士、护工、营养师和心理师等诸多角色，担负起照顾患者的责任。因此，对出院后患者的家属或照顾者，也需要予以适当的关怀。

3. 注重对出院患者的随访与关怀 通过随访，可以使患者出院后也能感受到医院"一切以患者为中心"的人文关怀。随访中应交流患者关注的问题，如饮食情况、病情变化、如何继续用药、复诊时间、心理问题指导等健康教育。虽然有时只是几句简单的询问和问候，但也能让患者感受到亲人般的关心与温暖。更重要的是，让患者出院后有机会提意见，消除顾虑，说出在医院不敢说的话，将患者的真实感受记录下来，可以作为改进工作的依据和参考。同时，通过随访记录的登记和认真梳理，综合分析后及时反馈给科室和患者个人，对医务人员也能起到鞭策和监督作用。通过对随访过程中反映出的问题进行认真反思与总结，找出症结所在，及时采取适当的解决方法和改进措施，还能提高患者的满意度。

此外，还可以通过电话随访，了解患者的需求，征求患者的意见和建议，同时也获得患者的评价。通过随访，让患者充分感受到医院的人性化跟踪服务，也为能医院赢得声誉。

总之，为了贯彻人文关怀理念，在临床技术操作后，临床医师应对患者提出的各方面问题予以回应，并对患者进行适时的指导，以保持患者良好的心态，维系健康的医患关系，获得满意的预后。临床医师应尽力做到"心中有患者""目中有患者""耳边有患者""身边有患者""健康教育围绕患者"。

案例："滚蛋吧，肿瘤君"

40岁的王女士是一名中学教师，1个月前因"反复粪便带血"到医院就诊，被确诊为"低位直肠癌"。当王女士在拿到诊断书后，犹如晴天霹雳，感觉"天塌下来了"。陷入绝望的她坚定认为医院诊断有误，于是辗转多家医院求证，得到的仍是相同的确诊结果。王女士哭诉命运的不公，产生了悲观、绝望、抑郁情绪。幸好身边有家人陪伴她，并反复劝说。王女士想到自己可爱的女儿，爱她的丈夫，疼爱她的父母，最终同意住院治疗。住院期间，医护人员在与王女士的接触中发现，她处于极度悲观的状态中。对于肿瘤患者来说，这是很常见的心理状态。当医生仔细了解她的病情，耐心倾听她的诉求后，明白了其中的缘由：原来王女士对手术治疗有抵触是因为她的肿瘤位置相对较低，距离肛门太近。如果想要做彻底根治手术，将无法保留肛门，而要在腹壁上做肠造瘘，从此带着造瘘口生活。王女士作为教师，自己觉得受人尊敬，以后这样活着实在是没有尊严，一辈子都要带着造口袋，还需要别人照顾。如果护理不好，身上有粪臭味，遭人嫌弃，她也无法返回工作岗位。在了解到王女士的心理状态后，医生和护士加强对王女士的心理疏导，详细告知肠癌根治术的手术方式、目的和意义，目前诊断结果属于早期癌症，手术效果会非常好，彻底根治后基本不会复发，也不需要采用放疗和化疗，而且她这种情况，做肠造口术后生活质量也会远远比保留没有功能的肛门要高。可以教会患者如何自己做造口护理，就像每天化妆一样简单，不会成为别人的负担，现在造口袋产品质量也很精良，不会出现粪漏的情况，可以确保回归正常的工作和生活。后来，王女士的丈夫、父母也不断鼓励并开导她。病区每周举办两次肠造口术后患者健康教育，邀请恢复良好的造口术后患者向王女士讲述自己的亲身体会，加强病友之间的相互交流、分享和鼓励。于是，王女士顺利接受了手术治疗，术后一周恢复出院，并且定期来门诊复查。后来，王女士还加入了"滚蛋吧，肿瘤君"病友交流群，并且成为病区的"明星病友"。每个月她都会到病区给大家"上课"，讲述自己的心路历程，给予其他病友鼓励与支持。

第四节　关怀与礼仪

　　医学是研究人并最终服务于人的科学。随着医学和科学的进步，人类疾病谱和死亡谱发生了重大的变化，人们研究医学问题的模式也从传统的生物医学模式转变为生物—心理—社会医学模式。现代医学模式更强调关心患者，注重技术和服务的双重发展。随着医疗卫生改革的不断发展，医院的医疗服务也直接体现了医院的发展。医务工作者是直接与患者接触的，他们的礼仪、举止不仅代表着个人的专业素养，而且是医院对外的"形象名片"。因此，医务工作者在医疗工作过程中、关怀患者时，需要注意相关的礼仪，坚持以患者为中心，提倡以人为本。

　　《礼记》中有云："道德仁义，非礼不成"。礼仪是道德的外在表现，而道德是礼仪的灵魂，二者统一于人的思想和行为中。而医德是无形的，礼仪则是作为医德的表现形式，是外在的，可以衡量的，具有较强的操作性。礼仪是指礼貌、仪容，是在人们交往过程中约定俗成的，并成为一定的交往环境和人们生活中所接受的一种文化和道德修养。礼仪是人类文明进步的重要标志，作为在人类历史发展进程中逐渐形成并积淀下来的一种文化，对人类的活动有着影响和制约作用，规范着人们的行为。

　　礼仪修养的形成并非先天的，而是在一定的环境中通过社会生活实践、教育熏陶和个人自觉地培养而形成。

　　医务工作者的礼仪属于职业礼仪的范畴，是在为患者提供医疗服务的过程中形成的一种行为准则和行为规范，主要包括以下几个方面：

　　1. 外表　医务工作者的外表包括外貌和着装。医疗服务行业是特殊的服务行业，医护人员的外表礼仪要求，应当体现医务工作者的专业性，以及医务工作的纪律性和严肃性。而良好的外表礼仪也可以使患者在初印象中感受到被尊重。

　　2. 语言　语言是进行沟通、交流的工具。良好的语言沟通能够促进医患双方的和谐。医务工作者每天都在运用语言对患者进行问诊、病情陈述以及治疗方案的讲解。因此，在医疗工作中要注重语言礼仪，注意文明用语，声音适度，吐字清楚。与患者沟通时，还要考虑到患者的受教育程度，避免使用专业性的术语。当询问患者病情时，应当温和地询问"请问您哪里不舒服"，而不是生硬地问"怎么了"；需要患者脱衣检查时，应当礼貌地说"因为要为您做检查，所以请您脱下身上的某件衣服，以方便检查"，而不是简单、粗暴地说"脱衣服，做检查"。

　　3. 行为举止　行为举止表现是一个人内在修养的外在体现。良好的行为举止可以给人以信任感。医务工作者在工作中要注意基本的站立、行走和专业操作行为的规范。此外，行为关怀有时也能给患者以温暖和动力。例如，向患者讲述病情时，可以适时轻拍患者的背。

　　随着生活水平的提高，人们对精神文化的需求也日益提高，对医务工作者的要求也不再满足于高超医疗技术，还要求有高质量的医疗服务。因此，医学既需要精湛的技术，也需要有人文的温度。

 思考题

简述诊疗中的医学人文关怀原则和注意事项？

如何运用诊疗关怀中的关怀思想指导临床实践？

（周晓俊　马　霏　李惠玲）

第五章　叙事医学

学习目标

通过本章内容的学习，学生应能够：

识记： 能复述叙事医学的起源、发展与意义。

理解： 能理解并掌握叙事医学的内涵和步骤。

运用： 能在临床实践中运用叙事医学的理念和方法照护患者。

我们一起来想象一次普通的就诊体验：患者通过各种渠道挂到了号，来到人头攒动的医院，然后取号，签到登记，等待叫号。等待了大半个小时，终于排到这位患者。他起身向护士站的护士询问后得知了诊室的具体位置，看着诊室的门牌号码，经过一间又一间诊室，心中揣着几分忐忑，脑海里中反复回想着要向医生询问的问题。然后进门、坐下，大半个小时后，医生将视线从电脑屏幕转向患者："叫什么名字，哪里不舒服呀？"患者回答："耳边一直嗡嗡响……"

患者努力地回想、思考，组织着语言，斟酌着措辞，心里和大脑似乎还在门外等待。"先去做个检查"，这时医生已经一只手将开好的检查的单递给他，另一只手握着鼠标，点击呼叫了下一位患者。患者下意识地接过检查单，双唇微微蠕动，正打算说点什么，背后的门"咔嗒"一声已经迫不及待地被打开。于是，话到嘴边又咽了回去，最后变成了一句言不由衷的"谢谢大夫"……

现代临床医学不断朝着专业化、技术化、精准化、实证化的趋势发展，使疾病和疼痛不断地被客观化、对象化。生物医学、科学技术等的发展使医学诊断和治疗生物性疾病的能力有了极大提高的同时，人类的情感、意愿、尊严等主观因素也不断地被忽略或抛弃。各种数据、多种指标、冰冷的仪器和设备以及标准化、程序化的诊疗过程，使医生和患者之间的有效沟通减少；医务工作者对医学技术的盲目追求和过度崇拜，不仅会弱化沟通能力，而且会使患者对医学抱有不切实际的期望；医疗卫生体系市场化、医疗服务供需不平衡以及医疗制度不合理等，也使得临床中各种各样的矛盾越演越烈。如何走出临床医学的困境，认识到患者自身的资源和能量，真正落实医学人文关怀，医务工作者、人文学者、社会学家、哲学家，甚至大众都积极地开始了反思与探索。其中，叙事医学的出现为临床提供了新的思路与方法。

第一节　叙事医学的起源与发展

叙事医学（narrative medicine）最早由美国哥伦比亚大学教授丽塔·卡伦（Rita Charon）提出。她将叙事医学明确定义为：通过培养临床医生理解、解释、反馈的叙事能力，提高医生对患者的理解、共情、亲和能力及其对自身医疗行为的反思。2014年，国际专家委员会将叙事

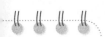

医学定义为:"获得、理解、融合疾病经历中所有参与者不同观点的工具"。叙事医学是让医生在任何语境下都能解读患者所讲述的疾病故事的实践活动,它突出了医疗实践中的叙事性。增强医学中的叙事性,有助于搭建医患沟通的桥梁,从而尽量弥合技术通达不到的医患之间的裂隙。叙事医学的出现有其社会和历史的必然性,自 2011 年正式引入我国以来,得到迅猛发展。

一、叙事医学的起源

叙事医学的产生是各种因素相互作用、相互交流的结果。医学领域兴起的以患者为中心的医疗、医患共同决策、关系性医学,以及文学领域的叙事学、疾病叙事都是叙事医学的来源,它们为叙事医学的出现奠定了一定的知识基础、社会基础和需求基础。

(一)疾病叙事

医学被称为是"关于个体的科学"和"回应他人痛苦的实践"。无论关于疾病、诊断和治疗的医学知识在一般人群中是多么的确定,实际运用到每个患者身上时,都会有模糊的、不清楚的地方,总会有不确定性。而患者认为自己是独一无二的,有躯体、有思想、有生活,有力量、有能力、值得尊敬,坚信他们的生命有其特殊的意义,他们对自己为什么会患病、如何患病总会有自己的阐释。他们有自己的疾病故事(叙事),他们不仅有泪要流,有故事要讲述,有痛苦要回应,有压力要宣泄,有情绪要安抚,还有期待要满足。医生用循证医学的最新的、最佳的证据都不一定能够说服患者采纳某种治疗方案,但如果能结合患者本人的遗传、环境、生活经历、随机事件、个人体质等向患者解释他们的病情和治疗方案,反而更能够获得患者的接受和认可。然而,现代医学发展至今,往往过于专注人体功能失调的个体组织、细胞甚至分子水平,这容易导致患者个人的疾病故事被弃之一旁,出现诸如"医生们不愿意听患者讲故事,而更相信各种各样的检查得出的看似'客观'的数据,患者有倾诉的欲望和诉求""医生的世界和患者的世界不是同一个世界"此类的现象,这就造成临床上不少患者常常抱怨医生不是好听众,没有认真地听他们的讲述,容易产生沟通障碍,从而引发医患矛盾。在自媒体高度发达的时代,患者的疾病叙事不断涌现,患者描述患病经历、反思治疗过程,不仅能给其他患者提供借鉴和帮助,也能为医务人员与患者共情开辟新的途径。

(二)文学理论运用于医疗卫生实践

1979 年,美国医学人文学和生命伦理学奠基人埃德蒙·佩里格里诺曾这样总结现代医学:"专业划分过细;技术至上;过度职业化;忽视个人和社会的文化价值;医生角色职责过于狭窄;太多的治疗而非治愈;预防、患者参与和患者教育强调不够;科学太多,人文太少;经济刺激过多;忽视贫困人群和弱势人群;日常生活过度医学化;医学生受到非人道对待;住院医师劳累过度;语言和非语言沟通能力不足……"最先关注到这种情况的专家和学者们开始从人文缺失的角度找突破口,而文学正好是人文的代表。英国物理学家、小说家斯诺指出:"把文学引入医学教育正是沟通科学和人文这两种文化的桥梁"。

2000 年,哥伦比亚大学的学者和临床工作者聚在一起,共同思索把文学理论和创意写作运用于医疗卫生实践会擦出什么样奇妙的火花。其中,内科医生、文学学者丽塔·卡伦提出,把文学理论中关于读者反应理论中重视情感、体验的做法和细读法与经典叙事学的概念(如叙事时间、叙事者、叙事结构、叙述策略、叙事视角等)相结合,通过仔细阅读并分析文学作品的方式,培养医学生和临床医生注重细节(如故事发生发展的情境、时间、人物之间的关系、叙述方式、叙事视角、叙事者是否可靠等)的能力,并且认为可以将这些关注细节的细读习惯运用到医患沟通之中,养成"细听"患者讲述其疾病故事的习惯,从而见微知著,从中得到有用的患者健康或疾病信息,并且能够理解患者,体会患者的疾苦。

(三)以患者为中心的医疗理念

随着医学模式的转变,医疗生态也发生了转型,由过去"以疾病为导向"或"以医疗为模

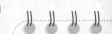

式"转向为"以患者为中心"。以患者为中心的医疗理念的特点是：医生、患者及家属之间建立伙伴关系，尊重患者是独立的个体，相信每个人都拥有同等的生命尊严的整体照顾，以确保临床决策是尊重患者所想、所需和所愿的决定，患者能获得参与自己的照护或做决定所需的教育和全方位的支持，保证治疗的连贯性和依从性，直面疾病中的感性因素。越来越多的证据表明，人与人之间的影响（如医患沟通的好坏）是决定患者满意度的关键要素。患者给予高度评价的医患关系的行为要素包括：医生是否足够人性化（如给予温暖、尊重、同情与同理心）；患者是否能得到足够的时间和医疗信息；患者是否以一个独立的个体被看待、被治疗；患者是否可以参与临床决策；医生与患者之间是否彼此信任。而这些行为要素都离不开叙事医学的范畴。叙事医学能够为良好的医患关系搭建桥梁。以患者为中心的医疗理念期待医生不仅从生理、病理、生物化学、病因、治疗选择等纯粹生物医学的视角来阐述患者的病痛，而且还要关注患者的疾病故事、患者对自己疾病的解释，因为患者对疾病的解释是真切地来源于其自身对疾病的感受。

（四）医患共同决策

作为一种逐渐发展的新型医疗决策模式，医患共同决策越来越受到国际医疗卫生领域的关切和重视。医患共同决策的概念最早是在 1982 年提出的，它是"以患者为中心"，基于当前最佳的循证医学证据和患者的价值观、偏好和意愿，鼓励临床医生让患者共同参与诊断、治疗和随访的讨论，制订出最适合患者的个体化的临床决策。大量研究表明，医患共同决策促进了患者对各种现有治疗方式的了解，使患者对决策存在的风险和益处都有了符合实际的期待。激励患者积极参与决策，可以增进患者的治疗选择和价值观之间的契合度，提高患者对治疗方案的依从性，从而满足密切医患关系的建立和发展的内在需求，提高患者的福祉和对治疗的满意度，减少对疾病的担忧。在这一过程中，无论是让患者参与诊断、治疗的决策，还是参与随访的讨论，都需要聆听科学话语体系之外的患者的声音。

（五）关系性医学

早在 1994 年，关系性医学的概念就已被提出，它认为，医务人员与患者、患者所处社区和其他医务人员之间的关系非常重要；医生与患者的关系能使医生关注到每一个患者及其背后的复杂性（混乱、麻烦、不确定性、多样性），而非仅仅关注疾病或器官系统。从这一角度来看，医学的本质可以认为是医患之间的互动。如果医生试着关注患者心理、灵性和社会方面的需求，就会建立具有治愈效果的治疗伙伴关系，从而提高医疗效果。之后，研究者又提出关系性医学应遵循的四个原则：①医患互动的双方都是完整的人，具有各自的需求、观点和价值观；②医患互动的过程中必须关注情感因素；③医疗关系中的互动对所有参与者都有影响；④建立治愈性的关系是一种道德责任。叙事医学可以通过疾病叙事，再现全新的临床情景，实现医疗技术干预之外的同理、共情、关怀、反思，追求躯体治愈、精神治愈之上的和谐医患关系，缓和愈演愈烈的医患矛盾。可见，关系性医学及其应遵循的四个原则对叙事医学关注的焦点有很大的借鉴作用。

（六）人文社科研究的叙事转向

叙事最简单的解释就是"讲故事"，它通过制造意义和指示意义来应对道德人生和有限生命的偶然事件，在文学领域被广泛研究和应用，并于 20 世纪 60 年代形成叙事学这门学科。后现代主义思潮认为，人类是由叙事（故事）构建起来的，文化、人际、遗传、环境、情绪和心理构成了人类的生命叙事。讲述自己的故事不仅可以揭示我们是谁，而且有助于我们成为现在的自我。20 世纪 80 年代以来，叙事作为一种研究范式，已经从文学批评领域迅速播散到人文社会科学研究的各个领域，如历史学、心理学、哲学、社会学、伦理学、政治学、法学、教育学、人类学等。叙事研究的主要特点有：①把人的叙事、个人的生命故事作为研究对象；②用叙事分析方法来研究对象；③用叙事的方式来呈现并解释研究的发现。作为一个研究热点和研

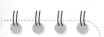

究方法，叙事学拓展了医学以实事求是、求真务实为基本诉求的实证价值，对医患之间的人际互动具有很大的启发作用。

二、叙事医学的发展现状

叙事医学从产生到发展，既不是空穴来风，也不是一蹴而就，而是经历了近40年的历程。叙事医学在国外先后经历了理论探索、理论构建、学科体系建设、应用尝试、实践检验等研究历程。我国叙事医学的发展轨迹与国外相比，也大同小异。2011年被认为是我国叙事医学的元年。自2015年叙事医学创始人丽塔·卡伦所著的《叙事医学：尊重疾病的故事》中译本出版以来，我国叙事医学的发展进入了快车道。

（一）国外叙事医学的发展现状

以2001年丽塔·卡伦正式提出"叙事医学"的概念为界，可以将国外叙事医学的发展历程分为叙事医学前期（20世纪70年代初—2000年）和叙事医学期（2001年至今）。叙事医学前期又可以进一步分为三个阶段。

1. 叙事医学前期

（1）第一阶段（1971—1981年）：20世纪70年代，各种曾经被边缘化的群体（如患者群体），在民权政治运动的广泛影响下开始捍卫并主张自己的权利，医学教育在复杂的国际政治形势和多重社会运动的冲击下进行了改革。部分医学院校将文学引入医学教育，期望通过改变医学教育来实现医学改革，把文学列为医学生的正式课程。国外医学院校重点教授文学作品鉴赏课，使医学生能够深切理解和感知人类生活中亘古不变的四大主题——生、老、病、死，致力于培养他们对周围正在发生的事物的关切度和移情、共情的能力，提高其医患沟通技巧，并落实传统的医学伦理教育。1974年，医学人文专业期刊《医学人文》创刊。1975年5月至1976年9月，为了使文学更好地走进医学，文学家与医学家展开了5次对话，探讨文学在医学中发挥作用的方式。1982年，《文学与医学》杂志创刊，从学科建设的高度探讨"文学与医学"的概念、定位、任务及发展方向。

（2）第二阶段（1982—1991年）：在明确了为什么要选择文学作为填补医学人文的突破口后，各路专家开始各显神通，致力于文学与医学的发展研究。虽然在这一过程中也不乏反对的声音，但是并没有阻碍这项事业的发展，反而促进了其成长与进步。在此阶段，越来越多文学与医学领域的学者投身到叙事医学的研究中，如探讨如何用文学的理论与方法来获取和普及医学知识、医护患沟通的叙述本质、医生的沟通技巧与患者对诊断和治疗的接纳意愿和依从性的关系等。1988年，阿瑟·克莱曼提出医患双方的解释模式和疾病叙事的概念。总体来说，医学叙事主要围绕疾病展开，主题包括精神疾病、癌症、慢性病等。学者们主要关注如何把文学教化的力量逐渐融入临床医学实践中，从而避免把患者看成是待修补的机器，而是将其作为社会文化脉络中的一员。

（3）第三阶段（1992—2000年）：叙事学理论开始用于临床诊断和治疗，医生通过与患者的良好沟通建立相互信任的医患关系，通过聆听患者叙述其经历的痛苦、悲伤和挣扎，进入患者的世界，抽丝剥茧地获悉患者日常生活事件与疾病信息的蛛丝马迹，由此得出疾病诊断和实施个体化的治疗。在这一阶段，无论是论著还是期刊论文，非虚构性叙事日益增多。20世纪90年代，《基于叙事的医学：临床实践中的对话与话语》（Narrative Based Medicine：Dialogue and Discourse in Clinical Practice）一书的出版标志着"基于叙事的医学"（narrative based medicine）这个与循证医学（evidence based medicine）相对的概念的出现。2001年，日本心理学家斋藤清二翻译了此书，"基于叙事的医学"这一概念在日本身心医学界备受关注。此后，叙事医学理论主要应用于临床心理学领域。

2. 叙事医学期　2001年，丽塔·卡伦在《内科学年报》（Annals of Internal Medicine）上

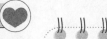

发表了 Narrative Medicine：Form，Function and Ethics 的论文，首次对"叙事医学"的概念进行了界定，即叙事医学是由具有叙事能力的临床工作者所实践的医学，而叙事能力又是认识、吸收、解释并被疾病故事感动的能力，论文中同时还提到了有关叙事写作的伦理问题。同年，她还在《美国医学会杂志》（The Journal of the American Medical Association）上发表了名为 Narrative medicine：a model for empathy，reflection，profession and trust. 的论文将叙事医学定位为一种有效的医学实践模式，认为叙事医学可以弥合医生与患者、自身、同事及社会之间的隔阂，帮助医生为患者提供更有保障、更真实、更有效的医疗照护。2005 年，丽塔·卡伦发表了文章 Narrative Medicine：Attention，Representation，Affiliation。文章中进一步阐述了叙事医学的三个要素：关注、再现和归属。之后，她所著的《叙事医学：尊重疾病的故事》（Narrative Medicine：Honoring the Stories of Illness）于 2006 年出版。该书对叙事医学的含义、发展叙事医学的意图以及如何教授和实践叙事医学等问题进行了深入的阐释。

此后，一方面，关于叙事医学的理论探究逐渐增多；另一方面，有学者提议将叙事医学融入临床医学案例报道，叙事医学的实证研究也由此拉开了帷幕。2008 年，丽塔·卡伦试图将叙事医学与循证医学进行整合，进一步提出了"Narrative evidence based medicine"。2009 年，据美国医学院协会统计的 125 所医学院校中，有 106 所开设了人文医学相关课程，其中有 59 所将叙事医学作为必修课。从 2009 年开始，哥伦比亚大学设立了叙事医学硕士学位，开始招收叙事医学的理学硕士研究生，该专业医学生需要学习叙事医学理论，参与叙事医学的实践活动。2010 年，由哥伦比亚大学叙事医学硕士研究生群体创办的《内膜：叙事医学》杂志（Intima：A Journal of Narrative Medicine）创刊。该杂志致力于推广叙事医学的理论与实践经验。通常，一个学科的建立应当有三个代表性的标志：在大学设立课程、组建独立的学科团体和拥有自己的专业期刊。自此，叙事医学作为一个真正意义上的学科开始建立。叙事医学的理论与实践研究并行不悖，研究结果如雨后春笋般层出不穷。

（二）我国叙事医学的发展现状

在我国，医学题材的文学作品出现得较早。早在 21 世纪初就有部分学者对医学题材的文学作品进行了叙事研究。2006 年，"叙事医学"一词最早出现在由刘衡翻译的"医学与文学的交集"的短文中。在 2010 年召开的北京论坛医学分论坛上，英国杜伦大学的安吉拉·伍兹（Angela Woods）批评叙事医学的文章"叙事医学的局限性"被论坛文集收录。2011 年，三篇由我国学者介绍叙事医学的原创性成果出现，分别是：《叙事医学——医学人文新视角》（张新军，2011 年）、《医学和医学教育的叙事革命：后现代"生命文化"视角》（杨晓霖，2011 年）、《美国叙事医学课程对我国医学人文精神回归的启示》（杨晓霖，2011 年）。以上成果详细阐述了"叙事医学"的内涵、理论以及对我国医学人文和医学教育的宝贵价值。因此，北京大学医学人文学院郭丽萍教授认为，2011 年是我国叙事医学的元年。同年，叙事医学座谈会首次在北京大学医学人文研究院召开，韩启德院士在会议上指出，"现代医学不仅要学会'找证据'，还要学会'讲故事'"。之后，南方医科大学开设了叙事医学公共选修课。2012 年，首都医科大学宣武医院神经外科开始实行全员书写平行病历，至 2018 年累计书写 2000 多份病历。同一时期，中国石油中心医院副院长李春通过叙事护理培训、叙事护理故事分享等形式，带领更多人领略到叙事护理的价值和力量。2014 年，王永炎院士在中国中医科学院中医临床基础医学研究所的读书会上提出，在新医改背景下，叙事医学与循证医学不可偏废，应当共同促进医学与人文的发展；同年，王永炎、杨秋莉等首次将叙事医学引入中医临床研究，并提出要充分挖掘中医医案医话中的人文特色，构建中医平行病历。

2015 年，由北京大学医学人文学院郭丽萍教授主译的丽塔·卡伦的叙事医学奠基之作《叙事医学：尊重疾病的故事》中译本出版发行。至此，国内叙事医学有了系统的理论指导，进入学科发展的快车道，在学术团体建立、杂志创办、医学教育等方面成果显著。2017 年，北京协和医学院面向研究生开设了叙事医学课程。2018年4月，中国老年医学会急诊医学分会成立叙事医学专业委员会。为了扩大叙事医学的影响力，我国急诊医学专业人员于2019年成立了"叙事医学传播学院"。该学院利用线上教学的方式，面向急诊医生普及叙事医学的理念和实践方式、分享医患之间的动人故事。2018年9月，《叙事医学》杂志成功创刊，成为我国第一本专门的叙事医学杂志。继2018年10月《叙事医学》被指定为国家卫生健康委员会"十三五"住院医师规范化培训规划教材后，2019年，国家卫生健康委员会"十三五"规划教材《临床医学导论》（第2版）也决定新增"叙事医学"一章。与此同时，叙事医学也被运用到临床教学中。2019年11月，继南方医科大学之后，海南医学院也将叙事医学设置为公共选修课。2018年11月15—16日，第二届北大医学人文国际会议召开，叙事医学创始人丽塔·卡伦在会上做了"叙事医学"主题发言。2019年起，以"叙事医学"为主题的学术会议接连不断地召开，许多医院和医学院校相继开设了叙事医学讲座、座谈会和工作坊。

从文学与医学，再到叙事医学，我国学者一直在为叙事医学的在地化发展努力，但仍需在理论研究和实证研究方面投入更多精力，进一步探索叙事医学实践的临床路径和教学方式，叙事医学与中国文化、中医文化的结合，叙事医学框架下医患的关联性以及临床叙事伦理等，使叙事医学真正在我国落地生根，从而促进医学人文的"落地"。

三、叙事医学的相关理论

卢里亚（Luriar）认为，19世纪神经学家与精神学家卓越的叙述能力，如今已荡然无存，须加以重振。事实上，疾病叙事不是后现代才有的新兴观念，而是古希腊医学里早就具有的叙事的艺术理念。这种纪元前的医学叙事理念一直延续到19世纪上半叶。因此，基于叙事的医学理念可以被认为是一种回归原始的冲动，是原始传统与先锋精神的结合。

疾病叙事和叙事医学兼具"话语"和"主体"两个方面。其中，"话语"来自于后现代思潮中的权力话语、批评性话语心理学、医学叙事话语以及话语与社会心理等理论；而"主体"则与现象学、存在哲学和现象解释学等有关。此外，后现代理论、社会建构理论、解构主义对"意义"和"自我"的独特解读都为叙事医学的发展奠定了深厚的哲学基础。

哥伦比亚大学的丽塔·卡伦的叙事医学研究团队在《叙事医学的原则与实践》一书中提到，叙事医学的理论基础是现象学和叙事解释学。

现象学关注活生生的主体的生存本身，力求不带存在预设的直观现象，设法避免一切预先强加于经验的曲解，强调将具身性的身体经验和语言作为身体表达。现象学并非把疾病当成患者某一功能的受损或丧失，而是转向关注患者功能受损后的生活体验和自我经历，关注患者的认知方式、生活习惯、能力、特质和行动等受到的整体影响和改变情况。

"自然需要说明，而人需要理解"，狄尔泰的这句名言是解释学的经典阐述。叙事解释学强调意义建构的动态的诠释过程及其叙事框架，探究意义行为是如何以及在多大程度上通过叙事来实现的，个体是如何通过叙事将自己与其存在的世界连接在一起，并将这个世界的文化与他们的大脑相结合的。另外，叙事解释学还认为故事具有积极、正向的解释作用，它们不仅能反映经历，而且同时能在双向交流互动的过程中不断重塑经历。

然而，我国的叙事医学并非丽塔·卡伦模式的中国复制、中国推广、中国实践，或是现有理论、方法和原则的线性传递，从平行病历到平行病理、平行决策、平行干预，从疾病叙事到健康叙事，从苦难书写到人生意义书写，而是哲学思辨引领下的生命境遇的新探索、中国新国情文化背景下临床叙事的新建构。

北京大学医学人文学院王一方教授认为，如果从哲学思辨的角度仔细揣酌，那么叙事医学的理论位阶可能还不止于此。他将丽塔·卡伦的叙事医学哲学支点进行了一次新的阐述，从存在论拓展到存在—共在论，构建起三级递进的模型，引领人们开启超越现象学的哲学思考，走向社会学的境遇分析之中。①第一级模型是实在论思维：哲学基础是实证主义，主张以科学的方法建立经验性的知识，重点关注器官、躯体、生物医学、共性、同一性、总体性、对象化、客观化、标准化、精细化和精准化等，追求干预、控制，主要目的是治病救人、救死扶伤。基本信念是，知识、技术、数据就是力量，其他内容都是虚无的。②第二级模型是存在论思维：哲学基础是存在主义，以人为中心，尊重人的个性和自由，关注患者身体—心理—社会—心灵的生活境遇，感受身体，超越躯体，提倡全人医学，挖掘患者的主体性、独特性，演进的时间性、因果 - 偶然性、复述（再现）苦难，彰显患者独一无二的世界观、人生观和价值观，包括生死观、疾苦观、医疗观、健康观、情感价值，从深度的医患对话中寻求共同理解，主要目的是对患者遭受和经历的苦难予以回应，而非仅仅简单地求医问药。原来的基本信念也得到拓展，即只有技术是不够的，还需要爱和豁达；仅有证据也是不够的，故事也是证据，故事（叙事）也能迸发力量。③第三级模型是共在论思维：哲学基础是共生主义，认为共在先于存在，共在境遇的存在才有意义，个体只有处于与他人的关系中，其意义才能得以彰显，关注主客间性、相遇、共情、对话、呵护，反思得更深入，延展平行思维，从平行病历拓展到平行病理、平行干预，开启共同决策模式的探索（共识），共荣包括患者人格尊严得以尊重、医患和谐关系的建立。由此，开启一条连接医生和患者的"共在—共情—共识—共荣"之路。

发展中的叙事医学，其理论基础也在发展中不断臻于真相，由抽象转为具体，由未知变为已知，这一切都需要我们开拓思维，走出教条，接纳分歧，反思实践，不懈探索，才能逐渐步入佳境，更上一层楼。

第二节　叙事医学的核心理念

一、叙事医学的焦点

（一）人与人之间的关联性

美国作家海明威曾经说过："谁都不是一座孤岛，自成一体。任何人的死亡都使我有所缺损，因为我与人类难解难分。"医患关系实际上是一种特定而又稳定的人际关系，具体来说，是指医生和患者在医疗过程中产生的特定医疗关系。医患共同决策和关系性医学都特别关注医生与患者之间的关联性，强调医生与患者之间的交往和互动对患者所产生的影响。关系性医学认为，医学的本质是医患的互动；叙事医学认为，如果医生可以用心、用情地倾听患者讲述的故事，不仅可以从只言片语中捕捉到有关患者疾病的信息、患者对自己为何患病的理解，还能进一步获悉患者心理、社会和灵性方面的需求，从而能够和患者一起搭建具有治愈效果的医疗关系。

从某种程度上说，临床工作看似是人与疾病之间的关系，但本质上却是人与人之间的关系。患者不希望医生眼中只有某个器官、系统的病变，把他们当成需要完成的"工作量"，而是希望医生展现出对一个活生生、有着七情六欲、处于痛苦旋涡中的人的理解和关心。具体而言，医患关系是代表健康人的医生与艰难处境中脆弱、痛苦和无助的患者之前的关系，他们由于在病因、疾病、治疗、死亡、情景和情感上的不同认识而存在着巨大的分歧。如果医生能够尊重每一个人的独立性和个性，作为一个人与同样是一个人的患者平等地交谈，真心实意地倾听患者的故事，就能更好地与患者建立关联，与患者一起并肩作战，陪伴患者使之充满勇气、正义和心存希望地面对未知，从而弥合医患之间的各种分歧。很多时候，医生可能认为自己在极度的痛苦、孤独以及在时间、年龄和疾病面前是无能为力的。但是，作为一名医务工作者，我们能够给予患者的其实远比我们想象的要多得多，我们的在场、我们的关注、我们的关心、我们的安慰都是我们可以给予患者的。

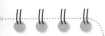

（二）人与人之间的共情

共情，又称同感、移情或同理心，最早于 1907 年被德国心理学家西奥多·利普斯提出。西奥多认为，在人际交往中，观察者会想象性地感知并经历被观察者的生理应激反应。尽管至今尚未有统一的定义，从关于共情的各种定义来看，共情其实是指包含两个方面的能力：一是从他人的视角进行想象和理解的认知能力，二是感同身受、感他人所感并显现出同情的情感能力。医学心理学界和医学教育界普遍认为，共情能力在培养良好的医患关系中至关重要。诸多研究已经表明共情对和谐的医患关系大有裨益。此外，共情还对患者服药和治疗依从性有促进，对临床治疗效果有提高，对医生的职业成就感亦有帮助；相反，如果不能与患者共情或者患者在就医过程中自我感觉没有得到医生的关心和共情，就有可能会使医疗纠纷或者诉讼增多、医患关系紧张、医生职业倦怠感增加、医疗环境恶劣。可以说，共情能力和叙事能力互为因果，有共情意愿的医生愿意聆听患者的故事，能够意识到患者所讲述的故事对患者自身的意义，并且会因为这个故事而感动，引导患者找寻到故事背后的意义，帮助患者一起采取适当的行动，这就需要发挥医生的叙事能力；而拥有叙事能力的医生也更能够站在患者的视角看待问题，学会聆听患者身体和主诉的病痛，从而能更好地与患者共情。冰心曾说过："爱在左，同情在右，走在生命的两旁，随时播种，随时开花，将这一径长途，点缀得花香弥漫，使穿枝拂叶的行人，踏着荆棘，不觉得痛苦，有泪可落，却不是悲凉"。医生通过叙事能力表达出来的共情就像是在患者漫漫人生长途中播种下的鲜花，这一路上尽管仍然不可避免地有荆棘和眼泪，但却因为这弥漫的花香使患者得到关爱，得到温暖，得以治愈，得以安宁。

（三）人类的情感

婴儿在全家人的期待中降生；母亲哀求医生想尽一切可能的办法，挽留患有急性白血病的孩子；一个带着孩子的女人却被婆婆要求为丈夫的肝移植手术捐献自己的肝脏；年迈的父亲独自躺在医院的病床上，弥留之际仍然盼望着大洋彼岸的孩子归来……生老病死、悲欢离合、求不得、怨憎的一幕幕情景时常会在医院"上演"。医院是一个充满情感尤其是负性情感的地方，羞耻、责备、恐惧、痛苦、无助和绝望等情感使医患之间的分歧之墙变得越来越坚不可摧。疾病给人们带来的痛苦和愤怒无法言喻。当你的母亲、你的孩子、你的丈夫或者是你自己身患重病的时候，所有的一切都会发生彻底的变化，曾经以为重要并持之以恒苦苦追求的事物（如学区房、业绩、升迁、名誉、GDP、股票等），跟母亲的病理检查结果或者孩子的白细胞计数比起来，都变得卑不足道了。

医生在照顾患者的过程中也会产生一些深切的、痛苦的情感：会因竭尽全力抢救患者却不得不面对患者的离世而产生自责和挫败，会因工作压力而产生焦虑、抑郁等情绪，会因失误和教训而感到困惑、怀疑和内疚，会因患者、家属或者同事的不信任而产生沮丧、愤怒和悲伤情绪。大部分医生，除了精神科和心理学医生，在从医学生成长为一名真正的医生的历练中，并没有学习过如何应对患者和自己的负面情绪。尽管医生也会因为患者的悲伤而悲伤，因为患者的痛苦而痛苦，但遗憾的是，医生的痛苦和患者的痛苦仍然没有合二为一。如果医生不能关注患者的消极情感，就无法真正站在患者的立场理解患者、与患者建立联系，无法洞察患者内心波涛汹涌但又无法宣泄的恐惧，甚至可能会引发医患之间的矛盾；如果医生自身的负面情绪不断累积，也会带来消极的后果，如职业倦怠感、自我效能低下，结果要么变得敏感和冷漠、要么会因为患者的痛苦而备受煎熬这样两个极端，感受不到医疗工作带来的快乐和成就感。因此，叙事医学提倡关注患者和医务人员自身的负面情感，通过细读文学作品与负面情感"寒暄致意"，通过书写与负面情感"握手言和"。

二、叙事医学的要素

叙事医学的三个要素指的是关注、再现和归属，它们是叙事医学的核心概念。具体而言，

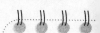

即关注具体的、受疾病折磨的人，倾听患者的故事；再现关注过程中接收到的信息，并赋予其恰当的意义；通过关注和再现，与患者建立积极的关系，使其产生归属感。要理解和实践叙事医学，无论如何都离不开这三个要素。

（一）关注

诺丁斯认为，关怀与被关怀是人类的基本需求。人们都需要其他人的关怀，需要被关注、被理解、被给予、被接受、被认同和被承认。叙事医学关注的重点是具体的患者，痛苦与绝望中的患者、有过去和家庭的患者、有思想和追求的患者，具有主观能动性的患者，即关注患者的心理、社会等因素，也就是患者的故事。任何医疗卫生工作都是始于对患者的关注。患者的主见、思想和情感都应该作为保持其身而为人的完整性的一部分而被听见、被看见、被感知。医生是对千里迢迢而来、几经颠簸、灵魂破碎的患者的疼痛、苦难、担心、苦恼和疾病的关注者，而不是高高在上发号施令、操控人生的权威人物。有时，甚至在对患者进行一系列检查和治疗之前，医护人员就已经见证了他们的苦难和困境。但是，无论医护人员是照护治疗前、治疗中的患者，还是创伤后应激障碍或慢性病患者，都必须从倾听患者的故事、核实自己的所见所闻开始。

关注的状态并非简单的、容易达到的。倾听是关注的开始，但医生总是被抱怨不听患者讲话、对患者讲述的内容不感兴趣、打断患者说话，或者对患者抱有偏见、不回应他们所关心的问题。出现这种状况的原因大都是，医生认为患者简单描述一下就知道怎么回事了，不需要讲述过多内容；或者患者表达不清楚，还不如做各种检查，没有必要听患者讲述过多；或者在有限的时间内需要诊治较多患者，根本没有时间听他们讲故事等。但事实上，每个患者的个人特质、情感价值、应对方式、生活习惯、社会支持及社会经济状况等通常与其病情息息相关。每个患者的想法、担心和期盼也是医生必须了解的。如果医生能够理解患者的这些情况，并给予必要的回应，那么患者就会感觉这次就诊很有意义，或者收获很大。下面采用叙事医学的方式对本章开篇医患之间门诊交流的案例进行改写，这一次患者感受到的就医体验会大有不同。

医生：您哪里不舒服？

患者：耳边一直嗡嗡作响，而且只是右侧……

医生：持续多长时间了？

患者：有5个多月了，从过完年后不久就开始，因为（新型冠状病毒肺炎）疫情，一直待在家里隔离，也没去医院，一直持续到开学……最近两天感觉耳边"嗡嗡"地响得更厉害，所以来看一下情况。

医生：以前有过类似的经历吗？耳边的响声是持续的还是会有间断，可以描述一下是怎样的声音吗？

患者：以前也有过耳鸣的时候，持续时间没有这么长，可能是洗澡时耳朵进水了吧，后来就自行恢复了，也有到医院就诊。但是最近从早到晚耳边一直响，具体也无法形容是什么声音，像是火车开过"轰轰"的声音，又像是二尖瓣狭窄时的"吹风样"心脏杂音。我每天都会被这种噪声"吵"得很烦躁，无法集中注意力，情绪也不好。

医生：那您觉得是什么原因造成这个情况的呢？

患者：我也不知道，我猜会不会是中耳炎，因为在网上查了一下，可能会和这个情况有关。

医生：那我帮您检查一下耳部。另外还有什么其他症状吗？例如，耳部疼痛、眩晕、血压下降，或者是突然的听力下降？

患者：好的。这些症状都没有，就是右侧耳边也有声响……

（医生走近患者，用额镜检查了一下其外耳情况。）

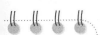

医生：没什么问题，耳廓没有红肿或包块，外耳道也没有脓液、耵聍，鼓膜完整。建议您先做一下听力检查，看看听力情况。

患者：好的，谢谢医生。

（做完检查，给医生看检查报告。医生仔细地看了报告，帮患者分析各种指标）

医生：听力水平与正常值相比是低的，但问题不严重，有可能原本您的听力情况就是这样子的。

医生：您是从事什么工作的，最近有什么事情发生吗？

患者：我还是一名学生。最近快要中期考核了，但我觉得自己还没准备好，同时还要实习，没有充足的时间准备，压力有点大。我每天都会熬夜，要么在实习，要么就是一动不动地坐在电脑前……

医生：耳鸣产生的机制比较复杂，这些检查结果显示都没有明显异常，主要可能与压力大、熬夜、缺乏运动等有关。您已经是今天上午第三个耳鸣的患者了，而且你们都是年轻人！前面那个小伙跟您一样，也是由于压力太大。目前，临床上还没有统一的、有效的耳鸣治疗方法。我先帮您开具一些营养神经、放松心情的药物，回去后注意好好调理身体，吃好、喝好、睡好，不要去想"耳鸣"这件事。尽量不要熬夜，每天早点休息。同时，也不要给自己过大的压力，身体是革命的本钱，抽空多做运动，有助于缓解或释放压力。

患者：好的，谢谢医生，我之前都被自己的胡思乱想吓到了，还以为自己患上了严重的器质性病变，这下放心多了。回去后我会好好休息、好好放松的。

……

在上述问诊过程中，医生采用谦逊、包容的态度以及开放式的询问，鼓励患者讲述自己的生活故事，在共情的基础上对患者的境遇表示理解，将所获得的所有关于患者的疾病信息进行整合，回应患者的困惑和期待，化解患者的担心和忧虑。患者也坦诚且详实地说出自己患病的心路历程，感受到自己的情况被医生所充分理解，从而放下了心理负担，表达要积极改变生活方式、保持心情愉悦的意愿。医生通过真正地关注患者，可以达到有效的医患沟通，这显然有助于诊疗效果的提高。这个过程对患者来说，以其特有的应对焦虑的方式、对创造意义的处理，能够澄清和披露自我，将会引起实质性的个人改变。

（二）再现

在叙事医学中，关注之后的下一步是再现。再现是指临床工作者必须通过反思和想象，创造性地理解和加工其所看到、听到和感知到的，并赋予它们新的形式和秩序，从而从感知中积极地创造出罕见的价值和意义。相应地，再现力是融合医患视角，完整地构建患者的故事，适当表达同情与关切，正确诊断疾病的能力。卡伦认为，再现是通过反思性写作的方式得以实现的。尽管没有接受过系统的培训，医生仍然能用朴实无华的语言来描述他们在照护患者过程中的所闻、所感。再现的价值存在于被再现的事物中，存在于患者的叙述中。所有的关注行为，无论是由文学家、语言学家、心理学家来完成，还是由医生、护士、麻醉师或社会工作者来完成，都在形式中达到高潮。这种形式指的是通过言语或视觉媒介，进行赋予形式的审美实践，这样才能使关注发挥作用，并将关注指向治疗关系。

这种真实的关注状态与在叙事写作过程中产生的再现之间似乎存在着奇妙的相互作用。关注是再现的前提，再现是关注的必然结果。没有再现，关注就不可能实现，也不可能起作用；同样，没有关注，肯定就无法再现。然而，也有医务工作者对其产生质疑，他们认为在繁重的临床、科研和教学任务之下再去写作，会给他们增加额外的工作负担。但是，见证并再现真实场景中所看见、所经历、所感知的事物并非只能通过书写平行病历来实现。书写平行病历当然是一种不可或缺的再现手段，但在与患者日常交往的过程中，再现通常会是必不可少的工作，如果遇到表述不明、叙述不清的患者，医生就需要对患者所讲述的话语根据逻辑思维进行加工，理清患者的叙述条理，填充叙事情节，并反馈给患者进行求证，这种看似微不足道的细小再现对诊断是非常重要的。由此可见，见证每分每秒，再现每时每刻，不过是医学实践的常规行为。

（三）归属

归属是叙事的结果，在关注和再现之后，螺旋上升产生的相互信任的医患间的伙伴关系就是归属。在叙事医学中，医患关系其实是相互的、相对应的。正如尼采所说，"当你凝视深渊时，深渊也在凝视你"。如果患者的人性得到全方位的尊重，那么医生的人性同样也会得到更好的展现；相反，如果患者的人性无法得到尊重，那么医生的人性也终将会泯灭。如果医生和患者一致认为他们是共同面对疾病的战友，需要相互信任、相互合作、相互起作用，那么这样的医患关系就会给患者带来更好的就医体验、更佳的治疗效果，同时也会给医生带来更高的职业身份认同感和满足感。为了与患者形成相互信任的伙伴关系，医生必须具有谦卑、和善的仁爱精神和一定的好奇心，通过放弃自我，暂时忘记自己医学专家的身份，对前来求助的这个人感兴趣，充分了解他的想法、担心、恐惧和期盼，从而搭建生命共同体的关系。医生需要认真地聆听患者的表达，关注患者的言语、语调、沉默、动作、神情、情绪和姿态等，满怀关切地吸收并整理患者提供的各种信息，然后再反馈给患者，再现所听见和所看到的内容。在这一过程中，医生向患者表达的讯息是："我非常认真地听了您讲的话，以上是我听到的全部内容，我认为这是您想要告诉我的观点、担心和期盼，对于您的问题我们有这些解决方案"……如果倾听者能够正面地反馈其所见证的讲述者所讲述的内容，并进一步求证，双方都确认无误后，就会建立起归属关系。

马克思曾经说过："人是全部社会关系的总和"。人们每天生活在各式各样的关系中，并在这些关系中找寻和获得人生的意义。叙事医学最关注的中心议题就是因疾病和医疗而引发的各种叙事关系。叙事医学最重要的目的就是建立关系，不仅局限于医患关系——这当然是医疗背景下最重要的、叙事医学最看重的关系，同时也包含医生与自我（自己职业）的关系、医生与同事的关系以及医生与社会的关系。医生与自我的关系，是叙事医学语境下对应的所有关系中最重要的一组关系，也就是医生自我身份和人生意义的构建。如果医生无法感知到自己工作的意义、无法理解患者的困境与苦难，或者与患者的关系紧张，那么其个人成就感就会降低，职业身份认同感就会减弱甚至缺失，并容易产生职业倦怠感；而职业倦怠感反过来又导致一系列负面结果，包括情绪低落、共情能力减弱，医疗失误增加，对职业没有认同感、归属感，甚至形成恶性循环。医生与同事的关系可以分为纵向的和横向的关系。纵向的关系包括各层级同事之间的关系，横向的关系包括医生与护士、医技人员、社会工作者甚至全院同事的理解及合作关系。医生与社会的关系往往能够反映从医环境的好坏，它建立在医务人员主动向社会发声的基础上。医生要意识到自己的社会责任和从事医疗工作所产生的社会责任。虽然这四种不同的关系所指向的对象不同，但是都需要通过关注、聆听、反思、回应来建立和改善。无论是患者还是医生，无论是讲述者还是倾听者，无论是参与者还是观察者，都需要与对方缔结爱的关系，安顿彼此的灵魂，成为对方的归属。

第三节　叙事医学的工具和技术

叙述医学的意义发生在讲述者与聆听者之间的身、心、灵相遇之时，通过故事寻找被临床遗漏的证据，使医生与患者最大限度地形成视域融合，弥合分歧，相互共情，从利益共同体升级为情感—道德—命运共同体。通过对人类命运与苦难的深切关怀和探索，实现医患和谐与社会公正。随着医生关注和再现患者疾病故事能力的提升，以及与患者归属关系的建立，如今的临床实践正在悄然发生着变化。通过运用叙事医学的工具和技术，医生的叙事能力有所提升，

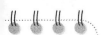

与患者的关系也有所改善。叙事医学的温度让爱更加沁人心脾。

一、叙事医学的意义

在循证医学快速发展的当下，叙事医学直面医学的现代危机，意在寻求技术与人文的契合。叙事不仅是工具，而且是价值；既是一种具体的疗法，也是一种疾苦观、生命观和医学观。叙事医学逐渐显现的重大意义将带领医护人员提升临床医学的精神境界，超越时空，将现在、过去和未来连成一个整体，超越躯体，整合"身体—心理—社会—心灵"4个层次的需求，推动工具（实用）医学朝着价值（理性）医学的方向蜕变。

（一）弥合医疗卫生中的分歧，改善医患关系

虽然医生诊室里每天发生的情况都非常复杂，可能还会有不好的后果，但是身处其中的医生和患者并没有为他们之间的临床相遇做什么准备。他们使用不同的语言，拥有不同的世界观和行为准则，一旦发生任何差错，他们便相互指责和推诿。一方面，患者觉得自己被医生抛弃了，认为医生不相信他们说的话，对他们的痛苦嗤之以鼻、充耳不闻；另一方面，医生也因为患者对现代医学不切实际的幻想而感到无可奈何，觉得他们无法逆转由于不健康的生活行为方式、错误的选择或者坏运气所招致的严重后果。出现这些现象的原因是：患者和医生之间存在差别，而两者之间最明显的差别就是患者和健康人之间的差别，他们对死亡、疾病及病因等的认知都存在着巨大的分歧。医生的世界和患者的世界，不是同一个世界。一个是接受我们都将死亡这一现实的世界，一个是无法想象死亡的世界；一个是被观察、被记录的世界，一个是被体验、被叙述的世界；一个是寻找证据、病因和病理指标的客观世界，一个是倾诉心理和社会痛苦的主观世界……

虽然医生和患者之间由于对死亡、病因、情境和情感的认知差异而存在分歧，但是这些分歧可以由致力于改善临床医疗环境的医患双方借助叙事的方式来弥合。首先，叙事医学可以借助疾病打开主体的自我认识之门。对于患者来说，疾病是一扇有助于认识自我的大门，推动着他们明确自己的生活目标和价值取向。个体只有当患病时，才会觉得生活中的其他事情不值一提，才会开始认真审视自己和身边的人，才会问自己："我是谁？生命对我而言意味着什么？我生命中最重要的是什么？谁是我可以信任和依赖的人？我可以承受怎样的挫折和痛苦？"叙述患者的疾病故事、生命故事并非简单地描述事件，描述时空的推移和转换，描述自己，而是在叙述中整理自我、寻找自我、发现自我、体验自我、认识自我。在医患交流中，患者在讲述时可以体会到那些自己从未说出口的故事所承载的重量，可以感知到那些自己内心深处从未被挖掘的想法和感受所带来的震撼。也许患者自身都没有意识到这是一个自我认知的过程，但是事情就在叙事的过程中悄然地发生着变化。在这一过程中，医生对患者的回应至关重要，需要回应他们的无助、悲伤和绝望，回应他们的痛苦、担忧和期盼。

首先，对于医生来讲，倾听是认知患者，也是认知自己的过程。在倾听患者疾病叙事过程中的关注非常重要。医患关系的语言学研究认为，医患之间亲密、融洽的关系并非通过"日久生情"的方式逐步建立的，而是取决于是否"一见钟情"。因此，与患者的第一次见面非常重要，因为医生的手势、面部表情和肢体语言都会给患者发送重要的信号，通过这些信号，患者会选择向医生讲述一个什么样的故事，甚至倾吐出一些通常不会告诉医生的事情。相应地，医生也会根据患者的面部表情和姿势试图理解患者，努力与患者建立和谐、融洽的关系。在倾听的过程中，叙事者的故事对倾听者来说是一个完全陌生的世界，倾听者会徜徉在叙述者的讲述内容中，并努力寻找与自己相关或者能够引起自己共鸣的那一部分，以这一部分为切入点对叙述者的故事进行回应和反思、体验和回味，从而将自己带入一个全新的世界——倾听者与叙述者彼此产生共鸣、相互联系、思想发生碰撞的世界。在这个世界里，倾听者可能会对自己有新的认识，可能会对世界也产生不一样的看法。倾听者与叙事者相遇并产生共情的这个时空，能

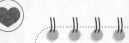

够给予倾听者发现自己、认识自己和接纳自己的平台。医生在倾听的过程中，不仅是吸收和理解患者的疾病故事，也是通过与患者的互动从侧面认知自己的过程。医生也需要被倾听，而他们的内心正是在与患者的共振与共鸣中被听见的。从这个意义上说，医生不仅是叙事医学的实施者，而且也和患者一样，同为叙事医学的受益者。一旦通过爱的奉献拥有了见证他人痛苦的能力，通过勇敢的心具有了承担见证他人困境的责任心，医生在临床实践中就具备了爱的渗透力，能够感受他人的疾苦，倾听他人的内心，用他们的自我服务于另一个自我（与患者感同身受、产生共鸣的那一部分自我）。

其次，叙事可以有助于摆脱确定性。个体的确定性来自于既定的社会结构所赋予的角色规定，也就是说，个体通过学习将生活世界的既有结构内化为个体的人格结构之中。医生和患者作为独立的个体，都有各自的自我确定性和身份视角，医生被局限在"医生"这一身份角色中，患者则被限定在"患病的个体"这一群体中。患者带着病痛向医生述说他们由疾病引发的心灵之痛，而医生对患者的叙事内容进行过滤，根据自己所学的医学专业知识和经验，寻找患者叙述内容中与已有的医学知识相对应的部分。在这一过程中，患者的情感在不知不觉中被抛诸脑后。而叙事医学直面医学的技术性时代危机——随着人们生活水平的提高、人均寿命的延长、慢性病时代的到来，现代医学从无所不能逐渐衰退为力不从心。阿图·葛文德在《最好的告别》一书中写道："生命必须穿越复杂性（混乱、麻烦、不确定性、偶然性、多样性），然后追逐纯美的境界，但是完美永远无法抵达，生命必然走向涅槃……无论是医生，还是患者，都要接纳临床的复杂性，预设一份豁达，才能体验征服技术和超越后的愉悦；才能体验到医术是心术，不可先知、不可全知的不确定性。一半是直觉思维（叙事思维），一半是循证思维（精准医疗），二者相互交融，有直觉后的循证，也循证后的直觉。"叙事医学能够为我们摆脱自身的束缚，摆脱自身的确定性提供新的思路，让我们试图运用共情和想象力进入他人的叙事世界，在与他人接触的过程中拓展自己的心灵。医生要摆脱医学的确定性和对确定的医学知识的崇拜，把普适性的医学和特殊性的患者完美地结合起来，从而为患者找到一个既精准、合适，又能关怀、治愈患者的治疗方法。

最后，在正确认识自我、摆脱确定性的基础上，叙事还有助于在自我与他人形成的主体间性中产生与他人的共情。主体间性，是一个相互的关系，就是当两个主体，或者说当两个真正的自我相遇时发生的情景，自我在与他人的相遇中复活。通俗地说，人们不能单独成为自我，自我只存在于与他人的关系中。当医生将患者当成主体的个人时，医生才将自己也当成主体的个人；当医生将患者看成客体的疾病时，医生也在同时将自己的工作机器化。叙事医学强调医疗语境下主体间关系的独特性，更多地关注患者的与众不同和唯一性，而不是关注某种疾病的特点，其核心是共情与反思。在倾听患者叙事的过程中去体味、体会和体验患者的经历和遭遇，能够更好地与患者共情。联系自己的经历和遭遇去体会患者叙事文本中所描绘的经历，能够促进自己的反思。叙事医学就是这样，通过医生和患者彼此认识自我，摆脱各自的确定性，再与对方形成主体间性，使医生与患者能够站在对方的立场上进行视域融合，产生共鸣与共情。通过倾听患者的叙事步入患者的世界，发送友好合作的信号，试图理解患者的生命故事，解释、吸收叙事内容并为之感动，从而改善医患关系。

（二）增强对患者的尊重，改写生命伦理

实现尊重的第一步就是关注。叙事医学的核心要素之一关注就强调医生对患者的尊重。在现实生活中不难看到，与近乎严苛的专业技术训练和理论学习相比，很多医护人员缺乏社会生活的历练和经验，长期生活在学术的象牙塔里让他们难以走进患者的内心世界，并常常低估患者的疾病故事和生命历程对医疗过程和医患关系的影响。叙事医学提倡的关注能力是赢得患者信任、尊重、理解的基础和前提，也是给予患者尊重的首要步骤。医生在疾病诊断和治疗的过程中往往容易忽略患者的讲述，很可能不利于抓住患者疾病信息的蛛丝马迹，也可能降低患者

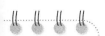

的主观能动性，无法调动患者积极配合治疗。一千个读者就有一千个哈姆雷特，同样，一千个患者就有一千种人生际遇和疾病故事。培养医生的关注能力，旨在帮助医生把自己的专业视角搁置一旁，抱着"一无所知"的好奇心，走出"高高在上"的医生的世界，转向体验患者的世界，挖掘患者作为主体的个性与独特性，寻找他们内心世界中对疾病治疗具有积极意义的体验和经历。只有当医生将自我放逐，走出职业边框，以忘我的状态进入患者的世界，接纳患者的疾病故事，尊重患者的独特性，想患者所想，忧患者所忧，乐患者之乐，才能真正地与患者同在、与患者共情，从而改善医患关系。

通过医患视域融合，医生开始关注患者的疾病故事时，就意味着已经站在人与人之间相互尊重和相互平等的伦理原则上。不仅如此，叙事医学还试图改写长期以来生命伦理学主要关切的初衷。这些关切包括知情同意、不伤害、有利、资源分配公平、保护患者的自主性等，而这最初是由对医生医疗行为的质疑所引发的，因为伦理学家们预设医患之间的关系是"对抗性"的，担心如果在医患关系中医生的权利过大，他们就有可能利用患者，甚至给患者造成伤害，因此要监督医生并提醒患者防范医生。事实上，医患关系不是，也不应该是充满敌意、相互利用、相互指责的对立关系，如果从"必须保护患者免受医生伤害"的视角来看待医患关系，就已经限制了它朝着真正关怀、治愈的方向发展。叙事医学的理论和实践掀起的思想浪潮也给今天的生命伦理学带来了启迪，不把医患关系看成是以契约为基础的、潜在的对立关系，而是以信任为基础、为临床善举提供契机的主体间关系；不把医学看成是一项修补患者器官的技术，而是将其理解为一个独立的主体进入到另一个独立的主体、二者在相互共情的相遇中共同构建主体间性，相互关心、相互信任、相互照耀彼此的目标、希望和期待，为对方带来勇气的艺术。因此，我们不仅要在面临疾病和死亡时判断对方的行为，更要在这个过程中谦虚地陪伴彼此。

（三）重视疾病意义的探索，努力实现社会公平与正义

叙事医学具有颠覆性、革命性和创新性的本质，更加重视作为生命的个体对于自身生命的贡献。比起任何晦涩难懂的专业术语，带有生活知识和生活轨迹的具体语言更能反映出患者作为独立的生命个体正在面临的问题及当下的需求。叙事医学能够提供一些可及的途径，激发医生、护士、医技人员、社会工作者以及患者之间对更深的恐惧和最大的希望进行深层次的交流和沟通的愿望，促使他们共同努力，塑造更加公正、人道、富有成效的医疗卫生体系。

叙事医学的发展赋予了患者更多的自主性，使他们的主体意识日益增强。曾经被边缘化和被忽略的患者群体，开始主张并捍卫自己的权利，使患者逐渐意识到个体独特性在社会关系中的能动作用。患者开始学会拒绝接受医生单方面地支配或者被动地充当医患交往中的客体角色，而是尝试努力发挥自身的主观能动性，关注并承认自身的独特性，并逐渐为自己的健康和福祉发出自己的声音。患者开始建立与包括医生在内的医务人员之间的平等关系，并且呼吁医务人员及社会的公正对待。然而，赋予患者自主性并不意味着医生的不作为。叙事医学助力医护患共同决策，不仅需要遵循最适合患者个体、充分尊重患者意愿、与患者达成共识的原则，而且要满足可选方案具有科学依据的最基本的要求。例如，面对一名不得不进行子宫切除术、却在手术之前迟迟不肯签字的女性患者，医生既不能坐以待毙，听之任之，也不能埋怨患者蒙昧无知、"自讨苦吃"，而是通过与患者进一步沟通、对话，向其仔细讲解有关切除子宫的影响、风险和益处，鼓励患者说出自己的顾虑、担忧与不安。就是在这样的叙述过程中，患者的经历、观点、想法、担心和期盼以及他们身上所具有的独特性才能真正地得以展现。

叙事医学的发展也赋予了医生更多的归属感，无论是与患者的关系、与自我（自己职业）的关系、与同事的关系还是与社会的关系。医生和患者一起经历成功和失败，为他们的感动而感动，为他们的改变而改变，选择与他们同在，选择与他们携手并进。通过倾听他人和自己的故事，医生不仅能够逐渐地认识到自己到底是谁，也逐渐成为自己想要成为的人。同时，叙事

医学也使医生作为一个个体，与其他医务工作者之间的关系更加密切。医护人员在一起敞开心扉地讨论如何面对自己健康的生命与患者生死的交汇，找到应对工作中失败和悲伤的办法；如何在跨学科的团队中建立同伴支持，加强医务工作的有效性，提升职业精神；如何夷平权利差异，应对医疗卫生系统内的不平等和不公正；如何关切诗和远方之外成千上万生活在社会"结构暴力"之下的贫困人群的苦难，从而在最广泛的世界框架下为提高人类健康做出贡献。

叙事医学旨在公平、公正地对待每一个个体，包括患者和医生，摒弃以往单向权利偏颇、医生充当父权角色的医疗模式。只有当社会确立起日益公正的基本运行规则，人的自由、平等、全面发展才能获得越来越坚实的社会伦理基础。只有给予每个患者足够的关注、关心与尊重，才能建立起日益公平、公正的医患关系，才能使医患关系朝着和谐、平衡的方向发展。

二、叙事医学的工具

在临床实践中，叙事已成为医患之间沟通、交流的重要媒介与工具，更是患者再现自己疾病表征的重要表达方式。正如美国医学人文学教授凯瑟琳·亨特所说，"叙事是连接医学理念和实践的桥梁"。与患者进行疾病叙事时，医生往往需要将所学的叙事理念和叙事知识巧妙地运用于临床实践当中，关注叙述事件过程中患者如何具体表述疾病的症状与客观体征等情况，以便在主观思考后更大范围的"客观"上更加全面地了解病情并作出准确诊断。构建叙事能力是实施叙事医学的关键。丽塔·卡伦认为，细读文学作品和写作能够更好地培养医生的叙事能力，即认识、吸收、解释并被疾病的故事感动的能力。具体来说，医护患叙事能力主要表现为关注力、再现力、互纳力和反思力这四种综合能力。而叙事能力的内化过程必须经历两个重要阶段，首先是叙事性文本细读训练，其次是反思性写作，这是落地叙事医学的两个重要工具，前者必须以后者为基础，后者是前者的检验工具。

（一）细读

细读被丽塔·卡伦称为"叙事医学的特色工具"，她在 2017 年所著的《叙事医学的原则与实践》一书中再次详细地阐述了对细读更深层次的认识。医生通过聆听患者描述各种症状、活动、知觉、情感和事件，观察患者的各种神态、姿势、动作等非语言行为，从故事中觉察出一些不寻常的诊断线索的过程，和阅读故事情节的过程是异曲同工的。正如细读文学作品可以帮助人们发觉自己原本可能忽略的事物或者细节，经过细读训练，医务工作者也能更好地发现患者想要传达和潜意识里试图传递的信息。细读文学作品不仅能够教会医生和医学生专心致志而游刃有余地阅读复杂的文本，也能教会他们带着细致入微而深中肯綮的理解力来聆听疾病的叙述。文本细读能够培养医务人员聆听故事的能力、再现故事的能力和反思故事的能力，激发他们去洞悉人类的共同经验或反应模式、洞悉每个人的独特之处并丰富语言与思想，可以加快医学生和年轻的医护人员的社会化进程。有研究表明，与阅读非文学作品的对照组相比，阅读文学作品的实验组在揣摩他人想法和意图的心智解读、社会感知能力和情商方面的表现更好。

丽塔·卡伦将休闲阅读或者随意的、技术性的或信息获得型的阅读和精细阅读做了细致的区分：前者的目的是娱乐、消遣和习得某种具体的知识，仅仅是为了满足娱乐、休息和学习的需要；精细阅读的经历就像是一项高消耗性的活动，读者要为一个要求很高的活动运用身体的每一个部分，尽管最后感到筋疲力尽，仍然十分快乐和满足。换句话说，精细阅读需要读者发挥全部的智力、情感、能力、专注力、想象力、创造力、隐喻想象、道德对抗，达成自我审视和认同的意愿，并且勇于直面挑战，在与文本的对话中不断推翻和重塑对自我、他人和世界的认识。作为细读者，要注意到体裁、框架、措辞、时间演进、空间描述、隐喻、典故、叙事者、叙事角度对理解文本故事中人物的关系、事件发展环境、事件的走向、事件的高潮、人物的选择等方面的影响，以及在未知的情况下，人物之间如何妥协和解、如何与环境和解、如何忍耐由此产生的不确定性和多重复杂性。

非洲经济学家、作家丹比萨·莫约曾经说过："种一棵树最好的时间是十年前，其次是现在。"这句话同样适用于培养细读习惯，一方面要在医学教育中加入文学课，另一方面也要积极推广叙事医学，吸引更多教学、医疗工作人员参与到叙事医学实践当中，鼓励临床医生在忙碌的工作之余进行变革，从一段话、一页文本、一个故事开始，逐渐培养自己细读文学作品的能力，针对性地安排阅读、解释文本等方面叙事行为技巧的训练和实践操作，使医学生与教师之间、教育与应用之间、理论与实践之间形成良性互动。这种阅读习惯一旦形成，就不会轻易丢失。通过细读文学作品养成的关注细节的习惯在临床实践中医生与患者相遇时会起到令人惊叹的作用，对双方都大有裨益。下面是宁波市第一医院急诊科主任写的一则案例。

　　一位女性患者，39岁，长期从事外贸工作，晚餐后突然剧烈恶心、呕吐，呕吐物都是晚饭的饭菜，不久后全身发绀，神志不清，呼之不应，被家人送到医院抢救。一起吃晚饭的女儿和丈夫，却没有出现类似反应。值班医师诊断是食物残渣吸入呼吸道造成阻塞，立即行紧急气管插管。为了尽快清除气管和支气管内的食物残渣，特邀请纤维支气管镜和呼吸科医师急会诊。当纤维支气管镜进入气管内时，却发现仅有少许胃内容物，患者并非大量食物误吸引起的呼吸衰竭。

　　诊断迷失了方向。值班医师立即报告医院行政总值班、医疗总值班、二线值班医师和ICU医师会诊，所有相关科室都出动了，急诊室人头涌动，如同集市。实验室各项检查结果都出来了，依旧找不到答案。值班医师越想越蹊跷，情急之下打电话向我求助。

　　我猜测有中毒的可能性，在电话里追问病史细节。患者最近几天一直在家工作，没有外出过，也没有买过新的食物，而且一直与家人一起吃饭。当晚，患者女儿和先生好好的，似乎可以排除中毒的可能。随即要求告知实验室检查结果，且先发血气分析报告。果然，高铁血红蛋白达到了71.8%，意味着亚硝酸盐中毒。

　　按照亚硝酸盐中毒的思路抢救，亚甲蓝静脉滴注，同时给予抗感染、化痰、升压、补液、镇静等治疗。20小时后，患者情况明显好转。2天后病情稳定，转回普通病房，抢救很成功。

　　我始终觉得这个案例不像表面看起来那么简单，在后续与患者朋友的交流中，发现了患者夫妻关系不和谐。患者朋友报警，警方立案调查，真相是丈夫投毒。最终，罪犯被逮捕归案，受到了法律的制裁。

（摘自《急诊医师值班日志》）

　　这个案例从侧面告诉我们，在叙事医学中，了解患者的生活背景和社会文化脉络非常重要。只有细读疾病的故事，才能深刻理解和读懂疾病。只有具备细读技巧的医务工作者通过一些必要的手段，才可以跨越医患之间的鸿沟，理解患者讲述的形式、情节和时间的发展，从而真正地帮助患者。

　　（二）写作

　　写作是叙事医学的第二个工具。如果说细读是思辨力和创新力的重要源泉，那么写作就是认识、理解和接纳自我以及自我与其他主体之间关系的重要工具，也是将经验转化为知识、情感、技能和态度的关键过程。在丽塔·卡伦早期的著作中，写作具体指向"反思性写作"。哥伦比亚大学后来又把创意写作也加入到叙事医学的写作方法中。

　　语言不仅反映可以现实，语言还可以创造现实。在由语言表达出来之前，意义和理解还不存在。反思性写作描写和记录个人主体对自己所经历的事件、人物、环境和情节的想法、感觉和理解，重点在于反思。反思性写作是现阶段我国实践叙事医学的主要工具，其主要表现形式是书写平行病历。平行病历，也被称为"影子病历"，它不同于临床工作中诊疗常规指导下的标准医院病历，而是要求医生和医学生推行床边叙事，以一般性语言和第一人称为接诊的每一

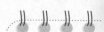

位患者书写一份与普通病历迥然不同的人文病历，再以小组讨论的方式来分享对他人疾苦的深刻理解和自我诊疗行为的深切反思。通过描绘患者鲜明的个性、阅读迥异的疾苦叙事，靠近患者的内心、走进患者的世界，重新讲述疾病背后不可名状、无法言说的故事，穿越疾苦体验、成长伤痛、生活境遇、心灵颠簸、社会地位，直抵疾病的意义，同时反思医学的价值和功能。书写平行病历的目的是使医生理解患者的经历和感受，达到与患者的共情，并且训练他们的批判性思维与反思能力，由此来提升仁慈与仁爱、治疗与照顾并重，技术与人文并举的职业精神。

丽塔·卡伦将书写平行病历作为临床医生每天的人文必修课，从中不仅可以了解疾病中患者的情感变化，表达对患者与病魔抗争所展现出的强大勇气的敬畏与谦卑，而且在一定程度上能够纾解同处临床环境中的医生和患者在面对疾病时的孤独、无助与愤怒，反省个人行为中的羞愧之处。为同一个患者书写不同类型的临床病历与平行病历时，首先要将临床思维与人文思维相结合。平行病历无需对患者生理、病理指征进行过多赘述，而要用非专业性、非技术性的文字如实描绘患者包括身心多层次感受的个体疾苦体验，将患者疾病叙事与临床病历中体征、病因、病理的诠释相融合，从而实现人文思维与临床思维的互补。其次，要促进医生对患者的情感认同以及对自我的身份认同。不仅要鼓励医生对患者病情进行全方位的观察，尊重患者的个体体验和意愿，而且要善于捕捉并记录患者与其接触过程中的身体或语言反应，辨别潜藏其中的信息反馈。更重要的是，要着力推动医患主体间性关系的融合。书写平行病历，对医生来说不仅是在诊疗过程中关注患者的疾苦故事，提高共情能力，更是记录医生个人的成长经历。在平行病历写—读—听的各个环节中，通过书写、朗读和小组成员倾听分享，促进医生在医疗环境中的自我剖析、自我反思和自我定位。

创意写作是哥伦比亚大学继反思性写作之后采用的另一种用以培养关注、再现以及与患者建立归属能力的方式。创意写作是在细读过文本的形式和情节后，给学生一个开放式的写作题目，让学生充分发挥想象力、认知和创新的能力，站在患者的角度，把自己的思想和想法外化，允许自己沉浸在不同的处境中。在这个环境中，有充满独特性的患者，有不可避免卷入其中的家属，也有不确定性、模糊性、复杂性和多重解释、多样抉择以及多种结局，从而再现真实的临床环境。

三、叙事医学的技术

叙事医学的中心议题是通过提升医、护、患三大主体的叙事素养和人能够力，构建和谐的多维度生命健康关系。在临床医疗工作中，护士比医生接触、陪伴和照护患者的机会更多，更容易发现患者的心理和精神需求。因此，叙事护理作为叙事医学的分支应运而生，并且在我国的发展呈现一枝独秀的景象。叙事护理源于叙事医学，是指把后现代一种心理学叙事治疗的理念和方法运用到临床护理中的心理护理工作模式。借用叙事治疗的理论和方法，叙事护理已经发展出一套较为成熟的实践方法和技术，具体包括五种基本技术：外化、解构、改写、外部见证人和治疗文件。值得注意事的是，这五种技术是可以根据情况随意组合使用的。

（一）外化

叙事护理五大核心理念中的第一条就是，人不等于疾病，疾病才是疾病。这个理念来源于叙事治疗的理念：人不等于问题，问题是由问题衍化而来的。我们要改变把人和疾病混为一谈的观念，把人和疾病分开，重新建立"人是疾病困境里苦苦挣扎的、活生生的人，我们和患者是共同合作的伙伴"的观念。

外化就是实现"人不等于疾病"这一核心理念的基本技术。外化疾病的本质就是关注患者本身。外化有4个步骤：命名问题、询问影响、评估影响和论证评估。命名问题，就是引导患者适当抽离正常生活的轨迹，寻找一个合适的、贴近自己目前的生命体验或状态的名字。命名

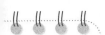

之后，后续的询问要经常使用这个名字，如"这样生不如死""那种焦虑"。询问问题对患者的影响时要全面，如从认知、情感、态度、人际关系、学习、工作、生活等方面进行询问。不仅要询问疾病或问题对人造成了什么不好的影响，也要询问疾病给人带来了什么好的影响；特别需要注意的是，还要询问人对疾病的影响，即患者自己或者他人的某些行为是否通过何种方式减轻或者加重疾病。然后评估这些影响，将这些影响进行分类，最简单是方法是将其分为好的、坏的和不好也不坏的三类影响。接下来再进一步请患者论证这些影响，好的影响为何对他来说是好的，帮助他达成了哪些愿望；坏的影响对他来说为何是坏的，阻碍了他哪些愿望的达成；不好也不坏的影响为何是不好也不坏的……通过引导患者叙事，让患者尽情诉说自己患病后的感受，宣泄自己内心的真实情绪，从而外化问题、外化疾病，使其心理压力得到有效的释放，将问题和人分离，将疾病和人分开。这样不仅可以使患者感受到尊重与关爱，有利于医护人员与患者建立积极的合作关系和增进信任感，提高医疗干预的效率，也能为后续叙事护理的开展创造条件。

（二）解构

从社会建构论的角度来看，人们的信念、观念、想法和理念等是由处于不同历史时期不同文化背景的组织内部发展出来的。也就是说，人们关于真理、客观、现实和理性的信念是在社会中被构建出来的。实际上，任何被人们认为是真理、事实和正确的事物都具有可选择性，都可以以另一种方式呈现。解构就是探索问题或者行为背后的社会文化脉络，对双重故事甚至多重故事加以倾听。其中，社会文化包括性别、种族、宗教信仰、社会背景、家庭文化、社会地位、家庭地位、学校教育、社会地位、家庭地位等。在生活当中，我们会发现，人是具有多面性的，这是由他所承担的多重社会角色所决定的。例如，我们可能会发现一位女教授有在台上讲课时面容姣好、举止优雅、自信大方的一面，也有在与丈夫相处时娇羞柔弱的一面，甚至还有在街上与人起冲突、破口大骂的一面……当她处在不同的角色状态的时候，她的行为表现就会不同。倾听患者不同角色的不同故事，可以增进我们对处于疾病故事中的患者更加立体的理解。

解构的前提就是要保持社会文化脉络的敏感性，看到有点不可思议的事情，不要贸然就做出判断，而是要回到患者生活的环境和社会文化脉络中去，透过这层不可思议的表象看到背后的真相。例如，一对夫妇，因为妻子"撞见鬼"而咨询心理医生。这时，医生不能贸然下定论，认为这是胡说八道，告诉他们"驱除不了鬼"。丈夫之前带着患者到医院做了各种检查，都没有异常发现。他们来自距离较近的村庄，"撞见鬼"在他们看来，或者说从他们的村庄文化角度看来，是一种司空见惯的现象，他们对此深信不疑。当心理医生问患者："您患病之后，和患病之前相比，最明显的差别是什么？"患者流着泪说，患病之后，丈夫可以听她说话了。医生让他们对自己的婚姻关系进行评分，发现随着患者每一次患病，他们夫妻的婚姻满意度就会提升。因此，表面上这对夫妇是在咨询"撞见鬼"的问题，实则是在寻求改善夫妻关系的问题。

（三）改写

在改写之前，首先要弄清楚三个词：主线故事、例外事件和支线故事。主线故事是指患者入院时正在发生的疾病的故事，它通常被患者定义为一个悲伤的、痛苦的、花钱的、受罪的、家庭被扰动的、计划被打乱的消极的故事。例外事件是指在患者身上出现的，与主线故事的旋律不一致的行为或事件。支线故事是指由所有例外事件串联而成的新故事。支线故事的旋律往往是一个正向的、乐观的、积极的故事。由支线故事替代主线故事的过程，就称为改写。当我们和患者第一次相遇时，他身上正在上演的那个关于疾病的故事是真实的、惨淡的、痛苦的，但绝不是他故事的全部。改写就是帮助患者找到他生命中其他的支线故事，使他能够找到并开展新的人生意义。寻找支线故事最关键的就是要寻找例外事件，回到患者生活中去寻找那些微弱的、稍不经意就会错过的微小事件和那些与患者主线故事的旋律不一致的细小情节。例如，1 型糖尿病儿童患者不配合治疗、"自暴自弃"的行为，如不愿意注射和服药、偷吃糖果糕点、饮食过度等，是源于患儿妈妈和周围人为其灌输的"糖尿病一辈子都治不好"、活着无望等自我认同。在无望的自我认同的支配下，患儿就会产生"自暴自弃"的行为。要改变这种"自暴自弃"的行为，就要帮助患儿找到例外事件和新的人生意义，改变这种错误的自我认同，引导其将糖尿病看成是身体的警报器，能够帮助他更好地照顾自己的身体，从而使其更加积极和主动地管理糖尿病，实现自己的人生目标。

（四）外部见证人

故事发生改写后，行为也会相应地发生改变。行为的改变在有外部见证人的情况下往往会有非凡的效果。在 20 世纪 80 年代，迈克·怀特和大卫·爱普斯顿开始在家庭咨询中积极邀请听众进行交谈，这样做是因为，他们观察到在为孩子提供咨询的时候，如果有自愿加入的见证者，那么孩子的生活会有明显好转。听众的存在使得这些孩子有机会诉说自己取得的成绩和荣誉，听众的提问和反馈也在肯定和认可孩子在维持和拓展这些成绩和发展方面有显著的影响力，因此听众在丰富受访者个人叙事的过程中扮演着重要角色。外部见证，即借助别人的"眼光"和"说法"增长自己的力量。通过我们所在乎的人的眼睛，看到自己好的一面或新的特征，并且以某种方式向我们"证明"，就会增强我们对这个新特征的理解和认同。其实，抓周、成人礼、结婚典礼等各种庆典活动就是我们日常生活中邀请外部见证人，让身边的人见证我们的生命中的重要时刻，使改变真实化的一种形式。

当行为的改变累积到一定阶段并取得阶段性进步时，就可以邀请外部见证人了。例如，化疗疗程结束时，外伤患者住院大半年终于可以下地行走时，脑卒中患者经过功能锻炼恢复功能时等。确定好合适的时机，我们就可以邀请患者的管床医生、科主任、科里的护士，以及患者的家庭成员，但是邀请家庭成员时需要小心谨慎。另外，还可以邀请患者生命当中那些重要的人、他的朋友，以及其他患者。除了邀请外部见证人以外，也可以请一些对患者来说有意义的物件，如他生命中最重要的一个玩偶、洋娃娃或者储存罐。但是有一个原则必须要遵守，那就是不伤害原则。无论我们邀请谁，都一定不要对患者造成伤害。另外，还需要注意，外部见证人要视情况而定，并不是任何一位患者都需要外部见证人。具体邀请谁来，也要先征得患者本人的同意，同时还要预先与外部见证人沟通，不做负面评价，只进行正面反馈。

（五）治疗文件

治疗文件往往和外部见证人技术联合使用，当然两者也可以单独使用。治疗文件，就是借助某种工具强化信念，实现真正的治疗。关注是改变的开始，行动是改变的达成。通过治疗文件和外部见证人，可以使患者由内而外地想做出积极的改变。治疗文件其实很简单，形式可以很多样，在不同的个案故事中，都可以有独特和创造性的呈现，如证书、奖状、信件、影音资料和创意作品等。仍然以上述 1 型糖尿病儿童患者的故事为例，主线故事是个偷吃糖果、不运动、不配合测血糖的糖尿病患儿的故事。后来发现，除了无望的自我认同以外，这名患儿还有一个当老师的梦想，于是我们抓住这个例外事件，引导孩子实现去当"不听话的血糖"的老师，从而构建起另外一个支线故事。这个支线故事的主题是控制饮食、主动运动、管理血糖的新故事。在构建支线故事的过程中，我们就可以运用治疗文件强化这个孩子管理和控制血糖的信念。每当他控制自己不偷吃糖果时，就可以奖励他一朵小红花；每当他通过运动来降低血糖时，就可以奖励他一支彩色铅笔。这里的小红花和彩色铅笔都是治疗文件，这些小小的治疗文件的力量非常巨大。当这个孩子拿到第一朵小红花时，事实上他会发现能够掌控自己命运，而不是被血糖所操控。当他拿到第三朵小红花时，他能够掌控自己命运的信念就会不断地被强化。从此，这个孩子就会从一个被血糖影响的无望的人，变成了一个可以掌控自己命运的人。

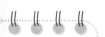

四、叙事医学的温度源于爱

"爱"，其本义是喜爱、爱好，意为对人或事物有深厚的情感。"爱"以"友"构形，体现爱以奉献为主，是一种情感、道德、责任的结合体，它包含爱情、友情、亲情、博爱以及人类对所有事物的基本情感。无论是东方的孔子提倡的"仁爱"，还是西方的诺丁斯倡导的"关怀"，都是对"爱"的具体阐释，都是人的精神所投射的正能量。尽管虽然是一古一今、一中一西两位思想家在时空、语言风格、思想体系和具体内容上都相去甚远，但相隔两千五百余年的两个思想体系的核心概念"仁"与"关怀"却具有某种奇妙而重要的交集。而这种交集恰恰让人们更加明晰"爱"的深刻内涵。一是仁者爱人。"仁"与"关怀"的核心都是"爱人"，即我们必须采取"关怀"的行动，以消除他人无法忍受的事物、减少他人的痛苦、满足他人的需要，并实现他人的梦想；二者都反对"抽象的爱"，认为"爱"应当是具体的道德实践，而非仅仅是抽象的伦理原则。二是关爱的关系性。之所以"仁"与"关怀"应当是具体的道德实践而非仅仅是抽象的伦理原则，很重要的原因在于爱只存在于"关系"之中，或者说爱有不可抽离的"关系性"，在不同的社会关系中，爱的表现也不尽相同。三是设身处地（共情）。如果承认"仁"与"关怀"具有关系性，要在关系中真正落实"仁"与"关怀"，就必须设身处地、认真考虑到被关怀者的处境与感受。四是关爱的情境性。我们要根据不同情境采取不同的关爱行动，否则"爱"只能沦为"水中月"和"镜中花"，并且会导致我们更多地讨论抽象的问题，而忽略真正的关怀。五是快乐相伴。由于关爱所具有的"关系性"、设身处地（共情）、情境性等特性，也由于孔子、诺丁斯都遵守推己及人、由近而远，从自然关怀到伦理关怀的逻辑，他们所提倡的"仁"与"关怀"都不是勉强的伦理要求，而是从自我出发建立的积极伦理关系。因此，"仁"与"关怀"也就不再是痛苦的伦理；与此相反，仁爱、关怀往往会伴随快乐的、积极的情感体验。

叙事医学的出现正是来自"爱"的多方面诉求，叙事医学的温度也源自于爱。首先，叙事医学在临床实践中强调医生要善于倾听患者叙事，并帮助或替他们构建一个关于自己疾病的叙事，这是一个邀请患者参与治疗的过程。在这个过程中，医生可以得到对诊断有益的线索，患者可以理解疾病对自己的意义，从而使医生与患者个体建立起有效的照护关系。这种做法能够提供一种重要的医患沟通模式，有效地改善医患关系，使医生能够在循证医学的大背景下考虑到每个患者的独特性，这就恰好契合了以患者为中心的医学实践的需求。从某种意义上说，叙事医学的叙事特征——时间性、独特性、因果（偶然）性、主体间性和伦理性，与关爱的"关系性"、设身处地（共情）、情境性的特性密不可分。另外，叙事医学还鼓励医生和医学生发出自己的声音，针对成长过程中遇到的各种问题写作反思性日志已经成为医学生应对压力的一种方式，这也让年轻的医生和医学生在与患者共同叙述的过程中成就自我、认同自我。越来越多的医生选择把自己在医学实践中的反思诉诸笔端并发表，向公众展现医学的"内幕"和医生作为常人的一面，这些医生叙事客观上可以起到平衡医患权力的作用。可见，叙事医学应该不是医生的工作负担，而是连接医生和患者之间沟通的桥梁，真正的、自发的叙事医学实践往往伴随着快乐和满足的积极情感体验。此外，叙事伦理提倡医生在面对伦理方面的两难问题时，要倾听患者和家属的声音，尊重他们的选择，以做出最佳的伦理决定。正如卡伦所说，使用叙事医学的方法，医生能够更好地应对医学实践中四个重要的关系：医生与患者、医生与自己、医生与同事，以及医生与社会。叙事医学的利他性（即仁者爱人）不言而喻。总而言之，叙事医学从其叙事特征、实践方式到叙事伦理，无一不闪烁着人性的光辉，无一不渗透着对人的终极关怀。

在全人医学的价值谱系中，叙事医学的意义重大。叙事医学不仅着眼于患病的躯体（病灶），注重专业知识的效能化；而且还着眼于蒙难的人，直指心灵、情感、意志，是对苦难的救赎。下面分享苏州大学附属第一医院护士曹娟妹所写的一份平行病历作为结尾，带领大家一起去领略叙事医学的温度。

黄女士，一位被癌症疼痛折磨得只剩下皮包骨头的母亲，对孩子、丈夫和家人依然牵挂、眷恋着。作为黄女士的床位护士，我想到李主任来看望黄女士时轻柔的话语，还有那份真诚和关爱，让我感动又触动，决心跟着李主任一起做好安宁照护，传递仁心大爱。

记得第一次李主任来病房查房，查到黄女士时，床位护士悄悄告诉李主任，黄女士原是市政府办公室的一位美女白领，患病前的照片好美、好有气质。近期黄女士家人带了以前的相册来，但她却回避往日美好的自己…李主任是国家二级心理咨询师和健康管理师，凭着已有的经验和一位中年女性的同理心，她采用了一个让我们惊讶的对策。

查房那天下午，李主任利用中午休息时间去丝绸店亲自挑选了一条鲜艳的红色带花真丝围巾交给我，并且让我送给患者，给她做头饰。另外，李主任还带了一本安宁照护方面的书，上面有她亲自写给患者先生的话："当您需要时，有一双援手随时等待着您！"李主任让我把书转送给黄女士的先生，这让我很感动！李主任那么忙却那么细心、周到，不仅要照护患者，还细心地关心家属。当我把漂亮的丝巾送到黄女士床旁时，黄女士先是愣了一下，然后她笑了，笑得甜甜的，很好看，她轻轻说："请帮我谢谢李主任"。我又悄悄把书送给了黄女士的先生，他带着激动又感动的声音说："谢谢，谢谢，李主任真是雪中送炭啊！"

一个小时后，到了更换背部水胶体敷料透明贴的时间，我走进病房便看见鲜艳的丝巾已经围在黄女士的脖颈上，而且在侧面打了一个蝴蝶结，很好看。这是她深切地体会到李主任的良苦用心后的反映。饱受癌痛折磨的黄女士是多么需要这种特别温暖的关怀啊。我轻轻地对黄女士说："您围丝巾真好看！"更换透明贴时，我先把空调室温调高，轻轻告诉黄女士，我们都是吴江震泽的，是老乡，然后开始用家乡话和她聊，"儿子几岁了？成绩怎样？"她说："13岁，成绩一般。""比我儿子小一岁，我儿子成绩也不好。"然后我们探讨了一下国内外教育体制的不同，感觉我们之间亲近了很多……

（摘自《生命驿站——临终关怀经典个案叙事》）

（李惠玲 莫圆圆）

 思考题

1. 简述叙事医学在指导医学人文关怀实践中的地位和作用。
2. 在临床实践过程中，你认为有哪些方式可以提高医生的叙事能力？

下篇　实践篇

数字资源

第六章　围产期的医学人文关怀

通过本章内容的学习，学生应能够：

识记：能描述备孕期妇女的需求及不孕原因；能陈述妊娠期、产褥期妇女的身心变化及需求。

理解：能解释一般及高风险备孕夫妇的心理及环境需求；能解释高危妊娠妇女的心理变化及人文关怀需求。

运用：能结合实例，应用关怀技巧处理各种备孕期及妊娠期的心理需求，并运用医学关怀技术支持产妇分娩以及关怀产妇顺利度过产褥期。

第一节　备孕关怀：你准备好了吗？

生命的孕育是大自然中一个神奇的过程。一个家庭因新生命的孕育而实现生命的传承，也因新生命的孕育而面临诸多的挑战。随着人们生活节奏的加快，工作压力繁重、饮食习惯不良、作息不规律、辐射环境高暴露等都会成为新生命孕育过程中的阻碍。备孕，顾名思义，是妊娠（又称怀孕）之前的准备。为了能够顺利且成功怀孕，夫妇双方的备孕过程必不可少。准备怀孕的过程是充满期待和欣喜的，同样也是充满挑战和荆棘的。为了使夫妇能够顺利地适应备孕的整个过程，提供科学和精准的关怀与指导具有重要的作用。

一、备孕家庭的心理需求与关怀

新生命的孕育和诞生会给一个家庭带来翻天覆地的变化。夫妇的生活习惯和节奏会因新生命的出现而改变。新事物的产生总是伴随着欣喜、兴奋、紧张、焦虑等多种复杂交错的情绪。因此，备孕时的心理调节和关怀是非常重要的。

（一）初次备孕

第一次准备怀孕的夫妇将面临很多未知的事物，紧张、焦虑是不言而喻的。

1. **女性**　大部分女性在谈及备孕时，通常都会存在以下几方面的担忧：①急切盼望怀孕，但又担心自己无法成功怀孕。②怀孕以后身材发生变化，影响自己的体型。③分娩时的疼痛以及对机体功能的影响。④自己无法承担起照顾孩子的责任，不能成为一名合格的母亲。

这些担忧会影响备孕女性的情绪，从而引发生理功能发生变化，最终有可能影响备孕的结果。备孕女性的各种担忧主要来自于缺乏应对生活改变后的信心。其实，缺乏信心反映的是备孕女性相关知识和情感支持的缺乏，这可以通过充分的心理准备而消除。①指导备孕女性学习妊娠相关知识，如学会推断排卵日期，了解备孕期间禁服药物的种类，需要补充维生素的种类，备孕前必须做的各项检查，妊娠期间机体的生理变化等。尤其是需要了解有关不孕不育的

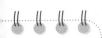

正确知识，如果发现自己符合不孕不育的诊断，应及时就医，同时也能够减少不必要的担忧。②引导备孕女性正确看待因怀孕、分娩所带来的生理上的变化。生理上的变化不会影响女性的美丽，相反，因为孕育生命，女性的魅力才会得到充分的展现。很多生理上的问题，可以通过科学的锻炼计划、与医生的密切配合等多种方式加以解决。③在女性备孕的过程中，丈夫的情感支持也能发挥重要作用。新生命是夫妻共同生命的延续，丈夫应感恩妻子为孕育生命所做的奉献和付出，理解妻子生理和心理上的变化，同时还要以行动和语言关爱妻子，给予妻子最大的精神支持。如主动承担家务，及时表达爱意，都能让妻子感受到丈夫的关怀。

2. 男性　男性在备孕期间也会和女性一样出现焦虑、紧张的不良情绪。男性会担心妻子无法成功受孕，担忧妻子生理和心理上的变化等。同时，男性还会承担更多的经济压力和工作压力。由于男性大多在家庭中承担了支撑经济的责任，所以大部分男性会认为，应该要为怀孕的妻子提供最好的物质照顾，为孩子今后的生活做好充足的准备。另外，男性也会因备孕期间需要禁烟、禁酒，减少工作应酬，从而担心自己的事业发展受到一定的影响。因此，新生命的到来必然会增加男性的经济压力。在家庭角色中，丈夫通常不善于表达情绪和压力，更容易将压力内化，独自承担，导致备孕过程中可能出现情绪问题。因此，鼓励男性及时表达自己的情绪，及时与家人、朋友沟通，找到恰当的途径进行发泄非常重要。通过稳定的情感互动，宽容并理解对方，能够帮助夫妻双方顺利度过第一次备孕。

（二）二胎备孕

二胎备孕，顾名思义就是为第二胎进行备孕。可能有人会认为，经过第一次的备孕、怀孕、分娩，第二次的备孕就没有什么困难和问题了。但实际上，二胎备孕夫妇仍然会遇到一些棘手的问题。

1. 与一胎子女沟通　二胎备孕夫妇首要遇到的问题，就是如何与一胎子女进行沟通。第二次备孕所带来的改变不仅涉及夫妻双方，也会改变一胎子女的整体生活。同时，二胎备孕夫妇和一胎子女之间的亲子关系会受到挑战。当一胎子女属于安全依恋时，会比较容易接受二胎的出现；而不安全依恋的一胎子女，则会比较担心父母偏心二胎、忽略自己，从而产生嫉妒心理。因此，二胎备孕夫妇需要与一胎子女建立起正确的依恋关系，营造良好的家庭氛围。应当指导夫妻正确引导一胎子女认识到二胎子女所带来的改变。对一胎子女的不同反应和情绪，进行正确的教育和疏导。在备孕过程中，要增加一胎子女的参与度，营造一胎孩子和父母一同为二胎孩子努力的氛围和环境。

2. 不正确认知　有些二胎夫妇可能会希望自己能够儿女双全，有了男孩就想要一个女孩，有女孩的就想要一个男孩。这种想法也会导致二胎夫妇心理上的不稳定，甚至会促使一些夫妇偏信民间偏方。所以，对于二胎夫妇的指导应当包括修正其不正确的认知。孩子的性别是自然选择的结果，哪怕应用辅助生殖技术，也是选择发育情况好的胚胎进行培育，大自然优胜劣汰的规则是不容改变的。

3. 担忧备孕成功与否　二胎备孕夫妇和一胎备孕夫妇一样，都会对怀孕的成功与否感到担忧。尤其是一胎经历过剖宫产和不良妊娠的女性，更容易出现紧张、焦虑情绪。二胎备孕的适宜时间一定要根据女性自身的身体恢复情况进行判断，不能仅根据时间间隔进行判断，如果确实发现自己符合不孕不育的诊断，应及时就诊。由于二胎备孕夫妇的年龄普遍会高于一胎备孕夫妇，所以二胎备孕的女性有很大一部分属于高龄孕产妇群体。年龄会影响备孕、分娩的诸多情况，因此更需要指导高龄夫妇放松心情，把关注点从是否能成功备孕转移到正确、合理地调理身体。对二胎夫妇而言，更多的是要放平心态，顺其自然。

二、备孕家庭的环境需求与关怀

备孕过程中，除了满足夫妻双方的心理需求外，良好的环境氛围和科学的健康指导也是非常重要的，要更侧重于外界环境中的情感和精神支持。只有夫妇身处于友好、关爱、温暖的环境中，他们在备孕期间所有的情绪都可以得到释放和缓解，才能够更加自如地应对可能遇到的困难。

（一）家庭和工作氛围

在中国传统文化背景下，生育被赋予了传宗接代的意义，所以通常情况下生育不仅涉及夫妻双方，更涉及两个家族。备孕夫妇会受到家族中长辈以及亲朋的关注。适度的关注能够使夫妇感受到被重视，但过度关注则会给夫妇带来压力和不适感。长辈无时无刻总是询问备孕结果，会增加夫妇的紧张感和焦虑感。因此，应引导备孕夫妇正视来自于外界的关注。家人、朋友的关注都是源于爱，理解长辈对下一代的期盼十分重要。对于正在备孕的夫妇，需要指导他们与家人尤其是长辈进行沟通，表明自己的真实感受，减少不必要的过度关注，放松心情，才会有好的备孕结果。

除了家庭氛围以外，工作氛围也会影响备孕夫妇。尤其是长期处于紧张、快节奏、高强度的工作氛围中的个体，精神和注意力总是处于高度紧张状态，不利心情的放松。当夫妇感受到工作压力较大时，需要指导夫妇对自身的工作压力进行合理的评估。如果确实因工作压力而影响备孕，建议与单位领导协调，稍微减少工作量，或者调整好自身对待工作的心态。另外，女性还会面临是否需要辞职在家专心备孕的选择。很多女性考虑到今后的生活状态，会纠结如何选择。这种复杂、矛盾的心理状态，也会使备孕的过程变得困难。当女性面临这种困扰时，需要认真地评估自己的工作情况以及整个家庭的经济情况，选择适合自己、适合家庭的最优方案，实现工作和家庭的平衡。辞职所带来的各种变化并不一定都能积极促进备孕过程，有时候可能反而增加女性的备孕压力。

无论是家庭氛围，还是工作氛围，轻松、适度的环境是非常有必要的。减少不必要的关注，减轻不必要的压力，顺从自己的内心，开心、愉快地备孕才是最恰当的做法。

（二）科学健康知识的需求

备孕并不是一个简单的过程。当夫妇双方缺乏必要的科学健康知识时，就无法及时、正确地处理备孕过程中的一些疑问和困惑。

1. 获取健康知识的正确途径　随着网络的发展，大部分夫妇可以便捷地通过上网查阅相关信息。但网络传播的各种知识良莠不齐，如果汲取了不正确的信息，反而会增加备孕的压力。因此，有必要指导夫妇通过主渠道的方式获取相关信息，如在社区卫生中心参与相关知识宣传教育活动，不在广告网页上随意提问，及时进行孕前体检等。应增强夫妇对健康知识的辨别能力，不要轻易听信虚假、夸大的广告宣传。一旦备孕受阻，就应及时就诊，到正规医院进行专业、科学的医疗咨询等。

2. 健康知识的内容　有关备孕的科学健康知识，主要包括以下几个方面：

（1）规律作息：备孕时，夫妇双方需要养成良好的生活和休息习惯，每天保证充足的睡眠，杜绝熬夜，早睡早起。如果机体长期处于疲乏状态，会影响精子和卵子的质量，同时子宫内环境也会受到影响，导致流产或影响胎儿脑神经发育。

（2）科学、规律饮食，及时补充所需物质：备孕期间的饮食要注意营养搭配合理，不挑食、不偏食。叶酸对胎儿的健康发育具有重要作用。叶酸缺乏可能导致胎儿大脑发育不全或异常，因此，女性在怀孕前 3 个月需要摄入足够的叶酸。富含叶酸的食物包括韭菜、菠菜、生菜、芦笋和大白菜。补钙应从准备怀孕时开始，每天所需钙约 800 mg。含钙量高的食物包括牛奶、豆制品、蛋类、海鲜等。备孕期的女性应避免摄入过量咖啡因。

(3)适当参加体育锻炼和户外活动：备孕女性最理想的身体质量指数（body mass index，BMI）为 18.5 ~ 23.9，体重过重或过轻都不利于受孕。运动不仅有助于血液循环和内分泌功能的调节，控制体重，还能缓解紧张和焦虑情绪。同时，适当进行体育锻炼也可以提高精子质

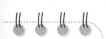

量。所以，推荐夫妻双方同时选择合适的运动方式，相互激励，一起运动，如慢跑、游泳、瑜伽等。另外，女性进行适当的运动尤其是有氧运动，能够为接下来的怀孕、分娩做好准备。通过适度运动，可以增强心肺功能，加强骨骼肌的力量，不仅能够增加怀孕成功的概率，也会使分娩过程更加顺利。

(4) 戒烟、戒酒：吸烟和过量饮酒都有害健康。夫妇中的任何一方在备孕期间吸烟或饮酒，都会增加胎儿畸形（唇裂）的概率。

有关科学健康知识的指导，最终的目的是使备孕夫妇形成并保持良好的生活方式，及时寻求正确的帮助，缓解备孕过程中的压力。

三、常见高风险备孕群体的需求与关怀

（一）高龄

目前，我国女性的最佳生育年龄为 23 ~ 30 周岁，超过 35 周岁妊娠分娩者属于高龄产妇。当女性超过最佳生育年龄时，可能发生的最严重的问题就是卵巢储备功能下降。每个女性在出生时，卵巢内储存着 100 ~ 200 万个卵泡；到青春期，卵泡数量锐减至 30 ~ 40 万个；37 岁之后，卵泡数量急剧下降，排出卵泡的质量也会逐渐降低；40 岁之后，卵泡数量就更少。每个女性一生共排卵 400 ~ 500 个。高龄男性也同样会遇到相似的问题，35 岁以后，精子的质量和活力明显降低。因此，夫妻双方高龄，容易导致流产、胎儿畸形等不良妊娠结局。

（二）肥胖

大部分肥胖女性通常会出现月经周期紊乱、无排卵周期、闭经等现象。由于体内脂肪过多，可导致女性雌激素维持在较高水平，抑制促性腺激素，最终导致排卵障碍，降低女性受孕的概率。同时，由于肥胖，卵巢和子宫内环境也会受到影响，容易导致早期流产的发生。另外，备孕时期肥胖也会增加妊娠后期患妊娠糖尿病、高血压、子痫的风险。

目前，肥胖的程度可以通过身体质量指数（BMI）进行简单的判断。BMI 的计算公式如下：BMI ＝体重（kg）/ 身高（m）^{2}。在我国，BMI<18.5 为低体重，BMI 18 ~ 23.9 为正常体重，BMI 24 ~ 27.9 为超重，BMI ≥ 28 为肥胖。当 BMI ≥ 24 时，应该予以重视，及时采取相应的减重措施。

（三）高血压

患有高血压的女性属于产科高危人群。由于基础疾病的影响，患有高血压的女性在妊娠、分娩过程中更容易出现心血管意外、急性肝衰竭、胎盘早剥、流产、早产、死胎等不良结局。尤其是孕前就患有高血压的女性，在妊娠后期更容易发生妊娠高血压综合征。因此，需要根据备孕女性的高血压情况进行相应的处理，需要定期监测血压，并将血压控制在稳定范围内。如果必须服用抗高血压药物，则须与医生确认药物是否会影响备孕。如果不需要服用抗高血压药物，则可以通过饮食和运动的方式来调节血压。

（四）糖尿病

由于女性糖尿病与备孕结果以及胎儿发育存在着直接关系，所以当夫妇双方中的女性患有糖尿病时，更加应当予以重视。血糖控制不良不仅对女性有害，而且可以导致胎儿畸形，甚至可能导致胎儿在子宫内死亡的悲剧。

因此，备孕期女性需要合理安排生育时间，在决定怀孕前 3 个月，需要将血糖、血压、体重控制在正常范围内并能够继续维持 3 个月及以上。应及时检查有无出现心脏、脑部、肾、眼部及其他严重并发症，如视网膜病变、肾脏病变等，一旦出现并发症，即应积极配合治疗。在使用药物时，需要注意和医生确认选择不影响怀孕的药物及非致畸药物。当女性血糖控制不满意时，不建议夫妇立即备孕，而是要首先控制血糖情况。

目前临床上常见的糖尿病类型主要是 2 型糖尿病。对于糖尿病的遗传性，需要指导夫妇，

使其认识到糖尿病的遗传是由易感基因和环境因素共同作用的结果，并不代表糖尿病患者的后代一定患糖尿病。不用过度担心胎儿的健康状况，而应要把关注点放在如何控制好血糖，减少并发症的发生。

由于高风险备孕夫妇会遇到更多的挑战，更容易出现各种焦虑、紧张、担忧等不良的心理状态。因此，需要指导他们做到以下几点：①指导高风险夫妇在备孕初期及时进行各项孕前检查，发现问题要及时解决。尤其是对二胎备孕的高风险夫妇，不能因为已经有过成功妊娠的经历就忽略相关检查。②通过正确的途径获取备孕的健康知识，并根据专业的指导坚持健康的生活方式，规律作息，科学饮食，适量运动，戒烟、禁酒等。针对相应的高风险因素，在医生的指导下进行对症处理。③学会放松心情，缓解紧张情绪。虽然高风险备孕夫妇存在很多困难，但仍可通过一些方式调节夫妇双方的生理功能，增加备孕成功的概率。因此，高风险备孕夫妇一定要增强信心，放松心情。如果高风险因素的存在确实会导致无法成功备孕，则需要及时对夫妇进行心理疏导。

四、不孕困境家庭的需求与关怀

WHO 指出，在未采取避孕措施的规律性生活后 12 个月或更长时间未能妊娠，称为不孕，男性则称为不育。相关研究显示，目前在我国约有 25% 的育龄期夫妇出现了不孕不育，其中 50% 的夫妇并没有寻求医疗上的帮助。不孕不育人口不断增多与以下诸多因素有关：过早进行婚前性行为，过多使用避孕药，多次流产史，使用电子产品，不良生活方式，工作压力过重等。

不孕、不育被认为是一种特殊的身心疾病。尤其是在中国传统文化影响下，这种负性生活事件对患者而言是一种巨大的心理创伤。无法顺利孕育后代以及在治疗过程中出现的各种问题，会使不孕、不育的个体体验到不同程度的压力、焦虑和抑郁。目前也有研究发现，不孕、不育的个体在心理方面也会呈现出一定的积极变化，能够帮助个体更好地应对此类问题。有些夫妇会因为共同面对不孕、不育，从而加深夫妻之间的情感。因此，在面对不孕、不育群体时，如何缓解其不良情绪，增加积极体验，已成为一个重要的内容。

（一）辅助生殖治疗的需求与关怀

1. 病因分析与心理支持　需要指出的是，受孕是一个复杂的生理过程，涉及精子、卵子、子宫和输卵管四个基本条件，各环节层层相扣，其中任一环节出现问题都会导致受孕失败。根据不同的病因，个体的所需要的支持也因人而异。

（1）从病因来源而言：主要包括女方、男方、男女双方因素和不明原因。当疾病明确是发生在某一方时，患病方会承受较多的压力，可能体验到自责、内疚等情绪。此时，需要对患病方提供足够支持和关怀，如提供同种情况下成功案例的分享，有关疾病的正确信息等。同时，也需要指导其配偶表达自身对患者的关爱和支持。对于男女双方共同患病的夫妻，更多的是需要指导夫妻增强相互之间的信任和关爱，提供正确的性生活知识，鼓励夫妇之间进行合理的情绪表达和情感交流。对于不明原因的夫妇，他们会经历更多迷茫、不解和怀疑，甚至是愤怒。由于无法明确病因，临床治疗效果也会受到影响。因此，对于此类患者需要给予更多的理解和关怀，做到陪伴、支持，倾听并理解患者的痛苦和情绪，避免盲目鼓励。

（2）从病因类型而言：可以简单地分为生理可治疗型、生理不可治疗型、改善生活方式型。当个体的病因（如子宫肌瘤、肥胖导致的不孕等）可以通过治疗改变生理状况或是通过改善生活方式进行治疗时，需要增强个体治疗的依从性，发挥其最大的主观能动性。但当个体病因属于临床治疗也无法修正的生理问题（如无精症）时，需要增强患者治疗的信心。更重要的是，帮助患者修正不正确的生育观点，使其更平和、宽容地对待不孕、不育。

在中国传统文化的背景下，女性承担了生育的主要责任和压力。当夫妻在没有明确病因之

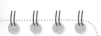

前，女性大多承担了较多压力和猜疑，甚至是会出现耻辱感。女性压抑的心理状态和不良情绪会进一步影响机体内部激素的分泌，从而造成不良的妊娠结局。对于尚未明确病因的夫妇而言，有关不孕、不育的健康知识宣传教育是非常有必要的。对于丈夫而言，需要学会如何给予妻子足够的呵护和信任，增强夫妻之间的情感和关系联结，携手面对不孕、不育。

2. 治疗方式与心理支持 目前临床上治疗不孕、不育最有效、最直接的手段是辅助生殖技术（assisted reproductive technology，ART），主要包括人工授精（artificial insemination，AI）和体外受精 - 胚胎移植（iIn vitro fertilization and embryo transfer，IVF-ET）术及其衍生技术。通常所说的试管婴儿就是使用了 IVF-ET 而生育的婴儿。ART 技术的发展和进步，使得不孕、不育夫妇实现了怀孕生子的愿望。

在开始治疗程序前，男女双方均要经历一系列的检查，如基础性激素的检查、影像学检查、遗传基因检查、精子质量检查、分泌物检查等，多达十几项。夫妇双方需要多次反复往返医院才能够完成所有的检查项目，并与临床医生最终确定治疗方案。这是一个既消耗体力又花费精力的过程，不少夫妇的正常生活习惯被打破，甚至会影响个体的工作状态。因此，在临床工作中，要求医护人员对就诊的夫妇保持足够的细心和耐心。当就诊患者因自身问题处于焦虑、急躁的情绪中时，首先需要安抚患者情绪，切忌针对问题对患者进行评论。待患者情绪平复后，再进行进一步的沟通，寻找解决方法。患者就诊的心态也是一个重要的关注点。引导患者积极、乐观地面对当前的生育困境，及时释放不良情绪，指导患者善待自己也是非常有必要的。

相对于男性而言，女性接受的检查项目更多，接受侵入性操作也更多，如输卵管造影、经阴道超声检查等。接受 IVF 治疗的夫妻在促排卵期间，女性也需要不间断地进行药物注射、穿刺抽血、取卵、胚胎移植的侵入性治疗。通常在医院，大部分的侵入性操作在实施时要求丈夫陪同妻子完成，其目的是为了使丈夫在整个不孕、不育治疗的过程中有更多的参与感。孕育孩子无论是在生理上还是心理上，都是需要夫妇双方共同配合和努力的。因此，需要指导丈夫为妻子提供足够的长期支持，而不是只在特定的时间出现。对于接受侵入性治疗的女性，需要时刻关注其情绪和身体情况的变化。在治疗开始前进行相关知识的介绍，减少患者的紧张和担忧；在治疗实施过程中应注意患者的疼痛感和不适感，及时调整治疗的进度；在完成治疗后对患者的配合予以肯定，并为患者继续提供支持服务。

另外，医疗费用也是造成夫妇压力的一个重要来源。具体费用的多少根据不同病因、不同地区、不同级别的医院而有所差异。通常情况下，大多数夫妇需要经过多次治疗才能获得满意的结局。尤其是对经济条件不佳的就诊夫妻而言，在确定治疗前，一定要指出因治疗可能带来的经济压力。指导患者选择适合自己的治疗方案，不能一味地追求最贵的方案。

（二）不良治疗结果的支持与关怀

相关研究显示，目前不孕、不育治疗的成功率仍维持在 30% 左右，表明大部分的患者仍要面对治疗失败的结果。不孕、不育夫妇在被告知治疗结果失败时，会出现沮丧、失望、痛苦、自责、绝望等多种不良情绪，甚至有些夫妇会因无法拥有自己的孩子而产生极端的情绪。

面对此类夫妇时，要帮助他们应对和缓解不良情绪，指导其不能病急乱投医，盲目地寻求民间偏方。更要从认知上改变患者，引导患者正确认识不孕、不育问题，善待自己，尽可能地发现生命中积极的改变。只有夫妇在认知上接纳了不孕、不育的事实，才能全面、客观地对待不孕、不育给生活造成的影响，才能更好地处理相关问题。

对于不孕、不育夫妇而言，增强抗压能力、应对负性情绪、修正不良心态、改变对不孕、不育的认知等诸多挑战都是不容易完成的。因此，医护人员的支持、陪伴和鼓励显得尤为重要，能够让患者治疗不孕、不育的旅程变得不孤单，变得更容易。认真、暖心地对待不孕、不育夫妇的每一次询问，仔细、温和地解答每一次疑问，让每一对夫妇在治疗过程中感受到医护人员的关爱和关怀是非常有必要的。

（张雪琨 莫圆圆）

第二节 妊娠期妇女的医学人文关怀

妊娠是胚胎和胎儿在母体内发育成长的过程。从卵子受精开始，直到胎儿及其附属物自母体娩出而终止。

一、妊娠期妇女的生理变化

在胎盘产生激素的参与和神经内分泌的影响下，孕妇体内各系统会发生一系列生理变化，以适应胎儿生长、发育的需要并为分娩做准备。从末次月经第 1 日算起，妊娠期约为 40 周（280 日）。从妊娠开始，排卵和新卵泡发育均停止，妊娠 10 周后，黄体功能由胎盘取代。子宫是妊娠期变化最大的器官，随着妊娠的进展，胎儿、胎盘及羊水的形成与发育，子宫体逐渐增大变软，宫腔容量由非妊娠时的约 5 ml，逐渐增加至妊娠足月时的 5000 ml 或更多。血容量于妊娠 6 ~ 8 周开始增加，至妊娠 32 ~ 34 周达高峰，通常增加 40% ~ 45%，平均增加约 1450 ml，并维持该水平直至分娩。孕妇体位变换可影响血压，妊娠晚期仰卧位时，增大的子宫压迫下腔静脉，使回心血量减少、心排出量减少而导致血压下降，形成仰卧位低血压综合征。

妊娠期间，孕妇及其家庭成员的心理状态会随着妊娠的进展而有不同的变化。面对即将降临的新生命，家庭中的成员角色也发生重新定位和认同，原有的生活状态和互动形式也发生改变。因此，准父母的心理及社会方面需要重新适应和调整。一个女性对妊娠的态度取决于她成长的环境（当她还是一个孩子时从家人那里得知的有关妊娠的信息），以及成年时所处的社会和文化环境。另外，影响妊娠期妇女及其丈夫对妊娠态度的因素还有文化背景、个人经历，以及朋友和亲属的态度。

二、妊娠期妇女的常见心理反应与人文关怀

妊娠期良好的心理适应有助于产后亲子关系的建立及母亲角色的完善。了解妊娠期孕妇及家庭成员的心理变化，有利于医护人员为孕妇提供护理及照顾，使孕妇及其家庭能很好地调适，迎接新生命的到来。

（一）妊娠期妇女的常见心理反应

1. 惊讶和震惊 在怀孕初期，无论是否是计划内妊娠，几乎所有的孕妇都会出现惊讶和震惊的反应。

2. 矛盾 在惊讶和震惊的同时，孕妇可能还会出现爱恨交加的矛盾心理，尤其是未计划妊娠的女性。此时既享受妊娠带来的欢愉，又觉得妊娠不是恰当的时机，可能是因为工作、学习等原因暂时不想要孩子或因计划生育原因而不能生育所致；也可能是由于初为人母，既缺乏抚养孩子的知识和技能，又缺乏可以利用的社会支持系统；也可能是由于经济负担过重，或工作及家庭条件不允许；还可能是因为第一次妊娠，对恶心、呕吐等生理变化无所适从所致。当孕妇自觉胎儿在其腹内活动时，多数孕妇便会从心里接受妊娠的事实。

3. 接受 妊娠早期，孕妇对妊娠的感受仅仅是停经后的各种不适反应，并未真实感受到"孩子"的存在。随着妊娠的进展，尤其是胎动的出现，孕妇才真正感受到"孩子"的存在，出现"筑巢反应"，开始计划为孩子购买衣物、睡床等，关心孩子的喂养和生活护理等方面的

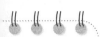

知识，给未出生的孩子起名字、猜测性别等，甚至有些孕妇会计划孩子未来的职业。

4. 情绪波动　孕妇的情绪波动较大，易激动，常会为一些极小的事情而生气、哭泣，常使配偶觉得茫然不知所措，严重者会影响夫妻间感情。

5. 内省　妊娠期妇女会表现出以自我为中心，变得专注于自己及身体，注重穿着、体重和一日三餐，同时也较关心自己的休息，喜欢独处。这种专注使孕妇能计划、调节、适应，以迎接新生儿的来临。但是，内省行为可能会使配偶及其他家庭成员感受到被冷落而影响相互之间的关系。

（二）妊娠期妇女的人文关怀

1. 妊娠早期

（1）评估：评估孕妇对妊娠的态度及其影响因素。评估孕妇对妊娠的接受程度，包括孕妇遵循产前指导的能力和程度，能否主动谈论或在鼓励下谈论妊娠的不适、感受和困惑，妊娠过程中与家人和配偶的关系等。

（2）健康教育及指导：①流产的认识和预防。②营养和生活方式的指导（卫生、性生活、运动锻炼、旅行、工作），根据孕前 BMI，提出孕期体重增加建议。③继续指导孕妇补充叶酸 0.4 ~ 0.8 mg/d 至妊娠 3 个月，有条件者可继续服用含叶酸的复合维生素。④避免接触有毒、有害物质（如放射线、高温、铅、汞、苯、砷、农药等），避免密切接触宠物。⑤慎用药物，避免使用可能影响胎儿正常发育的药物。⑥改变不良的生活习惯（如吸烟、酗酒、吸毒等）及生活方式。避免高强度的工作、高噪声环境和家庭暴力。⑦保持心理健康，解除精神压力，预防孕期及产后心理问题的发生。

2. 妊娠中期

（1）评估：评估孕妇对妊娠有无不良的情绪反应，对即将为人母和分娩有无焦虑和恐惧心理。评估其支持系统，尤其是配偶对此次妊娠的态度。对准父亲而言，这是一种心理压力，会经历与准妈妈同样的情感和冲突。他可能会为自己有生育能力而骄傲，也会为即将要承担的责任和生活方式的改变而感到焦虑。他会为妻子在妊娠过程中的身心变化而感到惊讶与迷惑，更时常要适应妻子多变的情绪而茫然不知所措。因此，评估准父亲的感受和态度，才能有针对性地协助其适应父亲角色，继而成为孕妇强有力的支持者。

（2）健康教育及指导：①早产的认识和预防；②妊娠生理知识宣传教育；③营养和生活方式指导；④孕中期胎儿染色体异常筛查、胎儿系统超声筛查、妊娠期糖尿病（GDM）筛查的意义；⑤非贫血孕妇，如血清铁蛋白 <30 μg/L，应补充元素铁 60 mg/d；对诊断明确的缺铁性贫血孕妇，应补充元素铁 100 ~ 200 mg/d，具体参考中华医学会围产医学分会发布的《妊娠期铁缺乏和缺铁性贫血诊治指南》；⑥开始常规补充钙剂 0.6 ~ 1.5 g/d。

3. 妊娠晚期

（1）评估：评估孕妇的心理状态。到妊娠晚期，孕妇强烈意识到新生儿即将到来，同时，妊娠晚期子宫明显增大，使孕妇的体力负担加重，行动不便，甚至出现睡眠障碍、腰背痛等症状并日益加重，使得大多数孕妇都急切盼望分娩日期的到来。随着预产期的临近，孕妇常因新生儿将要出生而感到愉快，但又会因为分娩时的痛苦而焦虑，还会担心能否顺利分娩、分娩过程中的母儿安危、新生儿有无畸形，也有的孕妇担心会新生儿的性别能否被家人接受等。另外，还需要评估孕妇的家庭经济情况、居住环境、宗教信仰以及孕妇在家庭中的角色等。

（2）健康教育及指导：①分娩方式、分娩前生活方式的指导，分娩相关知识（临产的症状、分娩镇痛）的健康教育；②指导孕妇开始注意胎动或计数胎动，对胎儿宫内情况进行监护。③嘱妊娠 ≥ 41 周者住院；④母乳喂养指导；⑤新生儿护理、新生儿疾病筛查、新生儿免疫接种指导；⑥抑郁症预防相关知识的健康教育；⑦产褥期指导。

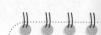

三、高危妊娠妇女的心理反应

（一）高危妊娠因素与评估

高危妊娠涉及的范畴广泛，基本涵盖了所有的病理产科。具有高危妊娠因素的孕妇称为高危孕妇。

1. 高危妊娠的因素

（1）孕妇自然状况、家庭及社会经济因素：如孕妇年龄 <16 岁或 ≥ 35 岁、妊娠前体重过轻或超重、身高 <145 cm、受教育时间 <6 年、先天发育异常、家族中有成员患遗传性疾病。孕妇有吸烟、嗜酒、吸毒等不良嗜好。孕妇职业及稳定性差、收入低、居住条件差、未婚或独居、营养不良、交通不便等。

（2）疾病因素：①流产、异位妊娠及异常分娩史，如复发性自然流产、异位妊娠、早产、死产、死胎、难产、新生儿死亡、新生儿溶血性黄疸、新生儿畸形、新生儿有先天性/遗传性疾病、巨大胎儿等；②妊娠合并症，如心脏病、糖尿病、高血压、肾脏病、肝炎、甲状腺功能亢进症、血液病、病毒感染、性病、恶性肿瘤、生殖器发育异常、智力低下、精神异常等；③妊娠并发症，如妊娠高血压疾病、前置胎盘、胎盘早剥、羊水过多或过少、胎儿宫内发育迟缓、过期妊娠、母儿血型不合等；④可能造成难产的因素，如妊娠早期接触大量放射线或化学性毒物、服用对胎儿有影响的药物、病毒感染、胎位异常、巨大胎儿、多胎妊娠、骨盆异常、软产道异常等。

（3）心理因素：如焦虑、抑郁、恐惧、沮丧、悲伤等。

2. 高危妊娠评分　为早期识别高危孕妇，医护人员应根据修改后的 Nesbitt 评分指标（表 6-1）对孕妇进行评分。该评分指标总分为 100 分，减去孕妇存在的各种危险因素对应的分值后，若评分低于 70 分，则属于高危妊娠。

（二）高危妊娠期妇女的心理健康评估

孕产妇心理筛查和评估有助于早期识别孕产妇的心理问题，及时干预或转诊。目前常用的孕产妇心理筛查量表主要为自评量表，可在医务人员的指导下由孕产妇自行填写完成。

1. 定期筛查　孕产妇心理健康问题的筛查应作为常规孕产期保健的组成部分。在每次产前检查或产后检查时，应询问孕产妇的情绪状态，并了解其心理社会风险因素。产后访视过程中，应同时关注母亲心理状况及母婴互动情况。

2. 筛查频率　至少应该分别在孕早期（13^{+6} 周前）、孕中期（14 ～ 27^{+6} 周）、孕晚期（28 周及以后）和产后 42 天进行孕产妇心理健康筛查。对孕产期进行更多次的评估，对于产后抑郁的预测更有帮助。如患者有相应的临床表现，可在怀孕期间和产后第 1 年的任何时间重复评估。电子化筛查工具可以提高筛查效率，同时也便于孕产妇进行自我评估。对于具有高危因素的孕产妇，应在备孕和妊娠期间酌情增加心理健康评估的次数。对于因妊娠合并症或并发症而入院的患者，住院期间至少完成一次心理健康评估。

3. 筛查内容

（1）妊娠压力：台湾高雄医学大学护理学系陈彰惠教授编制了妊娠压力量表（pregnancy pressure scale，PPS）。该量表共有 3 个维度 30 个条目，分别属于 3 个因子。①因子 1：担心母子健康和安全而引发的压力感；②因子 2：认同母亲角色而引发的压力感；③因子 3：担心身体外形和机体功能的改变而引发的压力感。该量表的每个条目都有 4 个选项，分别是 1，2，3，4。1 表示此种情况不存在或完全没有造成压力，2 表示此种情况存在，造成低等程度的压力，3 表示造成中等程度的压力，4 表示造成重度压力。量表得分＝量表总分 ÷ 量表条目数。量表得分越高，表明妊娠压力越大。量表得分的分级标准：0 分代表没有压力；0.001 ～ 1.000 代表轻度压力；1.001 ～ 2.000 代表中度压力；2.001 ～ 3.000 代表重度压力。通过妊娠期压力

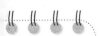

表 6-1　Nesbitt 评分指标

1. 孕妇年龄	分值		5. 妇科疾病	分值	
15 ~ 19 岁	−10		月经失调	−10	
20 ~ 29 岁	0		不育史：少于 2 年	−10	
30 ~ 34 岁	−5		多于 2 年	−20	
35 ~ 39 岁	−10		子宫颈不正常或松弛	−20	
40 岁以上	−20		子宫肌瘤：>5 cm	−20	
2. 婚姻状况			卵巢肿瘤 (>6 cm)	−20	
未婚或离婚	−5		子宫内膜异位症	−5	
已婚	0		6. 内科疾病与营养		
3. 产次			全身性疾病		
0 产	−10		急性：中度	−5	
1 ~ 3 产	0		重度	−1	
4 ~ 7 产	−5		慢性：非消耗性	−5	
8 产以上	−10		消耗性	−20	
4. 过去分娩史			尿路感染：急性	−5	
流产 1 次	−5		慢性	−25	
3 次以上	−30		糖尿病	−30	
早产 1 次	−10		慢性高血压：中度	−15	
2 次以上	−20		重度	−30	
死胎 1 次	−10		合并肾炎	−30	
2 次以上	−30		心脏病：心功能 1 ~ 2 级	−10	
新生儿死亡 1 次	−10		心功能 3 ~ 4 级	−30	
2 次以上	−30		心力衰竭病史	−30	
先天性畸形 1 次	−10		贫血：Hb10 ~ 11 g	−5	
2 次以上	−20		9 ~ 10 g	−10	
新生儿损伤：骨骼	−10		<9 g	−20	
神经	−20		血型不合：ABO	−20	
骨盆狭小：临界	−10		Rh	−30	
狭小	−30		内分泌疾病		
先露异产史	−10		垂体、肾上腺、甲状腺疾病	−30	
剖宫产史	−10		营养：不适应	−10	
			不良	−20	
			过度肥胖	−30	

注：评分指标总分为 100 分，当减去各种危险因素的评分后低于 70 分者属于高危妊娠范畴

评估，可以了解妊娠期间特殊压力的来源及其影响程度，并可以动态监测压力的变化情况，对于压力评分较高或者持续升高者可以进行干预。对于中、重度以上压力（量表得分 ≥ 1.001）或各因子得分指标 ≥ 40% 者，应予以重点关注（表6-2）。

表6-2 妊娠压力量表

下面所列的是您在怀孕期间可能遇到的会使您产生压力的情况，每个条目有4个选项，分别是1,2,3,4:"1"表示此种情况不存在或完全没有造成压力，"2"表示此种情况存在，给您造成低等程度的压力，"3"表示造成中等程度的压力，"4"表示造成重度压力。

	1	2	3	4
1. 准备婴儿的衣服有困难				
2. 找到一个满意的保姆有困难				
3. 选定坐月子的地方有困难				
4. 很难给孩子取名字				
5. 担心重要的他人不能接受孩子				
6. 给婴儿做身体检查有困难				
7. 担心有孩子之后被迫放弃工作				
8. 在分娩期间不能安排好家务				
9. 担心得不到足够的心理支持				
10. 决定婴儿喂养方式有困难				
11. 担心婴儿性别不是期待的那样				
12. 影响性生活				
13. 担心孩子不讨人喜欢				
14. 担心孩子将来的抚养问题				
15. 担心生孩子之后自由时间会减少				
16. 担心婴儿能否安全分娩				
17. 担心婴儿不正常				
18. 担心分娩是否安全				
19. 担心早产				
20. 担心分娩可能出现不正常情况或剖宫产				
21. 担心胎儿体重				
22. 担心分娩时医生不能及时赶到				
23. 担心疼痛严重				
24. 担心形体改变				
25. 担心面部出现妊娠斑				
26. 担心变得太胖				
27. 担心不能控制笨拙的身体				
28. 担心不能照顾好婴儿				
29. 担心有孩子后会影响夫妻感情				
30. 担心不能给孩子提供良好的生活条件				

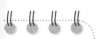

（2）分娩恐惧：分娩恐惧是孕晚期最常见的压力问题。分娩恐惧量表可作为评估孕妇分娩恐惧的有效工具。该量表由美国护理学者 Tanglakmankhong 等在 Areskog 等的研究基础上改编而来。该量表包括 4 个维度 16 个条目，按 1 ~ 4 级进行评分（1 级表示从来没有；2 级表示轻度恐惧；3 级表示中度恐惧；4 级表示高度恐惧）。量表总分为 16 ~ 64 分，得分越高，表明分娩恐惧的程度越严重，得分为 16 ~ 27 分、28 ~ 39 分、40 ~ 51 分、52 ~ 64 分则分别代表无、轻度、中度和高度分娩恐惧。该量表的内部一致性系数为 0.83。因子分析结果显示，所有条目的因子负荷值为 0.48 ~ 0.72，均大于 0.4。该量表中文版由国内学者危娟等翻译修订，已有研究证实在中国人群中的应用信度和效度良好（表 6-3）。

表 6-3　分娩恐惧量表

这是一份关于分娩过程中内心感受的问卷，请预测您分娩过程中的感想如何，而不是您希望会怎样，请选择合适的选项：

1. 我害怕自己分娩时失去控制			
A. 从来没有	B. 轻度	C. 中度	D. 高度
2. 我真的害怕分娩的过程			
A. 从来没有	B. 轻度	C. 中度	D. 高度
3. 我做过关于分娩的噩梦			
A. 从来没有	B. 轻度	C. 中度	D. 高度
4. 我害怕在分娩过程中流血过多			
A. 从来没有	B. 轻度	C. 中度	D. 高度
5. 我害怕自己在分娩的过程中不知所措			
A. 从来没有	B. 轻度	C. 中度	D. 高度
6. 我害怕分娩过程中孩子会出现一些意外			
A. 从来没有	B. 轻度	C. 中度	D. 高度
7. 我害怕注射引起的疼痛			
A. 从来没有	B. 轻度	C. 中度	D. 高度
8. 我害怕独自面对分娩过程			
A. 从来没有	B. 轻度	C. 中度	D. 高度
9. 我害怕经阴道分娩不顺利，最后还得进行剖宫产			
A. 从来没有	B. 轻度	C. 中度	D. 高度
10. 我害怕孩子的产出过程造成产道撕裂伤			
A. 从来没有	B. 轻度	C. 中度	D. 高度
11. 我害怕分娩过程中孩子受伤			
A. 从来没有	B. 轻度	C. 中度	D. 高度
12. 我害怕子宫收缩引起的疼痛			
A. 从来没有	B. 轻度	C. 中度	D. 高度
13. 一想到即将来临的分娩，我就很难放松下来			
A. 从来没有	B. 轻度	C. 中度	D. 高度
14. 我害怕医院的环境			
A. 从来没有	B. 轻度	C. 中度	D. 高度
15. 我害怕得不到我想要的照顾			
A. 从来没有	B. 轻度	C. 中度	D. 高度
16. 总的来说，我评价自己有关分娩的焦虑程度为			
A. 没有焦虑	B. 低度焦虑	C. 中度焦虑	D. 高度焦虑

（3）抑郁：爱丁堡产后抑郁量表（Edinburgh Postnatal Depression Scale，EPDS）是目前产后抑郁症研究中最常用的筛查工具，具有灵敏度和特异性好，且评分简单等特点。随着围产期

抑郁的提出，此量表也被广泛用于孕期抑郁的筛查。该量表的评定时间框架为最近 1 周，按 1 ~ 4 级评分，10 个项目分值的总和为总分。目前国内多将总分为 9 分作为筛查产后抑郁症患者的临界值。如果总分在 13 分或以上，或者问题 10 得分为阳性，则需要安排进一步评估；如果评分为 10 ~ 12 分，则应在 2 ~ 4 周内监测并重复测量 EPDS（表 6-4）。

表 6-4　爱丁堡产后抑郁量表

您刚分娩完，我们想了解一下您的感受，请选择一个最能反映您过去 7 天感受的选项。在过去的 7 天内：

1. 我能看到事物有趣的一面，并笑得很开心
   A. 同以前一样
   B. 没有以前那么多
   C. 肯定比以前少
   D. 完全不能

2. 我欣然期待未来的一切
   A. 同以前一样
   B. 没有以前那么多
   C. 肯定比以前少
   D. 完全不能

3. 当事情出错时，我会不必要地责备自己
   A. 没有这样
   B. 不经常这样
   C. 有时会这样
   D. 大部分时候会这样

4. 我无缘无故感到焦虑和担心
   A. 一点也没有
   B. 极少这样
   C. 有时候这样
   D. 经常这样

5. 我无缘无故感到害怕和惊慌
   A. 一点也没有
   B. 不经常这样
   C. 有时候这样
   D. 相当多时候这样

6. 很多事情冲着我来，使我透不过气
   A. 我一直像平时那样应付得好
   B. 大部分时候我都能像平时那样应付得好
   C. 有时候我不能像平时那样应付得好
   D. 大多数时候我都不能应付

7. 我很不开心，以致失眠
   A. 一点也没有
   B. 不经常这样
   C. 有时候这样
   D. 大部分时间这样

8. 我感到难过和悲伤
   A. 一点也没有
   B. 不经常这样
   C. 相当多时候这样
   D. 大部分时候这样

9. 我不开心到哭
   A. 一点也没有
   B. 不经常这样
   C. 有时候这样
   D. 大部分时间这样

10. 我想过要伤害自己
    A. 没有这样
    B. 很少这样
    C. 有时候这样
    D. 相当多时候这样

注：爱丁堡产后抑郁量表（EPDS）包括 10 项内容，根据症状的严重度，每项内容分为 4 级评分（0 分，1 分，2 分，3 分），完成量表评定约需 5 分钟。10 个项目分值的总和为总分。总分在 12 ~ 13 者可能患有不同程度的抑郁性疾病。总分相加 ≥ 13 分者可诊断为产后抑郁障碍

（4）焦虑：广泛性焦虑（generalized anxiety disorder，GAD）量表主要用于筛查焦虑症状，并可判断焦虑的严重程度。该量表有 7 个条目，可用于了解患者在过去 2 周内，有多长时间受到包括紧张、担忧等 7 个问题的困扰。患者的回答选项"完全不会""几天""一半以上的天数"和"几乎每天"分别对应 0 分、1 分、2 分和 3 分。量表总分为 0 ~ 21 分。分值 5 分、10 分和 15 分别对应代表轻度、中度和重度焦虑程度的分界值。对于评分大于 14 分者，建议关注其情绪状态，并进一步进行专业评估，必要时予以转诊（表 6-5）。

表6-5 广泛性焦虑量表

姓名：　　　　　　　　　　　　　　　　　　　　　　　　日期：

在过去的2周里，您生活中以下症状出现的频率如何？把相应的数字总合加起来。

	没有 （0）	有几天 （1）	一半以上时间 （2）	几乎每天 （3）
感到不安、担心及烦躁				
不能停止或无法控制担心				
对各种各样的事情担忧过多				
很紧张，很难放松下来				
非常焦躁，以致无法静坐				
变得容易烦恼或易被激怒				
感到好像有什么可怕的事会发生				
总分：				

如果发现自己有以上症状，并且影响到您的家庭生活、工作、人际关系的程度是：没有困难＿＿＿＿，有一些困难＿＿＿＿，很多困难＿＿＿＿，非常困难＿＿＿＿

总分分类：

0～4分没有焦虑症（注意自我保护）

5～9分可能有轻微焦虑症（建议咨询心理医生或心理医学工作者）

10～13分可能有中度焦虑症（最好咨询心理医生或心理医学工作者）

14～18分可能有中、重度焦虑症（建议咨询心理医生或精神科医生）

19～21分可能有重度焦虑症（一定要看心理医生或精神科医生）

（三）不良妊娠结局妇女的心理反应

1. 不良妊娠结局的心理反应　虽然妊娠、分娩是人类自然的生理过程，但有10%～20%的孕产妇会出现不同程度的并发症和不良妊娠结局，如死胎、死产、出生缺陷、新生儿患病或死亡等。此时，大多数孕产妇会出现以下心理反应。

（1）拒绝或不相信：感觉"这不是真的"，不愿接受现实。

（2）内疚：感觉自己做得不好，对不良结局应负主要责任。

（3）愤怒：经常针对医务人员，认为他们没能提供良好的诊治。

（4）指责、恐惧：担心今后不能生育正常的孩子，或担心丈夫、家人的指责而感到害怕。

（5）悲伤和失败感：对于发生死胎、死产、新生儿死亡或缺陷的母亲来说，会感到悲伤、痛苦，有些人会产生失败感。

（6）犹豫：特别是在胎儿或新生儿徘徊在生与死之间的一段时间。

（7）抑郁和丧失自尊：这种心理反应可能是长期的。

（8）孤立感：感觉与他人不同（别人都能顺利妊娠、分娩），或感到医护人员在躲避自己。

2. 精神疾病　产后心理障碍十分常见，程度从轻微的产后郁闷到产后抑郁或产后精神病。产后精神疾病会威胁产妇和婴儿的生命。

（1）产后郁闷：十分常见，发生率约为80%，是指轻微的抑郁症状（如悲伤、哭泣、易怒和焦虑）、失眠、注意力不集中。这些症状会在产后2～3天出现，数天后达高峰，2周内消失。产后郁闷的女性发展为产后轻度或重度抑郁的风险相对增加。

（2）产后抑郁（postpartum depression）：世界卫生组织报道，产后抑郁的发生率达34%。国内研究报道，其发生率为10%～25%。产后抑郁通常发生在产后早期数周或数月，可能会持续 1 年或更长时间。主要临床表现：抑郁是必不可少的主要症状；其他症状包括易疲劳、易怒、虚弱、低能量、无动机、感觉无助和绝望，性欲、食欲缺乏和睡眠障碍，以及头痛、哮喘、腰痛、阴道分泌物异常和腹痛等主诉。另外，患者还可出现强迫思维，害怕伤害到婴儿或者自我，有自杀想法。对产后抑郁患者如早期诊断和治疗，则预后较好。2/3 以上的产后抑郁患者通常在 1 年内康复。虽然产前和产后抑郁有较好的治疗效果，但如果未治疗，则症状可能会持续很多年，并且有不良的负性影响，不仅影响产妇，也影响其家庭成员，特别是婴幼儿。再次分娩产后抑郁的复发率达 30%。

（3）产后精神病（postpartum psychosis）：产褥期精神病为急性发作，主要以精神抑郁、躁狂或不典型精神病为特征。本病在产后妇女中的发病率为 1‰ ~ 2‰。躁狂患者会表现出兴奋和过度活动。孕前有精神病史（如精神分裂症和双相障碍）者，在孕期、产时和产后很容易诱发或加重，在部分产后妇女会增加对自己或他人的危险。

四、高危妊娠妇女的人文关怀

（一）孕产妇心理健康问题的处理

在孕产妇常规保健过程中，要注意观察孕产妇的心理状态变化，关注风险因素，提高孕产妇情绪管理能力，必要时进行心理状况评估，及时识别危险状态。对有需求者，可在产前进行应对分娩的相关课程和辅导。

1. 负性情绪的管理　在评估筛查阶段，如果 EPDS 评分 >10 分，GAD 量表评分 >4 分，妊娠压力评分 >1 分，妊娠恐惧评分 >40 分，则应结合临床情况判断，若孕产妇可能存在抑郁或焦虑情绪，则需要注意对其不良情绪状态进行疏导和管理。

（1）适量运动：建议孕产妇通过运动调整情绪。应鼓励没有运动禁忌证的孕产妇进行适当的体育锻炼，进而调整情绪状态。

（2）减压干预：提供团体或者个体心理干预方法，支持、陪伴孕产妇，缓解其压力，改善其心理状况。

（3）家庭支持：加强对孕产妇家人的心理健康教育，提高其支持和陪伴孕产妇的技巧，促进其积极陪伴孕产妇的行为，建立良好的家庭支持系统。

（4）远程干预：通过计算机辅助的认知行为治疗，或者网络、电话等远程心理咨询和心理支持方式，帮助孕产妇应对负性情绪。

（二）精神心理疾病的处理

处理孕产妇相关精神心理疾病时，权衡治疗与否对母亲和胎儿的风险很重要，应向患者及家属解释治疗与否的风险与获益。治疗应根据疾病的严重程度、复发风险，并尊重孕妇和家属的意愿来调整。目前妊娠期使用药品的安全性很少得到严格设计的前瞻性研究的验证，尚无定论。

1. 轻度至中度抑郁

（1）心理健康问题自我管理：指导并教会孕产妇识别抑郁和焦虑等症状及其应对方法，告知其求助途径，鼓励孕产妇在情绪不佳时积极寻求专业帮助。

（2）结构化的心理治疗：通过认知行为疗法、人际心理治疗、正念认知疗法、心理动力学治疗等专业的心理治疗技术，帮助孕产妇调整偏倚认知、缓解负性情绪。

（3）充实生活：鼓励没有运动禁忌证的孕产妇进行适当体育锻炼，鼓励她们做自己感兴趣或者能让自己感到身心愉悦的活动。

（4）利用社会支持系统：建议孕产妇家人参与整个孕产期过程，帮助和陪伴孕产妇。同时，鼓励孕产妇加强对支持系统的利用度，如主动寻找可信任的人进行倾诉、寻求专业人士的帮助等。

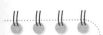

（5）互联网远程心理支持：计算机辅助的自助式认知行为治疗，以及网络、电话等远程形式的心理咨询可作为辅助孕产妇应对心理问题的方式，并告知其转诊信息。

（6）持续监测：建议孕产妇及家人关注其情绪变化，发现情绪变得严重，并影响到正常社会功能时，一定要到专业机构寻求帮助。

2. 中度至重度抑郁

（1）药物治疗：对于重度或有严重自杀倾向的妊娠期抑郁患者可以考虑抗抑郁药治疗。目前对孕妇使用最多的抗抑郁药为选择性 5- 羟色胺重摄取抑制剂。应尽可能单一用药，用药应考虑既往治疗情况、产科病史（如导致流产或早产的其他危险因素）等。除帕罗西汀外，孕期使用选择性 5- 羟色胺重摄取抑制剂类抗抑郁药不会增加患儿心脏疾和死亡风险，但可能增加早产和低体重风险。选择性去甲肾上腺素重摄取抑制剂类药物和米氮平可能与自然流产的发生有关。队列研究显示，孕晚期使用抗抑郁药可能与产后出血有关。产后抑郁的治疗与其他时段的抑郁无显著差异，主要区别在于母亲是否哺乳。应同时考虑婴儿的健康和出生时的胎龄。选择性 5- 羟色胺重摄取抑制剂可以作为产后中度至重度抑郁的一线药物。除氟西汀外，该类药物在乳汁中的浓度较低。

（2）心理治疗：包括认知行为治疗、人际心理治疗、正念认知疗法、家庭疗法、精神分析等方法。

（3）物理治疗：电休克治疗可以作为产后重度抑郁的治疗方法，尤其是存在高自杀风险或高度痛苦，已经持续接受抗抑郁药治疗足够长时间，且对一个或多个药物剂量治疗都没有反应时的情况。对于药物治疗无效或不适宜用药的重度、伴精神病性症状、高自杀风险的患者，可考虑使用改良电休克治疗。

3. 严重精神疾病

（1）疾病范围：孕产妇严重精神疾病主要包括既往已患的精神病及新发的精神分裂症、双相障碍和产后精神病等。

（2）长期用药：部分精神疾病患者发现自己怀孕后，可能会自行停用正在服用的药物，这可能会增加停药综合征及精神疾病复发的风险，故应避免。对于患有严重精神疾病的女性在孕前或孕期已经停药者，应监测早期复发迹象。

（3）衡量利弊：抗精神病药可通过胎盘或乳汁使新生儿出现一些不良反应，如过度镇静、锥体外系不良反应和中毒等。但如果不用药物治疗，妊娠期病情不稳定，则可能会导致潜在的胎盘不完整和胎儿中枢神经系统发育不良，并且给孕产妇自身带来危害。因此，应综合评价，科学、合理地使用药物。

（4）注意事项：对孕产妇使用任何抗精神病药均应谨慎。考虑到复发风险，通常不建议在妊娠期更换抗精神病药治疗。权衡利弊后，建议直接使用对该患者最有效的药物。心境稳定剂和苯二氮䓬类药物对胎儿畸形及患者行为影响更显著，在妊娠期间和哺乳期使用应更为谨慎。丙戊酸盐可能会造成新生儿严重畸形，所以育龄期妇女和孕妇尽量不要使用丙戊酸钠。孕妇使用锂剂，必须对其血药浓度进行监测，并根据需要及时调整剂量。

（三）不良妊娠史孕妇案例分析

孕妇小陈，32 岁，律师，结婚 2 年未避孕，其间自然流产 1 次。小陈夫妻俩均为研究生学历，生活稳定，迫切希望能拥有一个属于他们俩爱情的结晶。去年 5 月，小陈经检查证实怀孕了，夫妻俩特别高兴，怀孕满 3 个月就去建好了产检档案卡，规划着给未出生的宝宝布置婴儿房、小床、小衣服……

去年 10 月下旬，小陈双足出现水肿。听说好多孕妇都有水肿的现象，她以为是正常的，并未予以重视。11 月初的一天，小陈上班时突然感觉头晕、胸闷、视物模糊，她以为可能是最近工作劳累，于是请假 2 天在家中休息，但第二天症状并未改善。于是，丈夫赶紧带小陈去医院检查。检查显示：血压 195/130 mmHg，尿蛋白（++++）。医生开了住院证，诊断为重度子痫前期，让小陈立即住院接受进一步检查和治疗。入院后，B 超检查发现大量胸腔、腹腔积液、双肾包膜下积液、少量心包积液、双侧子宫动脉切迹可见，胎儿 S/D 8.92，脐动脉与大脑中动脉比值倒置。实验室检查显示：严重低蛋白血症、肾功能受损。治疗 2 天后，小陈出现心率加快、脉搏和血氧饱和度下降、胸闷、气促加重等症状。

针对小陈的情况，医院组织了全科讨论，认为小陈病情危重，孕周太小、胎儿宫内缺氧，若继续妊娠可能会进一步造成更多的器官损害，导致肾衰竭和心力衰竭，甚至危及生命。医生与夫妻俩沟通后，他们虽然万般不舍，但不得不面对残酷的现实选择放弃胎儿，进行依沙吖啶（利凡诺）引产。

药物引产与足月正常分娩的孕妇在产程进展、情绪心理反应方面均有所不同。足月正常分娩的孕妇，尽管宫缩痛、紧张、焦虑也不可避免，但心理上是抱着甜蜜的期待并且充满希望的。小陈本身病情危重且孕周尚小，初产妇宫颈不成熟，在宫颈管未完全消退的情况下，药物诱发的宫缩十分强烈。一想到在引产药物的作用下，胎儿可能已经死亡，小陈就感觉是自己的无能导致未出生的孩子死亡，担心今后不能生育正常的孩子，周围的人好像都在用异样的眼光看自己，因而感到害怕、恐惧，承受着身体和心理的双重煎熬。

小陈的产程进展尤其艰难。护士小徐巡视病房时，看到她痛苦的神情、扭曲蜷缩的身体、凄厉的呻吟，丈夫在旁边垂头丧气、一筹莫展的样子。小徐坐在床边，一手握着小陈的手，一手轻轻地抚摸着她的后背，耐心、温柔地与小陈交谈，指导她放松的技巧、调整呼吸节律。最重要的是告诉她："虽然这次妊娠不得不放弃胎儿，但是对于重度子痫前期这个疾病，国际医学界最新的研究成果已经有了预防和干预的指导意见。尽管下次怀孕复发率非常高，但如果能从孕早期就开始干预，完全有可能预防这个疾病的再次发生"。之后，小徐向夫妇俩介绍了科室以往的几个成功案例，并将手机中这几位产妇带着宝宝回到科室拍的照片展示给小陈夫妇看。小陈和丈夫看着可爱的宝宝照片，注意力被完全吸引过来。她满是疑惑地反复询问小徐："她们之前真的和我患了一样的重度子痫前期吗，她们也都引产过吗？"给予肯定的回答后，小徐护士又向她详细介绍了其中一位产妇两次怀孕的完整经历。听完小徐护士的描述以后，小陈慢慢放松下来，试着调整自己的呼吸，宫缩间歇吃了一些食物。一旁的丈夫开始学着小徐的动作，一手握着妻子的手，另一手轻轻地抚摸着小陈的后背。3 小时后，小陈的宫口开大了，小徐护士将她送入产房，并向助产士特别交代了小陈的病情和心理状况。在医护人员的帮助下，小陈顺利娩出了死胎。经过后续治疗，小陈的病情逐渐恢复。出院那天，小陈特意让丈夫给小徐护士送来一束鲜花，卡片上写道："感谢您帮助我度过了人生中最灰暗的一天！"。

出院前，床位护士、护士长向小陈和她丈夫详细介绍了出院后休养和下次备孕需要注意的事项。半年后，小陈又怀孕了。这次她听从指导，所有的产前检查都在妊娠高血压专病门诊进行，遇到问题就去母婴专科护理门诊咨询，并且定期去孕妇学校上课。听从专科医护人员的指导，小陈从怀孕 12 周开始口服阿司匹林，每天在家中自测血压、体重，饮食营养搭配合理，整个孕期全程补钙。怀孕 28 周后，做好胎动监测……这次怀孕，尽管一开始忐忑不安、有焦虑、有恐惧、有担忧，但随着每一次产检报告的结果都正常，每天测量的血压、体重增长都在正常范围，抚摸着逐渐隆起的腹部，夫妻俩都越来越有信心。

十个月很快过去了，预产期的前两天，小陈住进了原来的病房待产。第二天，小陈胎心监护显示有减速，考虑到前一次妊娠的不良结局，医生决定立即为她做剖宫产手术。一个小时后，手术室里小陈的宝宝出生了，一个 3000 g 的小公主。护士把宝宝抱到小陈身边，让宝宝的小脸贴在小陈的面颊上。看着宝宝粉嫩的小脸，真实地体验到初为人母的感觉，小陈留下了激动而喜悦的泪水。

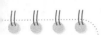

这次出院，小陈拉着医护人员和他们一家三口拍了一张幸福的合影。她对护士们说："下次再遇到和我上次怀孕一样，不幸要引产的孕妇，可以把这张照片拿出来鼓励她们哦！"

（蒋 玲 刘 嘉）

第三节 分娩期妇女的医学人文关怀

分娩虽然属于生理过程，但是由于分娩疼痛、产房环境陌生等因素，孕产妇不可避免地会产生紧张、焦虑、恐惧等情绪。世界卫生组织（WHO）一直致力于健康妇女及新生儿护理技术指导，认为有四个决定女性对分娩体验满意程度的重要因素，分别是个人期望、支持与鼓励程度、医患关系的质量和决策制订中的患者参与程度。因此，在分娩过程中给予孕产妇生理和心理支持对分娩结局是有利的。

一、正常分娩期妇女的生理及心理变化

（一）正常分娩期妇女的生理变化

分娩是指妊娠达到及超过 28 周（196 日），胎儿及附属物从临产开始至全部从母体娩出的过程。分娩启动后，女性出现 5～6 分钟一次并逐渐加强的子宫收缩，宫口开始扩张，胎儿先露部逐渐下降，并伴有羊水破裂，最后胎儿、胎盘和胎膜娩出，即完成整个分娩过程。

（二）正常分娩期妇女的心理变化

在分娩前，相当数量的初产妇会通过各种渠道不同程度地获得一些负面信息，或者经产妇在前一次分娩中经历过不良的分娩体验，均会导致产妇对此次分娩产生害怕和恐惧心理。为了保障母婴安全，世界上绝大部分国家要求女性住院分娩。在进入活跃期后分娩阵痛最剧烈的阶段，产妇交感-肾上腺髓质系统兴奋，促肾上腺皮质激素、皮质醇及儿茶酚胺水平增高。α 受体兴奋，使皮肤、腹腔脏器和肾小血管收缩，血液灌流量减少，微循环缺血。低氧代谢产物增加，使疼痛加剧。其中，多巴胺既是神经介质，又能直接致痛，在疼痛过程中参与了致痛和镇痛两种机制。另外，受教育程度、情感生活、社会经济环境在分娩疼痛的感知研究中也是不可忽略的因素，这些因素会导致产妇在分娩认知方面形成差异，影响其情绪波动幅度和应激反应的强度。如果在分娩过程中医务人员没有及时识别并给予人文关怀，可能会导致产妇发生呼吸性碱中毒、心律失常、心肌梗死或其他一些潜在疾病，产妇及胎儿缺氧，产妇和家属对分娩失去信心，要求行剖宫产术终止妊娠等，甚至远期可能产生情绪障碍等问题。

二、正常分娩妇女的人文关怀

（一）产程中的环境支持

哺乳类动物在分娩之前会寻找一些安全、隐蔽的地方做准备，因为任何打扰都会使分娩过程延缓甚至中断，只有确定安全才会继续，这也是人类的本能行为。环境陌生、嘈杂、灯光亮、缺乏隐私是影响产妇分娩疼痛、舒适度的最主要的环境因素。设置独立的单间产房或家庭化产科区，分娩室内部环境温馨、整洁、安全，设施齐全，以尊重隐私为标准，可以改善产妇的分娩环境。医生和导乐助产士工作时间内要尽量做到"四轻"，即走步轻、说话轻、关门轻、操作轻，在产房内应避免不必要的交谈，关闭产房门，减少不必要的人员走动，将仪器音量调到最低，集中操作。可以模拟夜间环境，使用灯光照明度为 50 W 的小夜灯，环境声响音量控制在 0～40 dB。

（二）产程中的沟通及技术支持

1. 陪伴产妇　随着人们健康意识的日益增强，单纯使用传统的分娩模式已无法满足女性

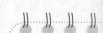

分娩过程中的需求。新型产时服务要求与产妇建立"一对一"沟通教育和产时技术指导模式，使产妇在生理和心理上得到良好的照顾。同时，分娩是整个家庭的重要事件，产程中需要鼓励家属一同参与陪伴，鼓励丈夫参与陪产。

2. 产程中的沟通支持　医生和导乐助产士需要根据产程进展与产妇及家属进行沟通、交流，提供分娩知识、产程进展情况及疼痛应对措施等信息；通过鼓励性语言，鼓励和表扬产妇所取得的良好进展，并引导家属鼓励、支持产妇，增加产妇对分娩的信心，避免使用打击产妇信心的言语，为产妇创造一个轻松、愉快的分娩氛围，鼓励其以愉快、自信的心理状态迎接新生命的到来。

3. 产程中的技术支持　严密观察产程进展，监测母婴状况，敏锐地发现危险征兆，及时处理。减少产程中的医疗干预措施，尊重和保护产妇隐私。在产程中指导产妇进食、饮水，并进行产程中饮食入量管理。在第二产程中，根据产妇的意愿和实际条件，实施促进自然分娩的措施（如会阴按摩、会阴热敷、会阴保护），行限制性会阴切开术。

（三）产程中的药物及非药物支持

1. 药物分娩镇痛支持　药物镇痛是指应用麻醉药或镇痛药、镇静药来达到镇痛效果，是分娩镇痛的主要措施。

（1）镇痛及镇静：当子宫收缩及宫颈扩张引起不适时，使用麻醉药，如肌内注射哌替啶减轻疼痛，同时加用一种镇静药（如异丙嗪）通常更加有效，也可以肌内注射或静脉注射地西泮镇静。镇静药和镇痛药使用恰当，可使产妇在宫缩间歇期安静休息，仅在有效宫缩最强时感到不适，同时可以有效促进产程进展，并且不增加对母体和胎儿的危险。

（2）椎管内麻醉镇痛：即应用小剂量麻醉药物通过椎管内给药途径注入产妇体内予以分娩镇痛。常用的局部麻醉药为布比卡因和罗哌卡因，常用阿片类药物为芬太尼和舒芬太尼。用药方案可以为单次注射、经导管注射、连续泵注，或由产妇自控。自控硬膜外麻醉分娩镇痛在临床应用相对比较安全，自控给药可以给产妇心理上起到镇痛暗示作用。

2. 非药物镇痛支持

（1）帮助指导产妇自由活动：不强迫产妇待产时采用某一种特定的体位，鼓励采用任何其自觉舒适的体位。采取自由体位分娩时，医护人员应该密切关注胎儿的安危情况。卧位和半卧位是传统的分娩体位，产妇可能对其他分娩体位（如蹲位胸、胸膝位和四肢着地位）了解较少，需要医护人员在产前进行介绍，以供产妇选择。在第一产程可选择站姿、坐姿。根据产妇的不同情况，可指导其推分娩车行走，或坐在床上、椅子上、分娩球上或垫子上。第二产程可以选择直立位、蹲位、半卧位、胸膝位、卧位等不同体位，应根据产妇的不同体位指导其使用腹压。

（2）指导呼吸，进行肌肉放松：指导产妇在子宫开始收缩时即放松全身，进行自动识别并使用相应的呼吸方式，把注意力集中在特定的呼吸模式，通过神经、肌肉的放松、呼吸调节转移对疼痛的注意力等，减少致痛物质的产生，从而减轻分娩疼痛。

（3）采用中医学方法减缓疼痛：①穴位按压，取手背处的合谷穴和小腿处的三阴交穴，模拟收缩—舒张周期进行有节律的按压，即按压 30 ~ 40 s 后放松 30 ~ 40 s，重复 5 次，可以刺激内啡肽的产生，达到缓解疼痛的目的。②针灸、电针疗法：针灸刺激阿是穴及相关穴位可以减轻疼痛。

（4）按摩法：按摩是一种很好的非药物镇痛方法，产妇丈夫和家人的按摩有更好的作用。按摩时可以直接用手，也可以用按摩设备，如使用按摩棒、按摩捶、网球等按摩双肩、颈部、脊柱两侧、腰骶部。

（5）冷、热疗法：可以用热毛巾、热水袋等放在产妇的后背、大腿等处热敷，或者进行热水浴，促进血液循环，放松肌肉，缓解产时疼痛。也可以使用冰袋、冷硅胶包、冷湿毛巾、盛有冷水或饮料的塑料瓶或其他冷敷物，置于产妇腰骶部进行冷敷，减轻局部疼痛知觉。进行

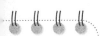

冷、热疗法时，应注意温度，不要损伤皮肤。

（6）芳香疗法：可以选择产妇自己喜欢的各种香薰制品。产妇在芬芳的环境中呼吸，感觉舒适，从而可以逐渐放松。

（7）音乐治疗：音乐是一种特殊的语言，它的频率、节奏和有规律的声波振动，可产生一种物理能量，以改变行为和心理状态。应根据不同产程进展，选择不同类型的音乐，并且是产妇能接受的音乐。

（四）案例分析

孕妇婷婷，G_1P_0，孕 39 周，无妊娠合并症及并发症，宫口开 2 cm，入产房待产。

产室准备：温度 24℃，整洁的环境，柔和的灯光，粉色的窗帘，可爱的分娩球，舒适的产床，温馨图画、宝宝照片等家庭化设施营造了轻松、私密的氛围；使产妇消除紧张、恐惧的心理，同时情不自禁地滋生母爱，产生力量。

产妇因为来到医院陌生的环境，显得有些焦虑、紧张。助产士温柔地对产妇说："婷婷您好，我是负责您分娩的助产士张××。您现在宫口开大已正式临产，需要进入产房待产。如果有什么不适或需要，请尽管跟我说，不用害怕，也不要过于紧张，我会一直陪伴您、帮助您。让我们一起努力，直到您生下可爱的宝宝，好吗？"听到这些话，婷婷放松了很多。

随后，助产士陪同婷婷和她的丈夫来到分娩室，介绍了产房环境，使她消除陌生感，并为她安置好最舒适的体位。然后，助产士细心地指导准爸爸如何给婷婷进行按摩和爱抚。这个时刻有爱人在身边给予精神上的支持和安慰显得尤为重要。

伴随着一阵一阵的宫缩，婷婷的疼痛也越来越剧烈，控制不住地大声喊叫，全身肌肉紧绷甚至微微颤抖，泪水不由自主地流下。"医生，我的肚子太疼了，每次都是钻心地疼，像刀割一样，我受不了了！"婷婷的疼痛阈值相对较低，对宫缩痛非常敏感。"医生，我不行了，我挺不过去了，我怎么还没生啊？我是不是生不出来了？宝宝怎么样了，有没有危险啊？"助产士俯身为婷婷擦干眼泪和汗水，并握着婷婷的手给她信心和力量："婷婷，相信我，您可以的。宝宝很安全，我会全力支持、帮助您。"

婷婷也紧紧握住助产士的手说："有您在身边，我觉得安心多了。您千万不要走啊，您在我就不怕了！"助产士说："放心，我会一直陪伴在您身边，我们要一起迎接小天使的到来！"

与婷婷和家属沟通后，准备使用音乐分娩镇痛。选择合适的音乐，关掉室内照明灯，助产士陪伴着婷婷，给予支持。"别担心，宫缩的疼痛是生理性的、间歇性的，现在开始痛了吗？来，跟着我一起做呼吸动作，用鼻吸气，用口慢慢呼气，听着音乐，全身放松，让整个人处于柔软的状态，跟着音乐一起冥想。"助产士一边指导婷婷呼吸，一边按摩其腰骶部，同时询问："现在有没有感觉好一点？"婷婷点了点头，整个状态好了很多。随着产程的进展，婷婷每次宫缩都能调整好呼吸，不再喊叫，宫缩间歇也能做到全身放松。助产士在宫缩间歇鼓励婷婷进食、进水，补充能量。

随着宫缩越来越频繁，需要检查宫口了解产程情况。助产士解释道："婷婷，我现在要给您检查一下，可能会有一点不舒服，我会尽量轻柔，您不用担心，不会疼的。"婷婷也非常配合。随后，助产士将检查结果告知婷婷和她丈夫："婷婷，宫口开全一般是 10 cm，你现在是 × 指，相当于 ×cm，产程进展很顺利，胎儿在往下移动。你很棒，坚持、加油！"婷婷和家属得知产程进展顺利，更加有信心了。婷婷的丈夫激动地对她说："老婆，加油！"

休息调整后，婷婷的体力有所恢复，这时候结合自由体位会有更好的效果。助产士提议："婷婷，现在我协助您下床活动一会儿，随意走一走，这样有利于胎头变换姿势，调整位置，帮助胎头下降，好吗？"因为前面的措施都很有效，婷婷和她丈夫更加信任助产士，欣然接受了提议。伴随着音乐，婷婷由平卧位，根据她的需求和舒适度变换了坐位、站位、行走，还使用了分娩球。

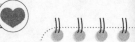

整个产程进展很顺利，在使用音乐镇痛和自由体位相结合后，婷婷疼痛感明显减轻，舒适度得到明显的改善，产程进展也很迅速。婷婷在与助产士的合作中平静、愉快地顺产分娩，并且母婴安全。当婷婷和丈夫抱着新生儿时，留下了激动的泪水，"多亏了有你们在，因为有你们，我才能坚持到最后。如果没有你们的帮助，我真不知道该怎么办，太感谢你们了！"

三、异常分娩妇女的人文关怀

（一）产程中突发并发症妇女的心理支持

1. 启动产科应急团队　产妇突发子宫破裂、产后大出血等严重并发症时，应立即启动产科应急团队，制订抢救方案和计划，并获取家属同意。

2. 沟通　安排有经验的医护人员积极做好与产妇和家属的沟通，最好是参与分娩的医生和助产士，随时告知治疗进展，并予以安慰、解释，避免其情绪紧张。

3. 环境　保持环境安静，无关人员离开产房，医护人员各司其职，避免来回走动和大声讲话，有条不紊地开展抢救工作，避免嘈杂环境使产妇产生恐惧、紧张情绪。

4. 保暖　将室温调至 22～24℃，根据产妇情况予以遮盖、保暖，必要时使用复苏毯。

5. 保护女性器官的完整性　对于发生严重产后出血以及子宫破裂的产妇，进行子宫切除术是一种行之有效的抢救手段，但切除子宫会给产妇带来生理和心理上的许多问题，使产妇永远丧失生育能力。因此，子宫切除术不能滥用，要尽可能保留子宫，尤其胎儿死亡的产妇，可以在一定程度上减少其精神损伤，尽快从悲观情绪中恢复过来。

（二）胎儿异常分娩妇女的心理支持

对产妇而言，胎儿异常是一件创伤性的应激事件，对产妇本人及其家庭均会产生深刻的影响，甚至导致产妇发生严重心理障碍，造成家庭关系的破裂，需要产科医护人员高度关注。

1. 死胎产妇分娩的心理支持　尊重产妇及家属的意愿，给予不同的产时照护及哀伤辅导。

（1）为产妇安排单间待产分娩一体化分娩室，助产士和家属全程陪伴分娩，辅以安慰、抚触，给予支持。

（2）胎儿娩出后，助产士使用白色毛巾将胎儿身上的胎脂、血液、羊水轻轻擦干，处理脐带和胎盘，摆好体位，身体表面覆盖白色方巾以示尊重。

（3）尊重产妇及家属的宗教信仰。询问产妇和家属是否要看胎儿并与胎儿告别，得到肯定回答后，助产士轻轻解开方巾给产妇及其家属看。

（4）给胎儿穿衣或用棉布包裹，将胎儿装入特制的纸盒。

（5）观察产妇是否有沟通的意愿，通过握住产妇的手、抚摸其额头、协助喂水等行为方式引导产妇抒发不良情绪，安慰产妇。可以通过"可能宝宝和您的缘分还没到""多和您的丈夫谈谈，他也不容易""您的家人需要您"等安慰性话语，引导产妇接受现实，平复心情。

（6）医护人员单独与家属沟通，建议家属尤其是产妇的丈夫不要在产妇面前表现出不良情绪；鼓励家属多关心、体贴产妇，帮助其树立信心，渡过难关，体验到家庭的温暖。对过度悲伤的产妇，引导其寻求网络健康服务，如获得信息支持、自助项目支持和各种心理问题治疗。

2. 胎儿缺陷产妇分娩的心理支持

（1）保护产妇隐私：根据产妇情况选择合适的分娩方式，为经阴道分娩者安排单间待产分娩一体化产房。医护人员避免私下谈论胎儿畸形相关情况。

（2）产妇进入产房分娩时，医护人员要熟悉其相关情况，根据孕妇健康档案，结合临床检查情况，对产妇做好分娩指导。

（3）由于产妇没有正常分娩那种即将为人母的愉快、幸福的感觉，反而恐惧及紧张情绪会加重，可能会出现因为害怕疼痛而大声呼叫、不合作等情况。此时医护人员应给予同情、关

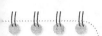

心、体贴、安慰和鼓励，提供药物和非药物镇痛支持，使其顺利度过分娩期。

（4）为避免过度刺激而增加产后出血量，产妇分娩后不应立即告知其新生儿性别、畸形等情况，而应先通过心理疏导使其接受事实。

（5）产后注意产妇生命体征及宫缩情况，告知产妇及家属出生缺陷是由遗传、环境、社会、心理、行为等多种危险因素共同作用的结果，建议产妇在下次怀孕前进行产前优生筛查或遗传咨询。若确诊有遗传病或携带遗传易感基因，则应评估并告知产妇和家属下次生育的最佳时机，并指导产妇做产前诊断，避免再次分娩缺陷儿。

（金爱英　郭惠敏）

第四节　产褥期妇女的医学人文关怀

产褥期是指从胎盘娩出至产妇全身各器官除乳腺外恢复至正常未孕状态所需的一段时期，通常为6周，是产妇恢复身体，进行生理和心理调适，开始承担并适应母亲角色的重要时期。

一、产褥期妇女的生理变化

产褥期妇女全身各系统均发生了较大的生理变化，其中，生殖系统的变化最为明显。胎盘娩出后，子宫逐渐恢复至未孕状态的全过程称为子宫复旧，通常需要6周，其主要变化为宫体肌纤维缩复和子宫内膜再生，同时还有子宫血管变化、子宫下段和宫颈的复原等。

产后乳房的主要变化是泌乳。当胎盘剥离娩出后，产妇血液中雌激素、孕激素及胎盘催乳素水平急剧下降，抑制下丘脑分泌的催乳素释放抑制因子的释放，在催乳素作用下，乳汁即开始分泌。吸吮及不断排空乳房是保持乳腺不断泌乳的关键因素。乳汁分泌量与产妇营养、睡眠、情绪和健康状况密切相关。因此，保证产妇丰富的营养、足够的睡眠以及避免精神刺激至关重要。

二、产褥期妇女常见心理反应与人文关怀

（一）产褥期妇女的常见心理反应

在产褥初期，产妇因分娩导致疲劳、生活方式发生改变以及母亲角色适应不良等，均可造成情绪不稳定。研究统计显示，产后6～8周，大多数产妇心理状态可完全恢复，母亲角色亦能成功转换。若在此特殊的心理转变时期，产妇不能做出适应性调整，则可能导致产后心理障碍，如焦虑、抑郁、精神病等。产褥期产妇的心理变化与产妇的性格倾向、生理变化和社会因素有一定的关联。

1. 人格因素　有研究发现，产后抑郁的女性绝大多数平时性格内向、多虑、情绪不稳定、心理耐受力差，多存在以自我为中心或成熟度不够、敏感、固执、社交能力不强、与人相处不融洽等个性特点。

2. 生理因素　孕期体内雌激素水平增高，皮质类固醇及甲状腺素也有不同程度的增高。分娩后，这些激素水平则迅速降低。研究发现，产后心理不适应在产后3～4天达高峰，与体内激素水平骤降一致，可导致脑内和内分泌组织儿茶酚胺水平下降，从而影响高级脑活动。此外，妊娠晚期产妇子宫增大，身体重心发生改变，腰背部和腿部肌肉伸张，加之分娩时体力消耗过度，所以产后腰痛、背痛等全身不适症状较为常见。在分娩过程中，产妇可出现各种应激反应。在产褥期，尿潴留、复方胀痛、便秘、痔疮、静脉曲张、会阴水肿以及产后出血等产后不适及并发症可加剧产妇的痛苦。以上生理状态的改变可导致产妇心理状态发生改变，使产后心理疾病的发生率逐渐增高。

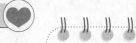

3. 产科因素　不良分娩史是产妇抑郁的诱因。产时并发症、产钳助产、分娩恐惧等与产后抑郁有关。剖宫产手术与产妇焦虑、抑郁等消极情绪有关。

4. 婴儿因素　国内研究显示，分娩女婴的产妇产后抑郁发生率明显高于分娩男婴的产妇，而且分娩女婴是引起产后抑郁的高危因素。

5. 社会因素　社会支持可以帮助个体缓解压力，使个体维持较好的情绪体验。婴儿出生后可使家庭关系发生重大改变，产妇开始承担母亲的责任，减少社交活动，减少在工作和学习方面投入的时间及精力。很多产妇，尤其是初产妇，会感到忙乱、无所适从，精神压力大，从而易疲劳、烦躁、易怒，此时亟待丈夫及家人的支持和帮助。研究表明，夫妻关系不融洽、丈夫在生育过程中对产妇关心不够、产后周围亲人对产妇的冷漠态度等可使产妇心理受到影响，缺乏自信心，产生失望甚至悲观情绪，易诱发产后抑郁。此外，婆媳关系不良还是产后抑郁的独立危险因素。社会地位低、子女多、收入低、新移民等因素均可能增加产妇产后抑郁的易感性。

（二）产褥期妇女的心理调适

产褥期心理调适是指产后产妇从妊娠期和分娩期的不适、疼痛、焦虑中恢复，接纳家庭新成员及新家庭的过程。产褥期妇女的心理调适主要表现为两方面：确立家长与孩子的关系和承担母亲角色的责任。根据鲁宾的研究结果，产褥期妇女的心理调适过程一般经历 3 个时期。

1. 依赖期　为产后第 1 ~ 3 日。具体表现为产妇的很多需要是通过别人来满足的，如对孩子的关心、哺乳、沐浴等，同时产妇喜欢用语言来表达对孩子的关心，较多地谈论自己妊娠和分娩的感受。较好的妊娠和分娩经历、满意的产后休息、丰富的营养和较早、较多地与孩子进行目光对视和身体接触有助于产妇较快地进入第二时期。在这一时期，丈夫及家人的关心、帮助，以及医务人员的悉心指导极为重要。

2. 依赖—独立期　为产后 4 ~ 14 日。产妇表现为恢复较为独立的行为，开始注意周围的人际关系，主动参与活动，学习和练习护理自己的孩子。但产妇在这一时期容易产生压抑情绪，可能是由于分娩后产妇感情脆弱，承担太多的母亲责任，新生儿诞生而产生爱的剥夺感，痛苦的妊娠和分娩过程，糖皮质激素和甲状腺素处于低水平等因素造成。由于压抑的情感和参与新生儿护理导致产妇极为疲劳，从而加重压抑情绪。产妇可表现为哭泣，对周围漠不关心，拒绝哺乳和护理新生儿等。此时，应及时提供护理、指导和帮助，促使产妇纠正这种消极情绪。应当加倍地关心产妇，并督促其家人参与。提供婴儿喂养和护理知识，耐心指导并帮助产妇喂养和护理新生儿。鼓励产妇表达自己的情感并与其他产妇交流，以提高产妇的自信心和自尊感，促进其接受自我并接纳新生儿，缓解其抑郁状态，从而平稳地应对压抑状态。在这一时期结束时，产妇通常能够把护理新生儿作为自己生活内容的一部分，并能解决婴儿喂养和护理中的许多问题。

3. 独立期　为产后 2 周至 1 个月。在这一时期，产妇、家人和婴儿已成为一个完整的系统，新家庭形成并正常运行。夫妇共同分享欢乐和承担责任，开始逐渐恢复分娩前的家庭生活。但是产妇及其丈夫会承受更多的压力，如出现兴趣与需要、事业与家庭间的矛盾，以及哺育婴儿、承担家务及维持夫妻关系中各种角色的矛盾等。

（三）产褥期妇女的人文关怀

1. 早期锻炼，消除依赖心理　产褥期是女性特殊的生理时期，但并非病态阶段。家属应该多关注、陪伴产妇，但需要注意避免过度照护，防止产妇产生严重的依赖心理。指导产妇丈夫多陪伴产妇，并在监护下让产妇做一些力所能及的事情，如自己洗漱、进食等。鼓励产妇在产后适当下床活动。通常顺产当天，剖宫产术后 1 天即可下床适当活动。早期活动有助于产后恶露排出、子宫修复，并降低下肢深静脉血栓形成的发生率。此外，通过早期锻炼还可以转移产妇注意力，增强产妇的自理能力，消除产妇过度依赖心理。

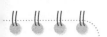

2. 鼓励倾诉，消除焦虑心理　倾诉是一种非常好的缓解心理压力的方法。产妇如果将所有的不良情绪都积压在心里，则会让自己越来越沉闷和压抑。医务人员要鼓励产妇倾诉，让产妇多和自己的丈夫、家人、朋友或医护人员交流，诉说自己的心事和感受。在与产妇沟通的过程中，医务人员要耐心倾听、悉心解答。针对产妇担心的自身及新生儿照护问题，应给予产后休息、营养、活动等方面的专业指导，告知产妇及家属新生儿在生长过程中可能遇到的问题及解决方法。教会产妇及家属识别新生儿基本的生理及病理状态。提高产妇及家属对母乳喂养的认知程度，鼓励母乳喂养，避免不正确的哺育方式，以免造成产妇产生困惑及焦虑。

3. 教育家属，消除抑郁心理　宣传男女平等的思想，避免因新生儿性别使产妇产生心理压力和负性情绪。指导产妇丈夫、公婆及父母为产妇营造一个温馨的休养环境，多陪伴产妇，多与产妇进行沟通、交流，避免产妇产生孤单、抑郁等心理。提醒家属在关心新生儿的同时也要多关心产妇，防止过度关心新生儿而忽略产妇。在照护婴儿的过程中，遵循科学的育儿理念，尽量与产妇达成共识，避免因意见分歧而与产妇发生争执，引发矛盾。发现产妇情绪低落时，可以让产妇听舒缓的音乐，阅读喜欢的书籍，陪伴产妇适当参加一些户外活动，以转移产妇的注意力，使其心情逐渐放松。

三、产褥期抑郁症患者的人文关怀

（一）产后抑郁症

产褥期抑郁症是产褥期精神综合征中最常见的一种类型。主要表现为产褥期持续和严重的情绪低落以及一系列症状，如动力减低、失眠、悲观等，甚至影响对新生儿的照护能力。产褥期抑郁症的发病率国外报道约为30%，通常在产后2周内出现症状。

1. 诊断标准　对产褥期抑郁症至今尚无统一的诊断标准。许多产妇有不同程度的抑郁表现，但大多数能通过心理疏导而缓解。目前，产褥期抑郁症的诊断主要沿用美国精神病学会（American Psychiatric Association，APA，制定的《精神疾病的诊断与统计手册》（DSM-IV）中的诊断标准（1994年）。

2. 临床表现

（1）情绪改变：最突出的症状是持久的情绪低落，表现为表情忧郁、无精打采、困倦、易流泪和哭泣。患者经常感到心情压抑、郁闷，常因小事而大发脾气。患者在很长一段时期内，多数时间情绪是低落的，即使其间有数天或1~2周情绪好转，也会很快再次陷入抑郁状态。

（2）自我评价降低：患者自暴自弃，有自罪感，对身边的人充满敌意，与家人、丈夫关系不协调。

（3）创造性思维受损，主动性降低。

（4）对生活缺乏信心：患者觉得生活无意义，出现厌食、睡眠障碍、易疲倦、性欲减退。严重者甚至绝望，有自杀意念或杀害婴儿的倾向，有时会陷于错乱或昏睡状态。

3. 心理治疗　是重要的治疗手段，包括心理支持、心理咨询及社会干预等。通过心理咨询，解除致病因素（如婚姻关系紧张、对婴儿性别不满意、既往有精神障碍病史等）。应当为产褥期产妇提供更多的情感支持及社会支持，指导产妇对情绪和生活进行自我调节，尽量调整好家庭关系，并养成良好的睡眠习惯。

（1）音乐疗法：是抑郁症心理疗法中最受患者欢迎的一种。大脑边缘系统和脑干网状结构对人体器官及机体功能起主要调节作用，而音乐对这些神经结构能产生直接或间接的影响。

（2）情绪宣泄法：鼓励产妇主动和好友或亲人交流，倾诉心声，甚至大哭一场也无妨，尽情宣泄郁闷的情绪。

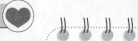

（3）角色交替法：应当注意，虽然产妇已为人母，但仍然是妻子、女儿，并非必须做24小时全职妈妈。因此，要指导产妇适时变换角色，享受妻子、女儿的权利。

（4）自我鼓励法：鼓励产妇学会自我欣赏，主动发现自己的优点，多观察事物的好的一面，多想想事情可能成功的一面。

（5）自我实现法：生儿育女只是女性自我实现的一种方式，但并非唯一的方式，所以不要忽略还有其他自我实现的潜力和需要。也许还可以利用产假时间关注一下自己擅长的事业，待产假结束会有改头换面的新形象。

4. 药物治疗　适用于中、重度抑郁症及心理治疗无效的患者。应在专科医师指导下用药，可根据以往疗效及患者特点个性化地选择药物。

（1）选择性5-羟色胺重摄取抑制剂：①盐酸帕罗西汀，起始量和有效量为20 mg，每日早餐时服用1次，2～3周后，若疗效不佳且不良反应不明显，可以以10 mg递增，最大剂量为50 mg（体弱者为40 mg），每日1次。肝、肾功能不全者慎用。注意不要骤然停药。②盐酸舍曲林，口服，起始量为每日50 mg，每日1次，与食物同服。数周后增至每日100～200 mg。常规剂量为每日50～100 mg，最大剂量为每日150～200 mg（此剂量不可连续应用8周以上）。对于长期应用者，需用最低有效量。

（2）三环类抗抑郁药：阿米替林，常用起始量为每次25 mg，每日2～3次。然后根据患者病情和耐受情况逐渐增至每日150～250 mg，分3次口服，最高剂量每日不超过300 mg，维持量为每日50～150 mg。

5. 预防措施

（1）分娩前，孕妇应通过各种渠道了解妊娠和分娩的相关知识，还可以阅读一些育儿方面的书籍，使其内心产生对新生儿的向往，并树立应对新生儿来临的信心，这样才能更好地消除产妇内心的紧张和忧虑。

（2）分娩时，丈夫可选择陪护在旁，给予产妇更大的勇气。

（3）若产妇曾发生不愉快的分娩经历，如死胎、畸胎等，医护人员应帮助其树立信心，尽量忘记不愉快的经历。

（4）产后确保准妈妈得到充分的睡眠和休息，并尽量保证睡眠质量。睡眠是治疗心理疾病的有效措施，准妈妈们可以用精油、音乐等方式帮助入睡，充足的睡眠可以预防和缓解抑郁心理。

（5）适时发泄情绪：若准妈妈将太多情绪积压在心里，一旦爆发，就可能形成产后抑郁症。因此，准妈妈可以使用冥想、泡澡、大声喊叫等方式释放自己的压力和情绪。

（6）与亲人谈心：产后抑郁症的发病原因之一是女性心中思虑过多却得不到抒发。此时，身边的亲人和丈夫应尽量抽时间倾听准妈妈的心事，用积极的态度对其进行开导，并尽量理解其心中的苦闷，做到感同身受。

（二）案例分析

孕妇小雪，G_1P_0，孕40周，因"胚胎移植后孕40周，胎膜早破"平车接送入院。入院阴道检查：胎膜已破，宫颈质软、中位，宫颈管扩张2 cm，入产房待产。产程中因"产时高热，怀疑宫腔感染"，即刻在硬膜外麻醉联合蛛网膜下腔麻醉下行子宫下段剖宫产终止妊娠。手术顺利，术中娩出一男婴，体重为4100 g，Apgar评分10分，羊水Ⅲ°，质地黏稠，量约400 ml，留取宫腔分泌物送检。术后产妇返回病房，新生儿因呼吸急促转至儿科诊治。

手术当天，产妇经历分娩阵痛及剖宫产手术双重应激反应，身心疲惫，得知新生儿转院消息后心急如焚。返回病房后，产妇双手紧紧拉住周医生的手，含泪说出的第一句话就是"宝宝怎么样"。周医生没有挣脱被产妇紧拽而发红的手，而是用右手轻抚产妇小雪的双手，向她描

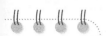

述了手术过程及婴儿目前的情况，向她解释转诊儿科的目的及必要性，同时交代床位护士小王多关注产妇出血、感染等情况以及情绪的变化。

术后第一天，主任查房时，小雪看着医生，提及新生儿情况时热泪盈眶。转诊儿科后，新生儿体温38.5℃，胸部X线检查提示有肺部感染，暂时不能排除败血症的可能，先予以补液、抗感染治疗。若出现脑膜炎征象，则需要行腰椎穿刺等检查。小雪夫妻两人一夜未眠，满面倦容。随后，小雪出现明显的自责情绪，要求当天下午拔除导尿管后至儿科探视新生儿。主任及床位医生仔细给产妇小雪检查了腹部手术切口及宫缩、恶露的情况，然后开具地西泮口服。周医生向她承诺与儿科联系，详细了解新生儿的情况。查房后，产妇入睡4小时。当天下午，床位护士小王指导产妇学习在母婴分离阶段的乳房护理知识及吸奶器的使用方法。之后周医生告知了新生儿的最新消息，体温略有下降（38℃），呼吸较之前平稳，一顿奶量约15 ml。

术后第二天，小雪又哭红了双眼，对新生儿的思念、担忧、愧疚等情绪相互交织，使她茶饭不思，心神不定。周医生与护士小王同时来到产妇床边，护士小王坐在床边，帮小雪擦干眼泪，轻轻拉住小雪的手。周医生告诉小雪："胎膜早破在足月产妇中很常见，羊水污染也很难预估。宝宝是足月儿，且属于巨大胎儿，出生Apgar评分是满分，各个器官及系统的发育是成熟和健全的，转诊到儿科是为了明确诊断，让宝宝得到更专业的监护及治疗。所以在明确诊断前，您千万不要妄加猜测"。王护士慢慢放开小雪的手，让她的丈夫坐到旁边，夫妇两人的手自然相携，彼此眼泛泪光。王护士说："小雪，您要好好休养，先把自己的身体调理好，后期等宝宝回家才能更好地护理他。您也要为您的先生减负，他除了照顾您，每周还要去儿科两次，身心也很疲惫。只有您完全恢复了，您的先生才能松口气"。接着，王护士手把手教产妇小雪和她丈夫乳房按摩及手法挤奶的技巧。在学习过程中，夫妻两人暂时忘却思念，放下担忧。

术后第三天下午，夫妻两人露出了难得的微笑。当天上午丈夫去儿院探视新生儿，得知心脏超声检查结果正常，体温也趋于正常，呼吸平稳，每顿奶量增至30 ml，感染指标略高，继续进行抗感染治疗。产妇手术日的宫腔分泌物培养结果呈阴性。周医生第一时间将结果告知小雪，多日来积压在她心中的疑虑终于消散。晚饭时分，小雪在丈夫的搀扶下走到护士站，称了体重。当晚，夫妇两人睡了三天来第一个安稳觉。

术后第四天，产妇体温正常，恢复良好，予以出院。床位医生再次与儿科联系确认新生儿情况，并告知小雪术后母婴复诊的途径及时间。床位护士对小雪和她的丈夫进行了详细的出院宣传教育。小雪夫妇不断地表示感谢，感恩的泪再一次流下。

出院后1周，小雪给周医生发微信："周医生，昨天下午宝宝出院了，最终诊断是新生儿肺炎，一周后复查。昨晚回家已经母乳喂养了，宝宝很乖，不拒绝，就是我手忙脚乱的。名字已定'致夏'，寓意不深，大概是干净、大方，简单就好。夏天生的，宁静致远，也向这个夏天里忙碌的你们致敬。等致夏长大一些，我带他当面去谢谢周阿姨"。周医生很高兴，那是发自内心的喜悦，她回复说："小雪，首先祝贺你们，宝宝出生后的第一仗胜利了！你们为宝宝付出了很多，之前的担忧都没有发生，这是最好的结局。致夏的名字很美，很有意境。我们只是做了自己的本职工作，不言谢！看到母婴健康，家庭圆满，就是对我们最好的肯定与褒奖！坚持母乳喂养，按时回院复诊"。

（万慎娴）

 思考题

1. 高风险备孕夫妇的需求与不孕不育夫妇的需求有哪些异同点？

2. 案例分析：孕妇小李，29岁，教师，结婚2年，曾胎停2次，行人工流产。今年5月再次妊娠，全家人都特别高兴。孕23周超声检查发现胎儿存在严重心脏畸形。产科、超声科、优生优育科主任会诊，一致建议小李放弃胎儿，入院行引产术。

请问：医护人员应当如何运用医学人文关怀技巧缓解小李的不良心理反应？

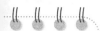

数字资源

第七章　婴儿期至儿童期的医学人文关怀

学习目标

通过本章内容的学习，学生应能够：

识记： 能描述危重新生儿、婴幼儿、儿童的发育特点。

理解： 能理解危重新生儿及分离期父母的需求及各期儿童的人文关怀需求。

运用： 能在临床情境中针对不同年龄段婴幼儿及儿童给予相应的人文关怀。

从呱呱坠地到青春年少，这是人生中最无忧无虑的时光，也是个体成长的重要历程。无论是身体，还是心理，儿童都有别于成人。经历短短十多年，儿童身心均会发生巨大变化。出生时只是一个小婴儿，甚至有时会因为早产等原因还需要在医院待一段时间；婴幼儿时期蹒跚学步，牙牙学语，非常依恋母亲或者主要照顾者；随着年龄的增长，儿童社交范围进一步扩大，与外界的联系进一步增强，性格也在逐步养成，思维也逐渐形成。本章内容主要从儿童的不同分期，根据其生理、心理特点，对儿童期医学人文关怀的要点进行阐述，希望提供一些思路和技巧，帮助读者更好地与儿童"沟通"，愉悦其心灵，促进其健康。

第一节　危重新生儿的医学人文关怀

一、危重新生儿概述

作为人群中最特殊的一个群体，新生儿是一个家庭的希望，也是国家和民族的未来。危重新生儿是指已经发生或可能发生危重疾病而需要特殊监护的新生儿，需要直接入住新生儿重症监护病房（neonatal intensive care unit，NICU）进行救治。危重新生儿包括：各种原因引起的急、慢性呼吸衰竭，需要进行氧疗的新生儿；重度窒息的新生儿；严重感染、败血症患儿；存在中枢神经系统疾病的新生儿；早产儿；需要外科治疗的新生儿；严重心律失常、贫血、低血糖、高血糖新生儿等。

本节主要从危重新生儿的分类、常见症状及新生儿的需求表现来进行阐述。

（一）危重新生儿的分类

1. 出生时异常的新生儿　出生时窒息的新生儿；低出生体重儿、极低出生体重儿、超低出生体重儿；过期产儿、小于胎龄儿、大于胎龄儿、巨大胎儿；先天畸形患儿等。

2. 母亲有异常妊娠史的新生儿　母亲有糖尿病、妊娠高血压、先兆子痫，孕期有阴道流血史、感染史，母亲为 Rh 阴性血型，或者既往有死胎、死产史等。

3. 母亲有异常分娩史的新生儿　如羊膜早破、羊水胎粪污染、急产、产程过长等。

（二）危重新生儿的常见症状

1. 发热和低体温　新生儿体温超过 37.5℃为发热，多见于感染、捂热综合征等；体温低于 35.5℃为低体温，多见于早产儿、新生儿败血症等。

2. 呼吸异常　新生儿呼吸次数增快＞ 60 次／分，或缓慢＜ 20 次／分，呼吸很费力，吸气时有明显胸廓凹陷，呼气时呻吟，甚至出现呼吸暂停，常伴皮肤发绀。

3. 发绀　以口唇、黏膜、指（趾）尖等部位明显。新生儿发绀多为病理性，常见原因为有：呼吸系统疾病，如窒息、肺炎、呼吸窘迫综合征等；循环系统疾病，如右向左分流的先天性心脏病；神经系统疾病所致的呼吸衰竭等。

4. 惊厥　新生儿表现往往不典型，通常可出现以下症状，如两眼凝视、眼睑反复抽动、眨眼动作、吸吮或咀嚼动作、面肌或指（趾）抽搐、呼吸暂停等。多见于缺氧缺血性脑病、颅内出血、新生儿化脓性脑膜炎等。

5. 消化道出血　多见于维生素 K 缺乏、败血症、重度窒息、重度新生儿硬肿病等。

（三）危重新生儿的需求表现

危重新生儿不能用言语来表达自己的痛苦与不适，亦不能控制自己的行为，故医护人员需密切观察危重新生儿的各种情绪反应或行为改变及病情变化。如新生儿发生急性疼痛时，生理方面可表现为心率加快、呼吸浅快，经皮血氧饱和度降低等；行为方面可表现为哭闹、呻吟，皱眉、双眼紧闭、下颌抖动、肢体挥动、觉醒或无精打采，喂养行为改变等。

部分危重新生儿在与家人接触后，会逐渐对亲人产生依赖，并且由于住院，导致生活环境发生很大的变化，从而容易缺乏安全感，常表现出恐惧、孤独、分离性焦虑，出现哭闹、拒乳等行为，故医护人员需要对危重新生儿多予以安抚，多交流。

二、危重新生儿救治中的人文关怀

危重新生儿入住 NICU 后，周围环境发生变化，且由于疾病原因需要进行监护、治疗。这些变化不同程度地增加了患儿的不适感和疼痛感等，并且导致母婴分离。因此，医护人员在危重新生儿日常救护中应注重人文关怀。

（一）提前诞生：医护阿姨保我平安

案例导入：安妮因为早产即将出生，因为胎龄仅有 33 周，必须转入新生儿重症监护病房进行救治。产房医生通知新生儿科医生和护士前来待产，以便一出生就能将新生儿顺利转入NICU 进行救治。随后，安妮经剖宫产娩出。新生儿科护士立刻将她抱到远红外辐射台上，一边迅速清理口鼻，用预热好的巾单擦干其全身，并用事先预温好的工具测量体重、身长，监测经皮血氧饱和度，一边轻声低语"宝贝，阿姨来帮你噢，宝贝，不怕不怕"。医生则将一直握在手心的听诊器拿出为新生儿安妮听诊，轻柔地进行体格检查，仔细查看她的反应，并轻声说道"宝贝，别怕，有叔叔和阿姨在"。在这里，产科与新生儿科医护人员通力合作，全程注重人文关怀。

（二）柔和、舒适的环境：妈妈的子宫，我的家

新生儿出生后，不再依靠母体维持体温，且自身的体温调节功能较差。因此，医护人员首先需要维持环境温度在 22 ～ 24℃，而对早产儿宜将环境温度维持在 24 ～ 26℃，湿度维持在 40% ～ 60%。其次，需要用预温好的包被包裹新生儿。由于早产儿的体温调节功能更差，因此，对于早产儿，需要根据胎龄、出生体重，设置暖箱的温度和湿度，以维持早产儿正常体温。

胎儿在母体内时，四肢蜷缩，比较有安全感。因此，新生儿出生后，可以用多功能鸟巢式护理、包被包裹或者拥抱给予其安全感。

噪声可能会导致新生儿的生理功能发生改变，或损害新生儿的听力。因此，NICU 环境应保持舒缓、安静，一般不超过 40 ～ 60 dB。医护人员应当加强意识，避免大声喧哗，避免在暖箱上书写制造噪声等，并调低监护等报警设备的音量。有条件时可给予患儿良性声音刺激，如母亲的心跳声、柔和的音乐等。

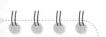

危重新生儿情况危急，医护人员需要长时间在强光下观察其病情或进行操作，但是长期暴露在明亮的光线下对新生儿不利，如可能延缓昼醒夜睡的睡眠模式的建立、导致其生理行为发生改变、影响视力等。平日应注意环境的光照强度，避免强光直射患儿，仅在操作时提高光照强度，操作结束后再调低。对暖箱内的早产儿可用遮光罩。夜间应尽量调低光照强度或关闭灯光，必要时给早产儿佩戴遮光眼罩，维持外环境的昼夜节律。对恢复期的危重新生儿，可尽量给予自然光线，帮助其逐步向居家照护过渡。

新生儿期宝宝嗅觉已发育，对母亲的气味敏感，有条件者可给予母亲的物品陪伴患儿，以稳定患儿情绪，增进母婴情感。

（三）冰冷的监护，温暖的呵护

危重新生儿入住重症监护病房后，会接受监护和一系列治疗操作。进行心电监护操作时，可以先在患儿皮肤表面喷涂皮肤保护膜，以免发生医用黏胶性损伤；进行经皮血氧饱和度监测时，可以用水胶体敷料保护监测处皮肤，以防压疮或医用黏胶性损伤。

（四）舒舒服服地睡一觉：体位的安置

对于危重新生儿，尤其是早产儿，由于其缺乏肌张力以控制身体运动，所以容易出现四肢伸直的状态。若长时间处于某种体位，则有可能导致畸形，如偏头畸形。应该将患儿置于合适的体位，避免不正确的姿势，保持身体伸展和屈曲的平衡。一般情况下，抬高床头 15°～ 20°，可减轻胃食管反流。体位一般采用仰卧位、俯卧位和侧卧位。①取仰卧位时，应在患儿颈肩部垫一软枕，使其颈部处于轻度仰伸位，起到开放气道的作用。四肢屈曲，使头部处于中线位置，以免发生偏头畸形。使髋部处于中线位置，避免外旋，可使用鸟巢式护理来固定体位。双手可置于患儿口边，以发展手 - 口综合能力。②俯卧位可以改善通气、增加氧合、减少早产儿呼吸暂停等，可抬高床头 15°，在胸下部、髋部各垫一软枕，将患儿头部偏向一侧，双臂自然屈曲于身体两侧，双下肢屈曲，膝盖向胸部弯曲。③取侧卧位时，患儿四肢屈曲，保持中线位置，使用鸟巢式护理固定体位。双手可置于患儿口边，以发展手 - 口综合能力。要注意适时为患儿更换体位，以增加舒适度。

（五）怕痛痛，请帮我

危重新生儿住院后会接受许多有创操作，如气管插管、气道吸引、动静脉采血、静脉输液、腰椎穿刺等，这些不良刺激都会增加他们的痛楚。新生儿一出生就能够感知疼痛，疼痛对新生儿可产生一系列近期或远期影响。操作性疼痛可引起生理或行为变化，进而加重患儿病情，反复的疼痛刺激可能会影响新生儿脑发育。

对于新生儿疼痛可选择疼痛评估量表进行评估，如新生儿面部编码系统、早产儿疼痛评估量表、新生儿疼痛和镇静量表、新生儿急性疼痛评分表；或通过生理指标（如心率变异等）；或采用近红外光谱、振幅整合脑电图等对新生儿疼痛进行评估。在日常操作中，应注意动作轻柔，合理使用疼痛干预方法。疼痛干预措施可分为非药物性干预及药物性干预。非药物干预措施包括改善 NICU 的环境、采用束性包裹、袋鼠式护理、非营养性吸吮、抚触、音乐疗法等。药物性干预，可以使用蔗糖和葡萄糖溶液、阿片类药物等。

（六）袋鼠抱抱，家人的安慰

袋鼠式护理（kangaroo mother care，KMC）又称皮肤接触护理（skin-to-skin care），是指将早产儿放在母亲的怀抱中，直接接触母亲肌肤的方法。目前，袋鼠式护理的对象已扩展至父亲或其他亲属，在病房中适用于生命体征较为稳定的早产儿。护理过程中，需要去除早产儿的衣物，仅穿着尿不湿，由母亲或父亲抱着俯卧于其胸口，再用大毛巾覆盖，每次可维持 1～ 2 小时。袋鼠式护理有助于母婴间建立早期、持续的皮肤接触，有助于稳定早产儿的生理指标（体温、心率、呼吸、血氧饱和度），减轻疼痛，促进早产儿脑部发育，减轻母亲的焦虑水平，增进母婴情感，促进母乳喂养。

在进行袋鼠式护理的过程中，须循序渐进，从短时间开始，逐渐延长时间。护理期间，医护人员应陪伴在侧，注意监测患儿体温、呼吸和生长发育情况。

三、对危重新生儿家长的人文关怀

（一）分离期家长（母亲）所面临的问题

新生儿入住 NICU 后，其父母可能会出现焦虑、抑郁，甚至出现创伤后应激障碍（post-traumatic stress disorder，PTSD），通常在危重新生儿父母、高危孕产妇发生率较高。新生儿的病情越严重，父母的情绪反应越明显。另外，父母性格内向或神经质、缺少社会支持等也是重要的影响因素。新生儿住院后，家长（母亲）会思念宝宝，担心宝宝在医院吃得好不好，睡得好不好，哭了是否有人安慰，疾病的治疗是否顺利，体重是否有增长，是否学会喝奶了……其中，情绪反应最明显的是母亲，常表现为焦虑、紧张、易怒、抑郁等。研究显示，疾病不确定感的复杂性和信息缺乏是影响母亲角色适应的主要因素。出生体重越低、病情越严重，家长所面临的疾病不确定感就越高，承受的心理压力也越大，焦虑、抑郁的发生率也越高。由于母婴分离、心情抑郁等，母亲会出现泌乳困难，产后正常泌乳将在 48～72 小时启动，而新生儿的吸吮是产后催乳素分泌的主要刺激因素。同时，新生儿病情、家庭支持水平、母亲心理因素等也是影响泌乳延迟的重要因素。另外，危重新生儿（如早产儿、肠造瘘患儿等）的出院后照护也不同于一般新生儿的照护，要求专业性较强，需要母亲及亲属进一步学习出院后照护知识。

（二）人文关怀措施

可以从生理、心理、社会支持三方面给予人文关怀。生理方面，可以采用吸乳器刺激乳房，开展袋鼠式护理，进行乳房按摩、健康教育、心理护理、中医护理、饮食指导等方式帮助母亲正常泌乳，为后期患儿出院做好准备。心理方面，医护人员应及时关注父母的情绪反应和心理需求，主要是增强信心和减轻焦虑的需求、获取信息的需求、接近患儿的需求；母亲的需求通常高于父亲的需求；首次入院的父母心理需求度较高。研究显示，早期对母亲进行心理干预可以减轻 NICU 新生儿母亲的焦虑和抑郁情绪，促进母乳喂养和母亲角色认同，有利于婴儿生长发育，减少再入院次数。应当根据家长（母亲）的信息需求，提供个性化信息支持。指导父亲、动员家庭成员或亲属的力量为母亲提供社会支持。需要告知父亲动员家庭成员协助母亲正常泌乳。评估危重患儿父母对患儿的照护能力及照护需求，为危重新生儿出院做准备，帮助父母掌握育儿技巧，减轻其无助感，防止患儿因照护不当导致再次入院。

（三）实施案例

张××，胎龄为 32 周，因胎膜早破 2 天在某医院经自然分娩出生，生后即被转入医院 NICU 进行救治。患儿入院后，父亲很焦虑，不知所措，见到门口出来一名护士，就急忙问她，护士说，"我不了解，待会医生会跟你谈。你们交的钱太少了，今晚一过，明天就要欠费了"。然后医生过来，一边坐下一边说，"宝宝的孕周很小，要有心理准备，有些事情，就算跟您说了，您也不懂"。

上述医护的沟通内容恰当吗？如果你是接诊的医生或护士，你会如何沟通？

护士：您好！请问是××爸爸吗？我是今天接诊宝宝的床位护士，现在床位医生正在给宝宝检查身体，待会儿会出来向您解释病情。这是宝宝入院时的小衣服，是宝贝出生医院的，请您抽空带回去交给该医院；这是宝宝入院时需要佩戴的手环，麻烦您和我一起核对一下，因为宝宝现在生命体征不稳定，所以不能把他带出来跟您一起当面核对信息，待会儿给宝宝佩戴手圈的时候，还会有其他护士跟我一起核对，不用担心会弄错。刚来的时候，您有没有给宝宝拍一张出生照？如果没有，您可以把手机交给我，我待会儿帮您拍几张宝贝的出生照，您可以带回去给家人看。关于探视问题，我们这里是无陪护病房，家属是不能陪护的，具体的探视时间和方式，医生稍后会跟您交流。请问，您还有其他问题吗？

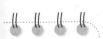

医生：您好！请问是×× 爸爸吗？我是宝宝的床位医生，之后宝宝的病情将由我跟您沟通；刚才我对宝宝进行了身体检查，另外有些问题还需要您提供些妈妈的资料和宝宝生产时的信息，麻烦您告知，这样我们可以更好地为宝宝进行救治，谢谢！我们医院开通了母乳喂养服务，如果您家里打算进行母乳喂养，可以与我们沟通，具体的流程，我们会跟您解释清楚。住院期间，常规沟通时间为周一、周四。另外，每周四还可以过来通过视频看到宝宝，也可以拍照。如果有特殊情况，我们会随时与你们联系。

第二节　婴幼儿期的医学人文关怀

一、婴幼儿期概述

婴幼儿期是婴儿期与幼儿期的总称。婴儿期是第一个生长高峰，但一切生理需要均依赖成人，容易因环境的变化而产生恐惧、抑郁、分离性焦虑等情绪。幼儿期生长速度相对减慢，但智能发育速度较快，也是社会心理发育最为迅速的时期。幼儿开始有自主意识，对医院和医护人员有一定认知，可以记忆。

（一）定义

1. 婴儿期　从出生到满 1 周岁的时期为婴儿期。

2. 幼儿期　从 1 周岁至满 3 周岁的时期为幼儿期。

（二）婴幼儿期体格发育特点

1. 婴儿期

（1）身高（长）的增长：体重和身长在出生后第 1 年，尤其是前 3 个月增加很快。出生后第 1 年为个体的第一个生长高峰。通常，前 3 个月身长增长 11 ~ 13 cm，约等于后 9 个月的增长值。头围与体重、身长的增长速度相似，第 1 年前 3 个月头围的增长值约等于后 9 个月的增长值。1 岁左右胸围的值约等于头围。

（2）骨骼发育：婴儿出生时，后囟很小或已闭合，最迟在 6 ~ 8 周龄闭合。前囟出生时横径为 1 ~ 2 cm，之后随着颅骨的生长而增大，6 月龄左右逐渐骨化而变小。出生后第 1 年，脊柱的生长速度较四肢快，3 月龄时抬头动作的出现使颈椎前凸，6 月龄左右能坐起，出现胸椎后凸，1 岁左右开始行走，出现腰椎前凸。

（3）婴儿期是生长发育极其旺盛的阶段，对营养的需求量相对较高。这一时期，各系统器官的生长发育虽然也在持续进行，但是不够成熟和完善，尤其是消化系统常常难以适应对大量食物的消化和吸收。因此，婴儿期容易发生腹泻和营养缺乏。同时，因体内来自母体的抗体逐渐减少，自身免疫功能尚未成熟，抗感染能力较弱，易发生各种感染和传染性疾病。

2. 幼儿期

（1）身高（长）的增长：出生后第 2 年，身长的增长速度相对减慢，为 10 ~ 12 cm；出生后第 2 年头围的增长也减慢，约为 2 cm，头围的测量在 2 岁以内最有价值。幼儿期生长发育速度较婴儿期稍减慢，但智能发育迅速。同时，幼儿活动范围逐渐增大，接触社会事物也逐渐增多。

（2）消化系统发育：幼儿期乳牙逐渐出齐，消化能力虽逐渐增强，但消化系统功能仍不完善，对营养的需求量仍然相对较高。

（3）骨骼发育：前囟最迟于 2 岁闭合。

（3）运动系统发育：幼儿期是行走动作熟练和协调的时期。到 3 周岁末，幼儿的独立行走已相当熟练，成为一种自动化动作。除独立行走外，幼儿还逐渐学会一些重要的躯体大动作，如跑跳、单手扶栏上下楼等。这一阶段，幼儿已能运用尚不完善的动作技能实现基本的生活活动。

（三）婴幼儿期神经、心理发育特点

1. 婴儿期　婴儿期各种刺激引起的神经冲动传导速度缓慢，且易于泛化，不易形成兴奋灶，所以婴儿易疲劳而进入睡眠状态。婴儿期腱反射较弱，到1周岁时才稳定。3～4月龄前，婴儿肌张力较高。

（1）感知觉发育：①视觉，婴儿2月龄起即可协调地注视物体，开始有头眼协调，8～9个月时开始出现视深度感觉。②听觉，出生3～7天，婴儿的听觉就已相当良好，7～9个月时能确定声源，区别语言的意义。③皮肤感觉发育，婴儿出生即有痛觉，但较迟钝，第2个月起才逐渐改善。出生时温度觉也已经很灵敏。

（2）心理特点：婴儿期生长发育极其迅速，各系统器官的生长发育虽然也在继续进行，但是不够成熟和完善。2～3个月龄时，婴儿以笑、停止啼哭等行为为主，以眼神和发声表示认识父母；3～4个月龄开始，即可对人和物进行认知，出现社会反应性的大笑，5～6月龄的婴儿已经可以再认母亲；7～8月龄的婴儿可表现出认生、对发声玩具感兴趣等；9～12个月时婴儿是认生的高峰期。

1周岁内的婴儿只有再认而无重现。从第6个月开始，婴儿身体活动的范围逐渐扩大，双手可以模仿多种动作，出现语言的萌芽，可以发出许多重复的连续音节。9～10个月后，婴儿已能听懂一些词语，并且能按成人的话去做一些动作。但是在1岁周前，婴儿子能说的词语还是极少的。

婴儿期由于一切生理需要均依赖成人，开始逐渐建立对亲人的依赖性和信任感。因此，婴儿会有爱抚的需要，并且会用形体表达喜悦、愤怒、惊讶等情绪，其特点是时间短暂、反应强烈、容易变化，外显而真实。住院的婴儿，因其生活环境发生了很大的变化，从而缺乏安全感，常表现出恐惧、孤独、抑郁和分离性焦虑。

2. 幼儿期

（1）感知觉发育：①视觉，幼儿在18个月时已能区别各种形状，2周岁时可以区别垂直线与横线；②听觉，幼儿在13～16个月时可以寻找不同响度的声源，能听懂自己的名字。

（2）心理特点：幼儿期智能发育迅速，由于感知能力和自我意识的发展，对周围环境产生好奇、乐于模仿，幼儿期是社会心理发育最为迅速的时期。因此，1～3岁是真正形成人类心理特点的时期。在这一阶段，幼儿学会走路，开始说话，具有表象、思维和想象等人类所有的心理活动，表现出独立性，各种心理活动逐渐丰富。

在12～13个月时，幼儿已经能听懂许多话，但是掌握的词汇量有限，能说出的不多，有的幼儿甚至完全不会说话。18个月开始，幼儿逐渐具备自我控制能力，当有成人在附近时，幼儿可独自玩很久，并且在语言发育方面有一个突然开口的阶段，一下子就能说得很好。2岁时，幼儿说话虽然还不成句子，但总是喜欢叽里咕噜地说话，更喜欢模仿成人说话，不再认生，与父母分开不再困难。到3岁，幼儿就能够初步用语言表达自己的想法，3岁后可以与小朋友做游戏。

这一时期，幼儿的表象也逐渐发展起来。特别是1.5～2岁，当事物不在眼前时，幼儿已经能够在头脑中再现关于该事物的形象。表象的发生使幼儿的认识活动发生重大的变化，记忆已不仅停留在再认那些重新出现的事物，还可以回忆起过去感知过的事物。表象的发生使幼儿有可能产生想象。2岁左右的幼儿已能够拿着物体进行想象性活动。这时便出现了游戏萌芽。人类典型的认识活动形式——思维，也是在这一时期发生和发展起来的。

此外，2～3岁时，幼儿开始表现出独立性。一旦具备了独立性，幼儿就开始明显产生自我意识。这时，幼儿知道"我"和"他人"有区别，在语言上逐渐分清"你"和"我"，在行动上要自己来。这一时期，幼儿已能独自行走，可以说出自己的需要，所以有一定的自主感。

但幼儿时期未脱离对亲人的依赖，常出现违拗言行与依赖行为相交替的现象。这一时期，幼儿已经具备一定的活动能力，且凡事都喜欢探个究竟，对自己所患疾病开始有意识，可以说出哪里不舒服，对医院和医护人员有一定认知，可以记忆。如果曾有过疼痛性的医疗操作（如抽血、注射），幼儿可以产生联想，甚至恐惧，不配合治疗或者拒绝治疗，入院后易产生恐惧与对立情绪。

二、婴幼儿期医学人文关怀理论及具体措施

郭沫若曾经说过："近代医术中，余最降心于小儿科，颇觉圣者风度。小儿患病，非由自得，而又不能详述其痛楚，必须细心体贴，才能究其症结。"儿科又称"哑科"，因为患者的特殊性，所以不仅需要医生具有较强的专业素养，同时也需要医生怀有对患儿的关心与对患儿家属的耐心。

（一）婴幼儿期的关怀理论

1. 爱敬谦诚　张金哲院士在儿科学界具有突出的贡献，他认为，儿科医生的品德修养要做到四个字：爱、敬、谦、诚。对患者要爱，特别是对患儿；对家属要敬；对同事要谦；对工作要诚。儿科医生的行为修养要做到：言必信，行必果，风必正，貌必亲。言必信，答应患儿的事，一定要按时实现，无论什么原因导致失信，都必须做出解释，当面道歉，对孩子患儿也不能忽视。

2. 儿童心理发展阶段理论　皮亚杰的儿童心理发展理论提出，儿童的心理发展过程是连续的，但具有阶段性。根据各个阶段儿童的心理发展特征可以分为4期：感觉运动期、前运算期、具体运算期及形式运算期。其中，0～2岁婴幼儿处于感觉运动期，由完全经过反射对周围环境变化作出反应来组织自己的活动。儿科医生在面对这个阶段的婴幼儿时，需要注意以非语言沟通为主，应注意观察患儿的面部表情、精神状态、身体活动方式。及时去除其苦恼原因的同时，还应当经常轻拍、抚摸、搂抱患儿，与患儿沟通时注意语调柔和。2～3岁的幼儿处于前运算期，开始学会使用语言符号，但掌握的词汇量有限，还不能清楚地表达自己的需要。面对这一阶段的患儿，儿科医生需加强对患儿的观察，合理运用语言来鼓励患儿接受治疗。

3. 儿童情绪发展理论　新生儿已经拥有两种可以区分的原始情绪，即积极的、愉快的情绪和消极的、不愉快的情绪。前语言阶段的婴儿能够感受情绪，能对照顾者微笑，并开始建立起提升生存机会的依恋情感联结，具有高度的适应性。婴儿早期不能区分情感，是因为他们没有语言能力，不能解释和命名有差别的情感，但他们能够体验感觉的变化，但通常只表现为一般的兴奋状态。

儿科医生在面对婴幼儿尤其是新生儿时，最重要的是学会观察患儿的情绪，理解情绪背后反映的病情变化等。

4. 内丁·诺丁斯的关怀教育理论　诺丁斯认为，关怀与被关怀是人类最基本的需要，认真倾听并积极回应是关怀的标志。关怀伦理中所指的关怀意味着一种关系，最重要的意义在于它的关系性。对每个个体的需求给予恰当的回应，促进、建立并维护关系是关怀伦理的基本思想。关怀最基本的表现形式是人与人之间的一种接触或沟通，关怀者与被关怀者有不同的心理特征，关怀者的心理状态是专注和动机迁移，被关怀者的心理状态则是以接受、确认、反馈为特征的。

婴幼儿疾病的诊治有其自身的特殊性。由于患儿年龄尚小，对自身病痛无法准确地表达，对陌生的医院环境感到恐惧，同时患者家属因患儿的病痛时常感到急躁、焦虑，所以在婴幼儿的诊治中，人文关怀尤为重要。儿科医生要能够换位思考，从患儿以及患儿家长的角度理解他们，善于与患儿及其家长沟通，使家属明白自己的意图，并取得家长的信任。

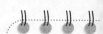

（二）婴幼儿期的医学人文关怀措施

1. 重视医院文化，营造人文关怀氛围　儿童医院在满足各种医疗功能的同时，需要考虑关怀儿童这一特殊人群所需的人文细节安排，创造一个无压力、能让儿童舒适的环境。医疗环境本身需要把握儿童的心理活动特点，淡化医疗空间的概念，通过视觉元素（色彩、材质、造型、光影等）刺激，引起儿童的好奇心，给儿童以愉悦感，使儿童的就医过程更加顺利。如门诊诊疗室中装潢颜色采用符合儿童色彩的暖色调、配备儿童玩具、张贴各种卡通画等；病房中的各种设施需要为患儿的安全考虑，如增加床栏的高度，床旁桌边角采用弧形设计等；设置家庭套间、游戏室、生活功能区等非医疗功能区域及设施，以满足患儿以及家庭的生活需求。除此之外，医院还可以改进、更新门诊和急诊的就医流程，使患儿就医更加方便。

许多儿童医院利用自身优势，大力实施爱心工程，狠抓医德医风建设，积极向社会各界宣传"人道、博爱、奉献"精神，募集资金帮助肢体残疾儿童完成矫正手术，实行手术费全额减免。推进和落实"先天性心脏病""白血病"以及"唇腭裂"患儿的三大免费救治项目等。

2. 注重儿科人才培养，增加医学人文教育　医学院校的儿科专业应从儿科医学人文教育现状出发，研究儿科医学生进入临床后实施医学人文教育的方法与措施，寻求有效途径，赋予医学生深厚的人文素养，在课程结构设置、课程内容整合、授课方式改革等方面能充分体现医学人文精神。医院可以开展人文讲座、人际关系和沟通技能培训，并将人文培训引入继续医学教育体系中，使医护人员和医院管理人员能够不断学习医学人文知识和技能，提高医德医风和人文素养水平。

3. 诊疗过程中体现人文关怀　每例患儿在一般疾病表象之外，都有其特殊症状和特殊要求。儿科医生要尊重这种特殊性，为患儿量身制订诊疗方案。同时，医生还应做到不仅对患儿的症状有所了解，而且要了解患儿的病史、家族史、心理状况和家庭生活情况。

儿科医生在询问病史时要做到认真听，重点问，态度要和蔼亲切，语言要通俗易懂，可以微笑称呼患儿的名字或小名、乳名，用表扬的语言鼓励患儿或用手轻轻抚摸患儿；对婴幼儿多抚触、搂抱；也可以用听诊器或其他玩具逗患儿玩耍；因婴幼儿处于对家长具有较强依赖性的时期，所以检查时尽量让患儿与家长一起，以消除患儿在新环境下增加的陌生感、恐惧感。诊疗过程中，要将听诊器捂热后放置在患儿皮肤上，体格检查前应先搓热双手。医生应当边操作，边用温和的语气和患儿交流。与2～3岁幼儿的交流过程中应以口头语言为主，使用鼓励性语言，避免使用批评性语言、医学术语等。若时间允许，儿科医生也可陪同患儿玩一会儿游戏，通过夸赞和陪同做游戏，拉近医务人员与患儿之间的距离，减少患儿对医务人员的陌生感。

4. 注重与患儿家长的沟通，鼓励患儿家长共同参与医护过程　患儿疾病的控制需要依靠家长的依从性，家长的态度和行为是影响患儿健康状况非常重要的因素。但婴幼儿的家长往往缺乏育儿经验，保健知识较为薄弱，对婴幼儿的生长发育情况存在一定的盲目性，所以在患儿就医过程中容易出现焦虑、紧张、恐惧、抑郁、怀疑等心理。儿科医生要注重加强与患儿家长的沟通，使家长感受到医生对患儿的关爱。允许家长全程参与诊疗和护理，使用患儿家长便于理解的语言向其讲解患儿病情以及治疗情况。同时，医生也应对患儿家长的心理状态有所了解，采用恰当的方式疏导其不良情绪，优化其心理状态，使其能够继续承担家长角色，并增强其对患儿住院这一事件的应对能力与控制感，建立与患儿及患儿家长之间信任的纽带。探视全开放可以使患儿家长及时了解患儿的病情，以主动、积极的状态参与到患儿的医疗过程中。为患儿和家长及其家庭提供教育干预也可以帮助患儿家长更好地了解婴幼儿的生长发育过程，对患儿疾病有更多的了解，使家长感觉到自己不是旁观者，而是参与者，帮助他们建立信心，降低无助感及无奈感，形成参与照护 - 获得成功 - 减轻焦虑 - 参与更多环节的良性循环。

三、案例分析

下文将介绍两例典型案例，从中可以感受到医者对患儿的细心呵护，同时也体现了对患儿家长的关怀。

【案例一】

患儿小贝，男，4月龄，因哭闹后突然发绀、气促被送到医院儿科急诊室。患儿父母被这突然发生的事件吓得瘫坐在急诊室门口。急诊科医生立刻接过患儿，体检听诊胸骨左缘第三至第四肋间有Ⅲ级收缩期喷射样杂音，结合检查初步诊断为法洛四联症伴缺氧发作。医生经初步询问家属患儿的病史后，结合听诊杂音，立刻向家长说明患儿的病情，同时考虑到情况紧急，为患儿安排绿色通道紧急联系进行胸部X线、心脏彩超、心电图等检查。同时，医生立即给予吸氧等急救措施，缓解患儿的缺氧症状。护士开通静脉通路，在旁边环抱并轻抚患儿，确保患儿安全。待患儿病情稳定后，医生再在安静的谈话室向家长详细交代患儿的病情，解答家长的疑问，解释为何患儿一哭就唇部发绀，讲述先天性心脏病的相关信息并耐心介绍疾病的诊断情况、治疗手段、重要检查的目的、结果及预后，使家长能够充分获取与疾病相关的信息，增强治疗疾病的信心，给这个新生家庭以希望，同时也取得了家长的信任，为后期家长积极配合患儿的疾病治疗打下了良好的基础。

【案例二】

患儿小宝，2岁，因肺部感染收治入院，予以雾化吸入治疗。但是无论父母怎么劝说，小宝都不愿意戴上面罩。得知小宝最喜欢的卡通角色是熊大后，小宝的床位医生乔装打扮，戴上红鼻子，穿着熊大的衣服，唱歌、跳舞、还表演魔术，和小宝一起做游戏。随后，医生从口袋里掏出一个吹泡泡玩具，轻轻一吹，再拿变色的手电筒一照，整个房间都飘满了五颜六色的泡泡，这时小宝整个人的注意力全部转移到色彩丰富的泡泡上，哭声立刻停止了。医生顺势对小宝说："你吸进去的'烟雾'，进入身体以后也会变成这样五颜六色的泡泡，帮助你消灭住在身体里的坏蛋，到时候你的病就好啦。"小宝一听，乖乖地带上了面罩，每天都按时做雾化吸入治疗。

第三节 儿童期的医学人文关怀

一、儿童期概述

儿童从出生开始直到长大成人，整个阶段都处在持续生长发育的过程中。在这一渐进的动态过程中，儿童的生理、疾病诊治和心理社会功能等在不同阶段均表现出与年龄相关的规律性和独特性。

（一）儿童期的定义

关于"儿童"的定义，联合国大会通过的《儿童权利公约》与《中华人民共和国未成年人保护法》中规定的年龄范围是0～18岁，而医学界将儿童定义为0～14岁的未成年人，将14岁以下作为儿童期医学观察的年龄段。前文中已对婴幼儿期进行过介绍，此处主要讲述学龄前期与学龄期。

1. 学龄前期 从3周岁后至6～7周岁的时期为学龄前期。这一时期是儿童进入幼儿园接受教育的时期，故称学龄前期。此时体格生长发育速度已经减慢，处于稳步增长状态；而智能发育迅速，与同龄儿童和社会事物有了广泛的接触，知识面能够得以扩大，自理能力和初步社交能力能够得到锻炼。

2. 学龄期 从6～7周岁后至青春期来临前的时期为学龄期。这一时期儿童的体格生长

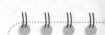

速度相对缓慢，除生殖系统外，各系统器官的外形均已接近成人。儿童的智能发育更加成熟，可以接受系统的科学文化教育。

（二）儿童期的体格发育特点

1. 学龄前期

（1）体重及身高的变化：与婴幼儿相比，学龄前儿童的体格发育速度相对减慢，但仍处于稳步增长的状态。这一时期儿童每年体重增加 1.5 ~ 2 kg，身高的增长速度较体重相对快些，平均每年增长 5 ~ 7 cm，且四肢的增长较躯干迅速，加之活动量越来越大，热能消耗相对增多，所以这一时期儿童体型开始变瘦，皮下脂肪减少。

（2）开始换牙：这一时期儿童 20 颗乳牙大多出齐，并且开始换牙。在乳臼齿的后边上、下、左、右共长出四个磨牙，称为第一恒磨牙，多在 6 岁萌出。这一时期儿童的咀嚼能力增强，但仅达到成人的 40%，消化能力仍很有限，尤其是对固体食物需要较长时间消化。因此，不宜过早食用家庭中的成人膳食，以免导致消化、吸收功能紊乱，造成营养不良。

（3）胸围的增长速度大于头围：这一时期儿童的胸围应大于头围（可根据头围＋年龄 -1，估算正常胸围值），而儿童头部增长逐渐减慢，头围每年增加 < 1 cm。3 ~ 6 岁男孩的头围一般为 49.1 ~ 50.8 cm，女孩为 48.1 ~ 50 cm。头围的大小通常与脑部发育有关，头围小于均值 -2SD 常提示有脑部发育不良的可能，小于均值 -3SD 以上常提示脑部发育不良；头围增长过速则往往提示脑积水。

（4）新陈代谢加快：这一时期，儿童各项生理活动的发育速度很快，新陈代谢比较旺盛，但由于身体发育还不成熟，对外界环境的适应能力以及对疾病的抵抗能力都相对较弱。

2. 学龄期

（1）体重及身高的变化：处于学龄期的儿童，体重、身高的增长仍然是比较平稳的。一般来说，身高每年增长 5 ~ 7.5 cm，而体重每年增长约 2 kg。到学龄期末接近青春期时，体重、身高生长则比较迅速，身高每年增长可达 8 cm，而体重每年增长可达 6 kg。这一时期儿童的身体具有头大、躯干长、四肢短的特点，同时，由于身体整体的发育还欠缺协调性，所以常有些重心不稳的表现。

（2）开始全面换牙：从 6 岁左右开始，儿童的乳牙开始摇晃，并且按顺序逐个脱落，逐渐被同位恒牙所替换。换牙的时间略早或略晚些都属于正常。这一时期需注意预防儿童龋齿的发生。

（3）骨骼逐渐骨化，肌肉力量尚弱：学龄期儿童体内各种骨骼逐渐骨化，但骨化尚未完全，肌肉力量尚弱。这一时期儿童的骨骼成分中胶质含量较多，有机物和水分多，钙、磷等无机成分少，所以儿童骨骼的弹性大而硬度小，虽不易发生骨折，但容易发生变形、脱臼和损伤，如不正确的坐、立、行走姿势可引起脊柱侧弯等畸形。此外，学龄期儿童的肌肉仍主要以纵向生长为主，肌纤维较细，因此，肌肉力量和耐力都比成人差，容易出现疲劳，尚不能担负重物。

（4）系统器官大多已发育成熟：学龄期儿童的身体发育正处于婴幼儿期和青春期两个生长高峰之间，因此，虽然这一时期儿童的体格生长速度相对缓慢，但在生理发展方面仍处于一个相对平稳的发展阶段，而淋巴组织发育则处于高峰。除生殖系统外，学龄期儿童各系统器官的外形发育均已接近成人水平，但其生长速度在接近青春期时会有稍增快的趋势，皮下脂肪重新开始堆积。

（三）儿童期的神经、心理发育特点

1. 学龄前期

（1）脑及中枢神经系统发育不断完善：3 岁时，儿童神经细胞的快速分化基本完成，但脑细胞体积的增大及神经纤维的增长仍在继续进行。进入学龄期后，儿童脑组织发育进一步完

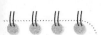
善，脑重量可达到成人的86%～90%，且对血糖及氧的变化十分敏感。这一时期，儿童智力发育迅速，由于其活动能力增强，活动范围越来越大，接触外界事物越来越多，所以其观察、注意、记忆、思维、想象和创造等各方面的能力在此期均有较为迅速的发展。同时，随着神经纤维髓鞘化的完成，神经系统的发育已趋于运动转为由大脑皮质中枢调节，神经冲动传导的速度加快，从而改变了婴幼儿各期各种刺激引起的神经冲动传导较慢、易于泛化、易疲劳而很快进入睡眠的状况。但同时需要注意的是，这一时期儿童高级神经活动的抑制过程不够完善，兴奋过程强于抑制过程，兴奋和抑制状态在皮质较易扩散，所以学龄前期自我控制能力差，注意力不够集中，好动而不安静，容易疲劳。

（2）感知觉发育：学龄前期儿童的各种感觉功能已渐趋完善，空间知觉和时间知觉也在逐渐发育。同时，4～6岁是儿童视觉发育的关键时期，这一时期视功能可塑性大，是预防眼病和治疗视力异常的最佳时机。如果在这一时期能及早发现儿童存在视觉发育异常，并及时采取办法，则许多视觉发育不正常的情况都可以得到纠正。如果错过这一时期，则不仅治疗困难，而且甚至可能造成不可逆的损伤。

（3）心理活动的发展：这一时期，儿童的无意注意已高度发展，且相当稳定。随着脑的高级部位，特别是额叶的成熟，同时随着年龄增长，在成人的要求和教育引导下，学龄前期的有意注意时间开始延长，有意记忆也开始形成并逐步发展。学龄前期儿童可以用语言表达自己的思维和感情，思维活动主要是直观形象活动。另外，学龄前期儿童仍以无意想象及再造想象为主，有意想象仅开始初步发展。尽管学龄前期儿童想象的目的性不明确，主题也不稳定，想象的过程常常受到情绪和兴趣的影响，但在游戏、学习等活动中，他们的想象活动仍然能非常活跃地表现出来，想象大胆、富于幻想。另外，学龄前期儿童与外界环境的接触范围扩大，信息来源增多，对语言及事物的理解能力亦逐渐提高。

同时，这一时期儿童的个性也会有明显发展，生活基本可以自理，主动性强、好奇心强，在行为方面表现出独立性与主动性。

2. 学龄期

（1）脑与神经系统进一步发育：这一时期，儿童脑神经细胞的体积继续增大，神经纤维增长使得脑重量继续增加，树突和轴突分支逐渐发育完全，脑细胞分化基本完成，感觉器官日趋发育成熟。学龄期脑的发育基本完成，脑重量已接近成人1400 g的水平。儿童高级神经活动的基本过程中兴奋与抑制功能均进一步增强，已经能够更细致地对外界事物进行综合分析，也更善于调控自己的行为。

（2）感知觉发育：这一时期，儿童的感觉器官正在发育成熟，视觉、听觉、嗅觉、触觉能力显著提高，但尚不精细、深刻。学龄期儿童的视力多为远视，随着身体继续发育，会逐渐发展为正视。当然，如果不注意用眼卫生和用眼强度等，就会很容易发展成为近视。

（3）心理活动的发展：这一时期，儿童已能较好地控制自己的注意力，随着年龄的增长以及理解、语言、思维能力的加强，其有意注意进一步发展，逻辑记忆能力也不断增强。学龄期儿童通常已经开始逐渐掌握书面语言，逐渐学会综合分析、分类比较等抽象思维方法，思维过程开始由具体形象思维向抽象逻辑思维过渡，具有进一步独立思考的能力。学龄期儿童的有意想象和创造性想象迅速发展，情感的广度、深度和稳定性都较之前进一步提升，自我意识发展迅速，较高级的情感（如道德感、理智感和美感）开始发展。意志方面，学龄期儿童开始具备一定程度的自觉性、坚持性和自制力，但尚不稳定。

学龄期儿童的心理发育是一个重大的转折点，因为学龄期儿童的矛盾冲突是勤奋和自卑。这一时期的儿童，其个性逐渐形成，带着个人特征的气质倾向已逐渐显露，性格特征也开始显露。学习逐步变为儿童的主导活动。因此，这一时期要注意儿童认知的发展，培养儿童的兴趣、意志和自制能力，使他们能养成良好的习惯。

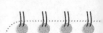

二、儿童期医学人文关怀理论及具体措施

医学人文关怀是以人为本，体现的是对人这个主体、人的生命及其身心健康的关爱，是一种实践人类医学人文精神信仰的具象化的过程。将这一理念运用到儿童治疗实践中，就应该以患儿为本，关注患儿的心理和情绪，尊重患儿人格，体现出对患儿身心健康的关爱，并将其渗透到诊治与护理的全过程中。由于目前尚无针对儿童阶段的关怀理论，因此，以下简要介绍三个具有代表性的当代儿童心理发展理论，并从人文关怀的角度出发，挖掘其中与人文关怀相结合的部分，同时列举部分针对儿童期的医学人文关怀措施。

（一）儿童期的医学人文关怀理论

1. 行为主义理论　斯金纳从行为分类的角度出发，提出儿童行为的强化控制原理。他认为，人的行为大部分是操作性的，任何习得行为，都与及时强化有关，因此可以通过强化来塑造儿童的行为。也就是说，儿童之所以要做某件事，是因为想得到成人的注意。如果儿童的某种行为发生后，成人立即予以注意，如加以赞扬或呵责，则都会起到强化的作用。假设某个儿童出现了不良行为（如无理取闹），成人可暂时不予以理睬，采取"冷处理"，不表现出对他的注意，则儿童的这种不良行为就会由于得不到强化而逐渐消退。

在提到儿童行为的变化时，斯金纳认为，操作性行为是一点一滴地通过"塑造"而形成的。把握操作性行为的规律，就可以预测和控制儿童行为的发展。而且斯金纳所提倡的"忽视"，其实质是对不良行为不予以强化。在实际生活中，人们发现，单纯的忽视并不能有效消除不良行为，尤其是攻击性行为，因为"忽视"容易被视为默认。因此，对攻击性行为应坚决加以阻止。对于有严重的行为问题的儿童，可采用时间间隔不等的强化来制订塑造行为的程序，具体做法包括模仿疗法、随机强化法、代币法和厌恶刺激法。

因此，医护人员在平时与儿童的接触过程中可以采取以消极强化取代惩罚，提倡发挥强化的积极作用的策略，例如通过代币法，设计一些社会赞扬的工作，让有行为问题的儿童来完成这些工作，从质和量两方面评定并给予代币（如小红星）。然后，儿童可以用这些代币换取物品或有权参加某一项活动。通过这种方式来塑造儿童的行为，可以达到对儿童进行精神鼓励与关怀的目的。

2. 儿童情绪发展理论　目前关于儿童情绪发展的理论中，普遍存在以下共同观点：①情绪的发展依赖于生物个体的成熟，即中枢神经系统的成熟。先天的情绪反应在后天生物个体成熟的过程中会逐渐向更加精细的程度分化。②情绪的发展依赖于认知的发展。仅有3周龄的婴儿即能感受情绪，对照顾者微笑并开始建立起可提升生存机会的依恋情感联结，具有高度的适应性。儿童的情绪反应、调节和表达，随着认知的发展而发生变化。并且随着年龄的增长，儿童可以有意识地认识到自己的情绪变化并进行一定程度的调控。③儿童情绪的发展依赖于儿童成长过程中的外在因素（如环境、社会和文化）的影响和作用。父母的教养方式、亲子关系、同伴关系、学校氛围、社会交往、社会情境和文化熏陶等诸多方面对儿童情绪反应的形成都会产生直接的影响。

根据儿童情绪发展理论可知，由于每一种情绪都以相对不同的方式影响着思维和行动，所以某种特定的情绪易于形成其特定的情绪特质。因此，医护人员应主动关注患儿的情绪变化，通过关怀促进儿童身心健康成长。如面对学龄前期患儿，应该多微笑，主动表达善意。此外，医护人员还应注意周围环境，尽可能为前来就诊的儿童提供积极、愉快的环境氛围，同时避免表现出愤怒、紧张、害怕、焦虑、忧郁等负面情绪而影响患儿。

3. 皮亚杰的儿童心理发展阶段理论　皮亚杰的儿童心理发展阶段理论指出，儿童的心理发展过程是连续的，具有阶段性和对应阶段的独特心理特征，其中前运算期和具体运算期期分别与儿童的学龄前期和学龄期相对应。他认为，处于前运算期（学龄前期）的幼儿已经会开始

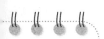

使用语言符号，但掌握的词汇量有限，还不能清楚地表达自己的需要，思维处于"以自我为中心"阶段，需要借助具体的事物思考，且注意集中的时间较短；而处于具体运算期（学龄期）的儿童思维开始逐渐成熟，已逐渐摆脱"以自我为中心"的思维方式，开始具有逻辑思维能力，但思维及概念的形成仍然需要依靠周围具体事物的帮助。

该理论可以促进医护人员从患儿的角度去思考问题，提高共情能力，在诊疗工作中践行人文关怀的理念。同时，也可以将该理论应用于儿科照护诊疗实践指导中，通过自身的语言和行为在诊疗及护理过程中向患儿传递真诚、尊重、接纳的情感。例如，对于学龄前期的患儿，医护人员应主动观察其动作、表情及反应，多使用体态语言并借助具体事物来理解患儿的需求，在日常行为中慢慢接近患儿，消除患儿因生病住院而产生的焦虑、恐惧情绪；而对于学龄期患儿，医护人员可以鼓励其积极组织语言来表达自己的想法，并耐心倾听，可以适时予以提示来锻炼其逻辑思维能力，给患儿以关怀。

（二）儿童期的医学人文关怀措施

1. 倡导医患间相互关怀　儿童疾病诊治中的人文关怀更应倡导相互关怀的理念。作为儿科医生，不仅要具备专业的知识和丰富的临床经验，而且要具备与患儿及其家属沟通、交流的能力。患儿作为弱势群体，理应得到更多的关怀，但倡导儿科医生对患儿实行人文关怀的同时，也应倡导医患间的相互关怀。医患间首先应该相互尊重与信任，才能更有效地沟通。当医生体会不到患者的信任与尊重时，当医生的利益甚至安全受到威胁时，人文关怀便无从谈起。

2. 营造儿童诊治的人文关怀氛围，转移患儿注意力　儿科患者具有年龄小、天性喜欢玩耍等特点，因此营造儿童疾病诊治的人文关怀氛围具有重要意义。人文关怀氛围除改善就诊环境外，还需要医疗机构能够从患儿的实际情况出发，营造符合儿童生理及心理需要的室内、外环境。例如，可以将病区的墙壁涂成多彩的颜色，再绘以卡通图案；选择印有卡通图案的彩色床单和被罩；准备一些儿童玩具，提供各年龄段的书籍等。人文环境的营造，可以转移患儿对诊疗过程中不良刺激的注意力，减轻其紧张和恐惧心理，有利于儿童的诊治和康复。

3. 塑造儿科医护人员的人文精神　医学人文大师奥斯勒在其所著的《生活之道》中指出，"行医是一门艺术而非交易，是一种使命而非行业。在这个使命当中，用心要如同用脑，你们能够表现自己的，不在于药液与粉剂"。这句话强调了医学人文精神的重要意义。儿科医护人员面对的是儿童患者及其家属，因此塑造其人文精神就更为重要。在儿科教育与诊疗实践中，可以通过医学人文教育、人文讲座或培训、活动体验等方式塑造医护人员的医学人文精神。人文精神的塑造，能促使儿科医护人员意识到其所诊治的并不仅仅是儿童的疾病，更是活生生的、有感情的、正处于疾苦中的儿童。只有这样，医护人员才能在诊治过程中融入更多的人文关怀，才能以共情的态度对儿童患者及其家属予以关怀。

4. 自觉践行人文关怀理念　"有时去治愈，常常去帮助，总是去安慰"。这句质朴而神圣的话告诉我们，医学该做什么和能做什么。医生应当用医术去救助那些处于疾病困境中的人，尽量去帮助他们化险为夷，使其转危为安，同时还要用人文关怀去安抚和帮助他们。儿科医护人员在诊疗实践中也要自觉践行人文关怀理念，在诊治过程中体现对患儿及其家长的尊重，即对患儿的生命与健康、权利与需求、人格与尊严的关心与关注。在对患儿的治疗过程中融入人文关怀、在整体治疗中充分体现以人为本的精神，这是人文关怀的实质。在儿科诊疗实践中，还可以通过一些细节让儿童感受到温暖，如听诊前将听诊器提前预热等。

5. 鼓励患儿参与疾病的诊疗过程　人文关怀理念下的医患关系应该是平等的、互助的、合作的。有研究表明，当患儿参与讨论医疗建议时，可以减少对疾病治疗的恐惧，会对治疗与护理更满意，也能获取更多的疾病相关信息。因此，对于年龄稍长一些的患儿，医护人员在收集病史、制订治疗或护理计划时，应当让他们参与进来，给予形象、生动的解释，注意尊重他们自己的意见，鼓励患儿参与到自身疾病的治疗及护理过程中。

6. 根据患儿的性格特质选择应对策略　例如，手术前进行术前访视有助初步了解患儿的性格特质。如患儿为倾向于选择"寻找了解相关信息"的应对策略型，那么医护人员可以给其展示一些简单、生动的宣传动画或宣传资料、示意图等，选择参观、模拟等适宜的宣传教育形式效果也较好。但对倾向于选择"逃避"应对策略的患儿，宣传教育通常可能会适得其反，此时提供玩具、多媒体游戏等分散其注意力的方式可能会更好。

7. 尊重患儿，站在患儿和家属的角度考虑其感受　一名优秀的临床儿科医生，不仅需要拥有足够的耐心，能够使用患儿及患儿家长便于理解的语言向其讲解病情以及治疗情况，而且需要及时地给予支持和鼓励，尽可能地消除他们对于治疗的顾虑，以此建立一条信任的纽带，以促进在治疗过程中更好地相互合作。面对患儿及其家属，医生可以通过减少不必要的、尤其是创伤性的检查来避免对其心理造成负面影响。可以时刻遵循治疗处理最优化和对患儿伤害最小化的原则来进行日常诊治工作。同时，无论患儿情况如何，医护人员都应像正常儿童一样去关爱、尊重患儿，时刻注意自己的言语与态度。患儿病情得到有效控制或者明显好转，能够增强患儿家属对于治疗的信心，从而提高治疗的依从性。这提示医护人员，在诊疗过程中需要为患儿及其家属提供一种真诚的、能够取得其信任并让其对接下来的治疗抱有期望的支持性活动。

三、案例分析

人文从本质上讲就是精神文明，人文关怀是一种对待自我和他人的态度，医学人文关怀也是医护人员在医疗行为中用自己的专业、言行、知识去关注患者，把自己选择的救死扶伤的职业道德体现出来。以下将通过一个情景案例，来展示医学人文关怀视角下的儿童诊疗。

【案例】

目前，儿童口腔疾病的发病率仍然很高。儿童牙科治疗焦虑（dental anxiety，DA）是阻碍儿童牙病患者及时就诊最常见的原因之一。儿童牙科治疗焦虑是指牙病患儿在牙科治疗中表现出紧张、害怕、忧郁的心理状态，以及在行为上表现出来敏感性增高、耐受性降低，甚至抗拒治疗的现象。牙科治疗焦虑既影响儿童牙病患者早期及时就诊，又使诊疗质量降低。更重要的是，儿童正处在生长发育阶段，身体上、认识上、情感上都有不同的特点，如果未能有的放矢地进行恰当的诊疗，则对其造成的恶性刺激可能会影响其心理和情绪，在其人生中留下恐惧的阴影。因此，儿童牙病治疗中的人文关怀尤其重要。

以下案例中，展示了一位口腔科医生在面对一个由家长带来进行牙病诊治的学龄期儿童时，为了更好地实施诊治，降低患儿的牙科治疗焦虑体验，对这名患儿实施医学人文关怀的情况。

（一）诊疗前的心理干预

医生为减轻患儿的恐惧心理，在治疗前先做好家长的卫生宣传工作，讲解治疗过程和注意事项，邀请家长协助进行患儿的说服教育。随后，医生用患儿容易理解的语言说明治疗的目的，如钻牙是解除疼痛的治疗手段等。此时，医生观察到患儿的恐惧心理加重，即让家长躺在治疗椅上，再让患儿坐在家长腿上，头靠在家长胸前，这样给患儿以安全感，以缓解其过度的恐惧心理和情绪。同时，医生和患儿握了握手，抚摸其头顶和面颊，让患儿感到自己被喜欢、被关怀，通过肢体接触来加强沟通，有效减轻了患儿牙科治疗焦虑的程度，并主动配合治疗，使治疗得以顺利开始。

（二）诊疗中的心理疏导

在诊疗开始后，医生没有直接进行口腔检查，而是友好地询问患儿叫什么名字，通过聊天使其心情放松，接着再给患儿介绍接下来需要使用的医疗器械，熟悉牙钻的声音和喷水情况。然后问患儿："现在我们可以开始了吗？"得到许可后，治疗便开始了。在治疗过程中，医生

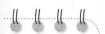
还讲了一些患儿感兴趣的故事，转移他对诊疗的注意力。医生先治疗病损较轻的牙齿，给患儿无痛的体验，并且在需要用牙钻时，尽量缩短每次钻牙过程，缩短患儿的张口时间，特别是减少疼痛的时间，并不断地给予他充分的赞扬和鼓励，使他获得战胜恐惧和疼痛的自我满足感。

（三）诊疗后的心理巩固

完成治疗后，医生对患儿勇敢的行为予以充分的赞扬："我知道刚才你一定感觉很疼，但即使这样，你也一直在坚持，而且没有哭，真是个勇敢的小男子汉！刚才在治疗过程中你表现得很好，叔叔相信你一定可以继续坚持这么棒的是不是？"这样对患儿后续治疗中可能做到的合作行为给予预见性的肯定，帮助其树立了信心。

（张　芳　李　琴　陆良华　傅卓凡　李雨宸）

 思考题

1. 一名住院早产儿的母亲想要进行袋鼠式护理和母乳喂养，你需要怎样协助母亲？宝宝快要出院了，对于照顾早产儿，其父母都很担心，觉得自己会做不好，到时可能又要重返医院，你认为可以从哪些方面帮助早产儿父母？

2. 幼儿期的独立性表现有哪些？

3. 简述皮亚杰的儿童心理发展阶段理论对医务人员工作的启示。

4. 当你在诊疗过程中遇到一个特别不合作的2岁男孩，你会采取哪些人文关怀措施来帮助他完成就诊？

5. 一名7岁女孩，背部二度烫伤2%，需要换药，但患儿非常紧张。其母亲心疼女儿紧紧抱着不舍得放到治疗床上。此时，作为一名医生，应当如何顺利完成换药操作？

数字资源

第八章　青春期的医学人文关怀

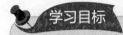

通过本章内容的学习，学生应能够：

识记：能说出青春期的概念，并描述青春期常见的生理、心理疾病。

理解：能比较青春期成长道路上的生理和心理变化，从而理解青春期的身心需求。

运用：面对青春期患者，能运用恰当的医学人文关怀方法和技巧。

有人说，青春期（adolescence，puberty）是人生中最美好的一段时光；也有人说，青春期是人生中最仓促的一段日子；还有人说，"长大后的我特别后悔青春期做的那些事"；甚至有人说，"我的青春期是连绵阴雨季"。与人生的长河相比，青春期是短暂且仓促的。但这短暂而仓促的数年时光，确是身体和心理发育的关键时期，决定着未来的旅途。在青春旅途中，少男少女们热情、奔放、开朗、好奇、阳光，同时也藏着叛逆、敏感、危险、迷茫等不安定因素，甚至会伴随青春期特有的生理、心理疾病。因此，本章从医生的角度出发，结合临床工作中接触青春期患者的经验，从生理、心理等方面阐述对青春期患者的医学人文关怀，以更好地帮助青少年健康成长。

第一节　青春期概述

一、青春期的概念

青春期是儿童到成人的过渡时期。世界卫生组织（World Health Organization，WHO）将青春期的年龄定为 10 ~ 19 周岁，但青春期的起始和结束年龄存在较大的个体差异，大致相差 2 ~ 4 周岁，其中，女孩青春期的起始和结束年龄普遍比男孩早 2 年左右。这一时期，青少年的生长发育速度将迎来第二次高峰，生殖系统也将发育成熟。

二、青春期的体格发育特点

这一时期，青少年的身体发育受性激素、生长激素等多种激素的影响，将迎来第二个生长发育高峰。目前普遍认为，女孩在乳房开始发育后不久，身高即开始加速增长；男孩则在睾丸开始快速增大后不久，身高开始加速增长。因此，多数学者以此作为青春期的启动标志。经过 1 ~ 2 年时间达到最快生长速度，此时女孩每年身高增长最快可达 8 cm，男孩每年身高增长最快可达到 9 cm。第二生长发育高峰具有明显的性别差异，通常男孩身高增长高峰较女孩晚 2 年左右，而男孩每年身高增长值也高于女孩，最终导致男孩在青春期的身高净增长值高于女孩。一般认为，男孩骨龄为 15 岁、女孩骨龄为 13 岁时，身高达最终身高的 95% 左右。此后，身高增长速度放缓，当女孩骨龄为 14.5 岁、男孩骨龄为 17 岁时，每年身高增长减至 1 cm 甚

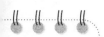

至更少。

青春期个体的体重增长与身高平行，同时伴随内脏器官逐渐发育成熟。在不同性激素的作用下，女孩开始月经来潮，男孩出现遗精现象。此外，青少年身体形态的发展具有性别差异，导致第二性征出现。女孩除乳房发育外，臀部脂肪也明显多于男孩，骨盆生长使得臀围增大。在雌激素的作用下，皮肤更为细腻。在雄激素的作用下，男孩肌肉量的增加明显多于女孩。此外，还有肩部增宽、喉结增粗突出、体毛旺盛等表现。

三、青春期的神经心理发育特点

青春期是从儿童期到成人期的过渡阶段，是个体从不成熟走向成熟的阶段。这一阶段的个体在神经心理方面会发生很大的变化。

与青春期前相比，青春期个体的思维具有一定的独立性。随着认知面拓宽和认知程度加深，个体的独立思考能力进一步增强，逻辑思维能力进一步提升，并逐渐形成独立且具有批判性的思维。这一时期的青少年逐渐意识到自己在成长，他们渴望尽早成为一名成年人，也渴望被成年人认可，遇事易自作主张，并反感家庭、学校的管束。

与成年期相比，青春期个体的思维又具有依赖性。由于缺乏社会经验，以及无独立的经济能力，所以青少年的思维又依赖于父母和家庭。虽然青少年明辨是非和认知事物的分析能力逐渐趋向于成人，但由于阅历不足，在面对交友、情感、学习、道德和职业选择等问题时容易处理不当，需要家庭、学校多方面的正确引导。

青春期个体的一般思维活跃且情感丰富，同时其性格也具有极大的可塑性。与成年期相比，这一时期的青少年情绪受外界影响较大，情绪容易发生波动。这一时期是性格形成的关键时期。因此，青春期个体的情感需求极为重要，外界环境显著影响着其性格形成，并对未来产生深远影响。

第二节　青春期常见的身心问题

一、与青春期生长发育有关的生理现象及心理状态

在青春期个体成长的过程中，往往会伴随各种躯体问题的困扰，有些是病理性的，有些则是成长道路上的特殊生理现象。若不予以正确对待，则易危害青少年的身心健康。

青春期的成长往往伴随着躯体的巨大变化。随着第二生长发育高峰逐渐来临，躯体对钙、磷等无机盐的需求量日益增加。夜间睡眠时段是骨骼生长的主要阶段，部分青少年会在夜间出现下肢"抽筋"感，即肌肉痉挛。这种现象常见于腓肠肌，尤其在体育运动后，甚至可频繁发作。上述情况是青春期的常见现象，有研究认为与夜间骨骼生长有关。但由于剧痛难忍，且又发生于睡眠期间，并可导致夜间惊醒，所以部分青少年对其产生恐惧心理，并且影响睡眠。睡眠不足或睡眠质量欠佳又会影响生长激素的分泌和骨骼的生长，形成恶性循环。久而久之，就会影响青少年的身心健康。

第二性征的出现是青春期发生的特征性改变。由于青春期启动年龄的个体差异极大，所以第二性征出现的年龄也存在个体差异。第二性征启动时间较早的青少年个体由于乳房发育、喉结突出、胡须增粗等现象较同龄人出现更早，可能因此而害羞，甚至引来周围同学的异样眼光。而第二性征启动时间较晚的青少年个体则更容易因为体型、身高等问题而出现焦虑、自卑情绪，甚至被周围同龄人嘲讽、欺负、辱骂等，对青少年的心理发展不利。

月经（menstruation）是女性特有的生理现象。第一次月经来潮，即月经初潮（menarche），是青春期的重要标志之一，也是身体发育的必然现象。月经初潮时，由于缺乏经验，青少年普

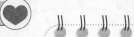

遍感到焦虑、紧张，或是惊慌失措。加之青少年的卵巢尚未完全发育成熟，月经初潮以及刚开始月经来潮的数个周期易出现痛经、月经周期紊乱，月经期和月经前易出现腰酸、乏力、食欲缺乏等表现。在不良情绪的影响下，上述情况可进一步加重，可能会影响青少年女性内分泌和生殖系统的健康发育。

遗精是在没有性交或自慰的情况下出现的精液自行泄出，是男性生殖器官发育成熟的标志之一，也是青少年男性常见的生理现象，多发生于夜间，并且没有间隔日期的规律。相关研究表明，1 个月内遗精 7 ~ 8 次为正常现象，但频繁遗精可能会扰乱睡眠，引起头晕乏力、无精打采、精神紧张等情况，需要正确引导和对待。

二、青春期常见的躯体疾病和心理状态

1. 近视 近视（myopia）是当前青少年中最常见的眼科疾病。随着电视、电脑、手机、电子游戏的普及，以及学习压力和不正确坐姿的影响，使得越来越多的青少年出现用眼过度。我国青少年近视发生率逐年升高，近视也成为青少年患者到医院就诊的最主要原因。

大部分因近视而就诊的青春期患者心理状态是健康的的，但由于青春期特有性格特征，以及渴望脱离父母约束的特点，他们中的大部分在这一时期并未真正了解近视的特点及其对今后可能造成的危害，甚至有人觉得戴眼镜比较"酷"、比较"斯文"，所以继续抱着"无所谓""没关系"的态度。这样的心态使得部分假性近视的青少年错过治疗时机，进入真性近视状态，或是近视度数加深，成为高度近视状态，最终给生活、学习、体育锻炼等均带来不便，甚至影响职业选择，严重者还可能会遗传给下一代。

若为先天性近视，或是幼儿时期就已发生近视，则到青春期时往往已发展成高度近视。此类青少年需要长期佩戴眼镜，对生活、体育锻炼等都会产生极大的影响。有些青少年甚至因此受到周围同学的嘲讽，或者被起绰号。在此类情况下，近视往往会成为青春期患者身心健康的不利因素。如长期体育锻炼不足会影响体格生长，反复被嘲讽易形成心理阴影等。

2. 暴力外伤 据统计，在青少年非正常死亡中，暴力外伤所致者占比最大。而在医院就诊的青春期人群，尤其是急诊就诊患者中，也有不少是暴力外伤患者。上述情况的出现与青春期个体社会经验不足、交通法规意识淡薄、自我保护意识不足等有关，因此车祸、坠落、溺水等暴力外伤情况在青春期人群中时有发生。此外，校园暴力也占青春期人群暴力外伤事件的很大一部分。青少年受到暴力外伤时，轻者为皮肤损伤，重者则出现骨折、脏器破裂等，甚至可能致残，遗憾终生。

暴力外伤可使青少年患者产生消极心理，这种消极心理对诊治、预后和成长均不利。大部分暴力外伤具有突然发生，伴剧痛、流血、肢体活动障碍等特点，让人措手不及。因此，这些青春期患者就诊时内心普遍是焦虑、害怕或恐惧的。上述心理状态可干预医生采集病史，影响病情的沟通和治疗方案的制订，甚至导致青少年患者不配合治疗或拒绝治疗等情况。持续的消极情绪也会影响青少年患者病情的转归。尤其是对于受到严重暴力外伤（如导致骨折、脏器损伤等的外伤）需要手术干预的青少年患者，持续的消极情绪会直接影响术后康复。此外，很大一部分暴力外伤还会影响形体和面容；骨折后长时间制动、腹部手术后的饮食限制会影响体格生长；部分外伤甚至导致肢体功能障碍。对于情绪不稳定、自尊心强的青春期患者而言，上述情况会直接干扰神经心理的正常发育，如导致性格内向、抑郁，甚至使患者产生自杀意念。

不少遭受校园暴力外伤的青少年患者无论是在遭受暴力外伤时，还是在返回校园后，都可能被周围同学孤立，或是自己主动不合群。久而久之，便会形成内向的性格，寡言少语，独来独往。另外，还有一部分遭受校园暴力外伤的青少年患者，由于法律意识淡薄，可能或曾有过复仇的念头。一旦上述念头付诸行动，就会对个人和社会造成极大的危害。因此，临床接触此类青少年患者时，须谨慎对待、细心呵护。

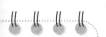

3. 痤疮 痤疮（acne）又称粉刺，是毛囊皮脂腺的慢性炎症性疾病，多见于青春期，与内分泌、情绪、微生物、皮脂、环境、气候、学业压力、性格等多种因素有关。由于该病好发于面部，也可累及颈部、背部等，且反复发作，甚至导致瘢痕形成，极易影响面容美观，因此对青春期患者产生的心理影响很大。

由于青春期个体普遍自尊心较强，且对自身形象非常关注，因此在被痤疮困扰青少年中普遍蔓延着自卑和孤僻的气息，严重时可导致人际交流障碍。此外，在性激素的作用下，青少年个体还特别关注异性同学或朋友对其自身形象的评价。相当一部分青春期患者因自身外貌问题往往不敢主动开口与异性交流，或较少有异性朋友，却又对周围的异性过于敏感。最终在潜移默化中影响着他们的两性观、爱情观等，甚至影响未来的婚姻。

4. 形体异常 青春期的形体异常包括肥胖、身高不足、男性肌肉含量少、女性体毛旺盛、乳房发育不对良、乳房过大或过小等。与遭受痤疮困扰的青少年个体类似，上述情况易导致青少年自卑、孤僻以及不敢与异性交流。但需要注意的是，一部分形体异常（如肥胖、乳房发育不良、肌肉含量少等）可以通过后天手段矫正和弥补。因此，一旦出现上述情况，即应尽早寻求专业人员的意见，接受恰当的治疗，以免不良情绪持续蔓延，最终影响青少年的心理健康发展。

5. 月经不调和经前期综合征 月经不调是青春期女性的常见疾病。需要注意的是，由于青春期女性卵巢尚未发育完全、神经 - 内分泌功能失调、学习压力大等原因，以及对自身保护不足，可能会出现月经不调和经期综合征等情况，但大多数经过调理后可恢复正常。但是，反复的月经周期紊乱、经期延长或缩短、月经量过多或过少、痛经，甚至出现闭经等情况，往往属于异常表现，需要引起注意，加以干预。此外，还有相当一部分青春期女性在月经前会出现头痛、眩晕、呕吐、乏力、腰酸、心悸等不适，以及易怒、烦躁、多愁善感等情绪，此时易与周围人发生矛盾和争执，影响与父母、朋友之间的感情。对于被上述问题困扰的青少年患者，不良情绪和心理压力会进一步加重神经 - 内分泌功能失调，从而形成恶性循环，影响心理健康，干扰生殖系统正常发育，甚至导致成年后出现不孕等情况。

三、青春期常见的心理疾病

1. 网络成瘾 网络成瘾（internet addiction）简称网瘾，是由于长时间和习惯性地沉溺于网络时空中，对互联网产生强烈的依赖，以至于达到痴迷的程度，并且难以自我解脱的行为状态和心理状态。网络成瘾的种类繁多，青春期个体以网络游戏成瘾为主。这些青少年个体在现实世界里常表现出无精打采、注意力不集中、思维迟缓、孤僻、睡眠障碍等，甚至出现自主神经功能紊乱。一旦进入网络世界，则精神亢奋、情绪高涨、不能自拔。部分青春期个体由于长时间沉溺在网络世界里，缺乏体育锻炼，影响生理健康，甚至影响组织器官正常发育，导致近视、肥胖、月经不调等。同时，由于青少年法律意识淡薄，不健康的网络交友可能将警惕性弱的青少年引入歧途。此外，网络中的暴力、色情内容可诱导这些青少年走上盗窃、抢劫、故意伤害、吸毒等犯罪道路。

2. 青春期焦虑症和抑郁症 焦虑症（anxiety disorder）是以焦虑情绪反应为主要症状，同时伴随明显的自主神经功能紊乱的综合征。青春期是焦虑症的易发期。在整个青春期，形体异常、月经初潮、遗精、自慰、性冲动、学业压力、交友问题，都可能影响青少年的心理和情绪，同时还会伴随注意力不集中、失眠、多梦、头晕、心悸等表现。青春期焦虑症会影响身心健康，需要及时予以合理的治疗。

青春期个体情感复杂且十分敏感，在遭受嘲讽、辱骂、校园暴力、挫折或者不公平待遇等情况后，容易出现内疚、孤僻、恐慌情绪等，久而久之即导致抑郁（depression）。此类青春期患者常表现出淡漠、孤独、不合群等，有些青少年还会通过逃学、破坏公物等方式以宣泄情

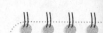

绪，严重时可能有自杀意念，需要及时治疗。

3. 自杀和自伤　自杀和自伤是威胁青少年健康的严重卫生问题。除上文提及由于外界因素引起的暴力伤害以外，自杀和自伤也占有很大比重。青少年自杀和自伤的原因包括心理原因和外界原因。心理原因包括抑郁、孤独、焦虑、边缘人格、攻击性行为等，导致这些心理问题可能与青少年常见的躯体疾病有关。外界原因包括父母关系不和睦、单亲家庭、亲子关系紧张、失恋、药物滥用、在学校遭受语言或肢体暴力等。

4. 神经性厌食症　神经性厌食症（anorexia nervosa）是由不良的心理或社会因素引起的进食障碍，以女性多见，常表现为主动节食、厌食，进而消瘦、食欲缺乏、内分泌代谢紊乱。由于青春期个体过分关注自己的形体，追求"苗条"，因此容易厌食。此外，还有部分青春期个体因抑郁、家庭氛围等原因而产生厌食。由于长时间拒食，营养摄入不足或营养不均衡，可导致体重减轻、身高增长不足、消瘦、心率减慢、血压下降、皮肤粗糙、贫血、身体虚弱等，严重时还可能引起闭经、消化性溃疡等。

第三节　青春期的医学人文关怀措施

一、青春期患者的问诊技巧与人文关怀

问诊是医患之间建立桥梁的第一步，也是关键的一步。一次良好的问诊能使医患之间取得相互信任，并为今后的诊疗操作打下基础。受青春期人群心理和生理特点的影响，与青少年患者沟通时需要使用特定的技巧，并予以特别的人文关怀。

（一）问诊环境

良好且舒适的问诊环境能使青少年患者放下戒备，促进医患之间相互信任。这些青少年渴望长大和独立，却又在现实生活中依赖父母和家庭。尤其是当身体不适到医院就诊时，绝大部分都由父母陪同而来。随着神经心理逐渐发育成熟，青少年个体对个人空间和个人隐私的需求日益增加，即使是面对父母，也未必袒露心扉。因此，问诊时需要特别注意保护青少年患者的隐私，需要将问诊过程设置在安静、舒适的场合。尤其是在门诊、急诊等环境嘈杂处，应尽可能避免不相关的人员在场。若青少年患者在问诊过程中有明显的遮掩、迟疑等情况，则必要时可让父母等陪同人员暂时离开，让医患单独交流，但须征得青少年患者的同意。例如，面对月经不调的青春期患者，可以征询"需不需要让爸爸妈妈在门口等一会儿，你和我单独聊聊情况"等语句，这样既可以帮助青少年患者保护隐私，也能使他们敞开心扉。

（二）伙伴式的医患关系

良好的医患关系是诊疗工作得以顺利进行的基石。常见的医患关系模式有主动 - 被动模式、指导 - 合作模式、共同参与模式，在此基础上又可细分为命令、征求、从属、伙伴等多种模式。受青春期个体心理发育特点的影响，伙伴式的医患关系在诊疗过程中的效果最佳。

首先，青春期患者一般在思想上渴望独立，并多数具有叛逆的性格，他们渴望摆脱父母、学校的管束。在问诊过程中，命令式的提问或是强势的语气极易受到反感和排斥，轻则使病史采集不细致、不全面，重则可直接导致问诊过程无法推进。其次，青少年患者普遍思维活跃，又乐于接受新鲜事物。虽然随着思想成熟逐渐开始建立内心防线，但社会阅历尚浅，相互平等的关系易于被他们接受。因此，在与此类青少年患者沟通时，伙伴式的医患关系有利于问诊过程的推进。

在伙伴式医患关系的建立过程中，需要注意语言和语气，提问的过程应当如同朋友之间的互动和交流。语气应随和，尽可能避免命令式的提问。如面对因急性胃肠炎前来就诊的青春期患者，应避免"有没有不洁饮食""有没有吃垃圾食品？"等短平快的提问。可以先问"学校

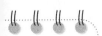

食堂口感如何""平时最爱吃哪道菜""学校附近有没有好吃的小食摊"等问题,接着再顺势提问"最近有没有吃过不干净的食物"。

（三）心理疏导

有些青春期患者就诊时已经有害怕或恐惧的情绪,如遭受了暴力外伤者;也有些青春期患者就诊时表现为焦虑、害羞、内向,如形体异常或涉及隐私者。对于这些情绪极不稳定,或是明显有异常心理状态的青少年患者,往往难以正常进行问诊,或是病史采集质量很差,对诊疗不利。针对此类青少年患者,切勿直接开启问诊,尤其是不耐烦地使用命令式的语句,而是应当在问诊前进行适当的心理疏导。例如,遭受暴力外伤的青少年患者,哭泣、惊恐、挣扎都是常见表现,问诊前先进行心理安抚,可告诉孩子"不要害怕,到了医院就有一群大人保护着你";对于颜面部外伤的青少年患者,可以说"现在都有美容缝合技术,给你缝得漂漂亮亮的"之类的语句。待青少年患者情绪平稳后,再进一步仔细询问病史。

二、青春期患者体格检查和操作时的人文关怀

无论是体格检查还是操作,均有肢体与肢体,或肢体与器械的直接接触。如前文所述,青春期患者具有独立、叛逆、害羞、自尊心强、注重保护隐私等特点。因此,在进行体格检查和操作时,需要结合青少年个体的上述特点予以人文关怀。

进行体格检查和操作时,除需要征求青少年患者的同意外,还需要注意动作轻柔。进行体格检查时,需要保护青少年患者的隐私。对异性青少年患者进行体格检查,尤其是检查隐私部位时,需要有与患者同性别的第个医务人员在场,必要时可由与患者同性别的医务人员完成。部分体格检查项目需要平卧、伸舌、屈腿等动作,青春期患者可能会因害羞等原因难以配合,医务人员除需要消除由外界因素引起的害羞心理外,必要时还与青春期患者一同完成上述动作。例如,对于久坐后腰背痛或怀疑腰背部损伤的青春期患者,在进行脊柱关节运动检查时,部分动作可由医生带领与患者一同完成。

三、青春期患者病情告知的技巧与人文关怀

《中华人民共和国执业医师法》第二十六条规定,医师应当如实向患者或者其家属介绍病情,但应注意对患者产生不利后果。青春期个体已具备初步的独立思考能力,且内心渴望摆脱束缚。与幼儿期直接向其监护人介绍及告知病情不同,对于青少年患者,多数情况下需要亲自告知其病情。青春期患者就诊时普遍由家长陪同,虽然他们的思维已逐步趋向成年人,但仍然有父母作为监护人,因此,大多数情况下需要将病情一并告知患者父母。这些青少年患者多数情绪不稳定,易将小事放大,甚至导致不良后果。因此,在向这些青少年患者介绍病情时需要极其谨慎。

（一）保护隐私

保护患者的隐私是每一名医生应尽的义务。尤其是面对青春期人群时,他们对隐私极为注重。为保护患者隐私,告知病情时应尽量避免不相关的人员在场。

处于青春期的青少年患者虽然已具备一定的独立思考能力,但在法律上未满十八周岁,不具备完全民事行为能力。因此,保护隐私并不是仅仅将病情告知青少年患者本人,更多时候还需要一并告知其父母或监护人。一部分较为敏感、害羞的青少年患者,尤其是面对乳房发育异常、月经不调等疾病时,可能不愿意将病情透露给任何人。此时需要特别注意病情告知的技巧和对象,可事前征求青少年患者的意见,是否愿意将病情告知其父母或监护人,以示尊重。若患者愿意,则可让双方在场一并告知;若患者不愿意,可则先将病情单独告知青少年患者,交流过程中需要注意语言组织,避免他们情绪波动,然后再耐心告诉他们让父母或监护人了解病情的重要性,征得他们的同意后,再将病情告知其父母及监护人。对于需要进行检查操作和手

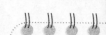

术的青少年患者，应当将情况如实告知其父母或监护人。

（二）用现有知识理解疾病

一次良好的医患沟通并不仅限于医生尽义务告知患者病情，而是通过耐心的讲解，使患者认识和理解疾病。正确认识疾病既可以帮助患者消除对疾病的恐惧，也可以避免患者因无知忽视而导致病情加重。处于青春期的患者年龄通常为 12 ～ 18 岁，大多正处于中学阶段。处于此年龄段的患者知识水平受教育阶段限制，但又普遍具有好奇心，且对外界事物的理解能力强。因此，针对这些青春期患者，可以利用他们的好奇心和现有的文化知识水平，对病情通过比喻等形式进行耐心的讲解，帮助他们理解和认识疾病。例如，部分青春期患者过分关注形体，想通过节食保持苗条的身材，结果却导致营养不良、贫血，严重时可出现月经紊乱。这些青春期患者本就因注重形体而节食，若仅仅告知需要注意正常饮食、营养均衡，则难以收到很好的效果。此时可利用中学《生物》教材中的部分内容，如人体必需氨基酸等。可以告知青春期患者必需氨基酸在体内无法合成，缺乏必需氨基酸可影响大脑、肝、皮肤等多种器官功能发育，并告知他们合理膳食、营养均衡的重要性。近视的青少年患者，尤其是假性近视时，尚有一定概率恢复视力。若仅仅告诉他们读书、写字时要保持良好的坐姿，则显得过于苍白。此时可利用中学《物理》教材中透镜、折射、焦距等内容，让青少年患者理解正确的坐姿、适当的远望和注意用眼卫生对于缓解晶状体疲劳的作用，这样才能更好地帮助他们预防近视。

（三）避免情绪波动

青春期患者普遍情绪波动较大，且其情绪易受到外界干扰。在告知病情时，不恰当的语言和表情可能导致他们出现情绪波动，表现出害怕、惊恐、沮丧等，影响完整的病情告知，或是使其误解病情，严重时还会影响治疗。因此，在告知病情时，切勿将疾病放大，应当在如实告知的同时，尽可能避免产生不良后果。在沟通病情的过程中，要注意注意青少年患者的情绪变化，如关注患者的眼神、表情、嘴角、肢体等。若患者出现明显的情绪变化，则应及时中止沟通。为避免青少年患者出现情绪变化，可利用他们的好奇心，并掌握沟通技巧，耐心地告知。如告知疾病名称后，可反问"你知道这是什么病吗"，或是更改病情介绍的顺序，首先告知有效的治疗措施和方案，如"这个问题我们有几种解决办法，效果都很好，我一一讲给你听"，以此使他们放松心情，再逐步告知其病情的严重性和危害。病情告知的环境应保持安静、舒适，且病情交流过程中注意表情不要过于严肃，以免给人以病情很严重的感觉。同时注意不要使用"想吃什么就吃什么""想干什么就干什么"等语句，以免给人以无法治愈的感觉。

四、帮助青春期患者战胜心理问题

青春期患者普遍存在异常的心理状态，部分患者是因心理疾病而就诊，甚至出现心身疾病（psychosomatic disease）。这都与青春期患者心理不健全、情绪不稳定、心智发育尚未成熟等因素有关。因此，除治疗躯体疾病以外，还应当关注青春期患者的心理状态，帮助他们战胜心理问题。

（一）了解青春期患者的心理需求

健康的人往往能够主动满足自己的各种心理需求，但患病后，随着环境改变和行为受限，难以满足全部内心需要，如患病期间的生存需求、安全需求、社会交往需求、尊重需求和自我成就需求等。青春期个体在日常生活中往往依赖家庭和学校，一旦患病住院，就尤其需要温暖的港湾。另外，青春期个体已具备一定的独立能力，在就诊过程中需要人格的尊重，需要隐私的保密，需要对疾病知情、了解等，普遍对尊重的需求较高。不同的青春期个体患不同疾病时，心理需求的内容和层次都不尽相同。医务人员应尽可能满足这些青春期患者的心理需求，促进疾病的康复。

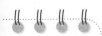

（二）建立持续的信心

在青春期患者中，相当一部分往往没有勇气面对疾病，他们逃避、遮掩，躲在黑暗处自己抚触伤口，甚至在家长、监护人发现异常后才被强行带到医院就诊。这种消极、逃避的态度会导致病情延误，甚至从可逆进展为不可逆，错过治疗时机。针对此类情况，帮助他们建立信心尤为重要。在临床诊疗过程中，可以每天都告知青少年患者比前一天进步了一些。通过每天的鼓励，可以在潜移默化中帮助他们建立信心。另外，在病情沟通过程中，还要注意避免使用"病情重""不太好治""比较棘手"等消极词汇，以免进一步加重青少年患者的不良心理状态。或者可以在客观、真实地告知病情后，及时运用转折语气，告知青少年患者目前的技术水平和治疗手段，甚至可以分享相同或相似病情患者治疗成功的案例，以帮助青少年患者勇敢地面对疾病。

（三）总是去安慰

对于部分青春期常见疾病（如急性白血病、骨髓增生异常综合征，或外伤后截肢），现有的医疗手段可能较难治愈，但赤裸裸的真相会打击患者的信心。在消极情绪的作用下，患者的病情会加速进展。这就需要医生时常安慰青少年患者，消除其绝望、恐惧等不良情绪。

（四）心理评估和心理干预

心理评估（psychological assessment）是应用心理学的理论和方法对人的心理品质及水平做出鉴定的过程。青春期是心理疾病高发期，在就诊的青春期患者中，也有较多患有心身疾病，需要及早进行心理评估。常用的评估方法包括90项症状检核表（symptom check list 90，SCL-90）、抑郁自评量表（Self-Rating Depression Scale，SDS）、焦虑自评量表（Self-Rating Anxiety Scale，SAS）、汉密尔顿抑郁量表（Hamilton Depression Scale，HAMD）等。应当对青少年患者的心理情况进行综合评估，一旦出现异常，即应尽早进行心理干预（psychological intervention）。心理干预是应用支持性心理治疗措施有计划、按步骤地对一定对象的心理活动、个性特征和行为问题施加影响，予以纠正的过程。在临床诊治中，对青春期患者的心理干预以综合性干预措施为主，包括支持疗法、认知疗法、行为治疗、健康教育和咨询等。

五、青春期患者的院外医学人文关怀

通常，疾病的完整诊治过程，包括病史采集（问诊）、体格检查、辅助检查、诊断、病情介绍与沟通、治疗和随访，其中任何一个环节都不能缺失。而在临床工作中，大部分患者在病情好转后即带药出院，门诊患者则在接受医生诊治意见后直接带药离开医院。因此，大部分的诊治过程都在院外进行，所以随访尤其重要。青春期患者也是如此，所以对他们的人文关怀也应当贯穿到整个随访过程中。

（一）心中有数

随访并不是简单地询问患者对就诊的满意度，而是要根据患者的病情，详细询问患者在治疗后的病情和康复情况，并进行专业的指导。随访前需要翻阅患者资料，回顾患者的病情、就诊时的心理状态等，做到心中有数。

（二）态度亲和

由于电话随访并非直接面对面的交流，所以无法通过面部表情判断对方的心理状态。如果医生态度冷漠，或是机械式地提问，则易引起反感，导致随访质量下降，甚至随访中断。有部分青春期患者在陌生人面前容易害羞、胆怯，因此需要态度亲和。在通话过程中，除了使用"您""请"等表示尊重的礼貌用语外，还可使用"小伙子""姑娘"等亲切、自然的称呼代替"这位病人""这位患者"等生硬、严肃的称呼。在正式随访开始前，可以通过俏皮的反问拉近彼此间的距离，如对于因不洁饮食导致急性胃肠炎的青少年患者，在电话中可以反问："现在还想念校门口的小吃摊吗？要不要带我去尝尝？"通过亲切、和蔼的态度和俏皮的家常聊天式问题，使青少年患者放松心情，消除反感情绪，然后再进行正式询问其病情和康复情况。

（三）持续鼓励

临床医生应当在完整的诊治过程中始终关注青少年患者的心理状态。无论疾病转归如何，都应当鼓励青少年患者保持信心。尤其是对部分心身疾病患者，电话随访中除要了解其目前的病情外，更应适当予以心理疏导，使他们保持积极、健康的心理状态，以免因情绪波动而导致病情加重。

六、对青春期患者父母的医学人文关怀

大部分青春期患者就诊时都有父母陪同，其中相当一部分父母对子女过度保护，在陪同就诊的过程中比患者本人更焦虑，甚至原本可以治愈的常见疾病在父母眼中会被无限放大。作为子女的监护人，父母的恐惧、焦虑等不良情绪会严重影响医生对治疗方案的制订，也会影响父母的身心健康。因此，建议对此类青少年患者的父母进行适当心理疏导，消除其焦虑和恐惧情绪，避免因此影响治疗和损害自身健康。

在临床工作中，偶尔可遇见"怪罪型父母"，即反复责怪子女。如部分青春期患者因肥胖来就诊，有些父母在诊室里就当场怪罪子女爱玩电子游戏、不爱运动、整天喝碳酸饮料等，甚至反复念叨，不留情面。上述情况在青春期患者的治疗过程中并无正面作用，反而容易影响父母和子女间的感情，甚至影响青春期患者的心理健康。针对上述情况，应当及时制止父母当场怪罪子女，同时劝导父母在子女面前树立正面形象。如对不爱运动的孩子，可劝导父母和孩子一同参与体育锻炼，共同帮助孩子改变生活中的不良习惯等，促进身心健康。

青春期常见的心理疾病（如青春期焦虑症等）很多都是由父母引起的，原因包括父母感情不和、父母离婚、家庭暴力等。针对上述情况，建议对青少年患者及其父母共同进行心理干预。

第四节　案例分享

高考是人生中的一件大事，是十多载学业的一个里程碑，也决定着大部分青少年未来的人生和方向。夏末秋至，十七岁的琪琪步入高三，进入紧张的考前一轮复习。不过从小品学兼优的她并不焦虑，而且似乎已经开始憧憬未来的大学生活。可是好景不长，某一天下自习后，走出教室的她突然心跳加快，感觉胸口说不出的难受。她返回教室，坐下休息了一会儿也不见好转，最后被老师送到医院。

经过心电图检查，诊断为阵发性室上性心动过速，静脉注射维拉帕米后，琪琪的心率恢复正常。当时的琪琪并不在意，只觉得用药后好转就没事了。可接下来的几个月，上述情况却反复发作，并且每次发作前都毫无征兆。直到元旦节后，在一次跑操中，琪琪的病情再次发作，当时她感觉呼吸急促、头晕目眩、手足麻木，最后瘫倒在地。

琪琪躺在急诊科的观察床上，她担惊受怕，不知道下一次心动过速何时会发作，更担心在高考时万一病情发作该怎么办。想着想着，年轻的小王医生走了进来。他用冰冷的听诊器听了一下，再看了看监护仪屏幕，淡淡地说："嗯，转成正常心跳了。"

琪琪焦虑地问大夫："还会再发作吗？"

小王医生说："会啊。"

琪琪很担心地问："那我怎么办？我怕高考考试期间会发作。"

小王医生却回答："这简单啊，做个心脏射频消融手术就好了。"

"手术！还是要做心脏手术！"吓得琪琪和一旁的妈妈不敢开口继续问下去。

接下来几天，琪琪整晚辗转反侧，白天浑浑噩噩。她害怕心动过速再次发作，更害怕手术。几周后，琪琪被心理压力折磨得疲惫不堪。转眼寒假到了，和爸爸妈妈商量后，他们决定

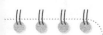

再去找小王医生问明白。

心血管内科的办公室静悄悄的，小王医生喝了一口热水，看着眼圈发红的琪琪，还有身后皱着眉头的爸爸、妈妈，心里想着如何让这姑娘既能放下心理防备，又能接受手术治疗。他嘴角一扬，轻描淡写问了一句："高三了吧，学的文科还是理科呀？"

琪琪说："理科！"

小王医生接着说："物理学得怎么样？我当年物理学得可好了，完全是被医学耽误的物理奇才呢。"

琪琪一听，居然有人在他面前吹嘘学习，立马回答："物理是我的强项！我看你未必有我厉害。"

气氛一下子缓和了许多，小王医生见状，立马追问："那我考考你，在电学里什么叫短路？"

"呵呵，就这问题？"琪琪有点不屑，"短路就是电源向用电设备的导线不经过负载而相连接。"

"回答正确！"小王医生笑眯眯地看着琪琪，"喏！你的心脏里现在就有一个短路的闭合环路。"

"什么？"琪琪一脸好奇地看着小王医生。小王医生顺势拿出笔和纸，画出一个简单的心脏模型，利用高中物理学知识，将阵发性室上性心动过速的发病机制通俗易懂地讲解给琪琪听。

"哈！原来如此！"琪琪双手一拍，"这是心脏中多余的传导通路在偶然中参与了信号折返，那手术的目的就是斩断多余的传导通路吗？"

"看来你领悟到精髓了。"小王医生对琪琪竖起大拇指。

"可是心脏手术多危险呀！"琪琪的妈妈补充道。

"这都是微创手术。"小王医生耐心地解释，"手术并不需要开胸，只是穿刺深静脉，将操作导管顺着静脉走行到心脏，好比用粗的针注射一下。"

小王医生一边解释，一边画图，一边还在自己身体上比划，之后还播放了手术的演示视频。

从医院回去的路上，琪琪一家人豁然开朗，他们决定利用寒假的时间把手术做完，以绝后患。

一年后的金秋九月，一张明信片寄到心血管内科，收信人是小王医生，明信片的正面是国内某著名高校的照片，背面写着琪琪的留言："谢谢您将我从焦虑和恐惧的泥潭中拯救出来；谢谢您在我圆梦大学的路上帮助我。恩情此生不忘！"

拿着明信片的小王医生，望着窗外秋高气爽，心里开玩笑似的反问自己："你说咱俩谁的物理学得更好呢？"

 思考题

1. 简述世界卫生组织规定的青春期的年龄范围，以及青春期的启动标志。
2. 青春期常见的心理疾病有哪些？
3. 简述因暴力外伤就诊的青春期患者的心理特点，以及医务人员的注意事项。
4. 简述因形体发育异常就诊的青春期患者的心理特点，以及医务人员的注意事项。

（陈 诚 丁启莹 林 佳）

数字资源

第九章　成年期的医学人文关怀

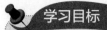
成年期可分为青年期和中年期，占了人生长河的一大半。处在这一时期的人们组建家庭、结婚生子、参加工作、创造社会价值、实现自我理想等。无论是从心理年龄还是从社会年龄角度的出发，成年期都是一生中最重要的时期。一般来说，成年期是个体一生中身心最健全的时期，但即便如此，成年个体也会存在这一时期特有的疾病。另外，一些成年期的不良生活习惯也为今后患病埋下隐患，需要及时予以医疗干预。本章节从成年期常见生理心理疾病的角度，阐述针对成年期人群的医学人文关怀要点和技巧，以帮助他们远离和战胜疾病。

第一节　成年期概述

一、青年期与中年期的概念

青年与中年的年龄划分在不同国家和民族之间稍有不同，目前普遍以联合国世界卫生组织（World Health Organization，WHO）的规定为准，即年龄在 18 ~ 44 岁为青年期，45 ~ 59 岁为中年期。从身心成长的角度出发，青年与中年没有明确的界限，是逐渐过渡和演变的过程。

二、青年期与中年期的生理特点

青年期是人生中最宝贵的时期。若将人生看成四季，则青年期好比郁郁葱葱的夏季。这一时期，身体发育基本成熟，生长速度进入相对缓慢而平稳的阶段。青年期个体器官和组织发育基本完善，体能充沛，运动能力强，反应迅速，这会成为他们在工作和社会中的优势。青年期个体的免疫功能稳定且完善，对外界病原体的抵抗能力和病原体入侵后的清除能力均较强。与儿童期和青春期相比，青年期免疫功能紊乱（如支气管哮喘、过敏性鼻炎和急、慢性荨麻疹）或骨髓增殖异常性疾病（如白血病等）发病率较低。除了器官组织发育成熟外，身体各器官组织的协调、应激、储备能力也进一步增强。与处在其他时期的个体相比，青年期个体在遇到灾祸或患病后的恢复速度快，遇到突发状况或者环境变化后的适应能力强。随着从青春期逐渐向青年期过渡，个体的性器官基本发育成熟，第二性征更为明显。与青春期相比，青年期女性月经更加规律，下丘脑 - 垂体 - 卵巢轴建立完善。无论是男性还是女性，在青年早期，卵巢和睾丸功能均处于最佳状态，并具备生育能力。但受外界环境、饮食、精神压力等多方面因素的影响，

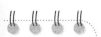

随着时间的推移，尤其是接近中年期时，部分人群的卵巢和睾丸功能可出现提前衰退的现象。

中年期是个体从青年向老年的过渡阶段。中年期个体的各器官组织均开始逐渐衰退。与青年期相比，中年期个体机体代谢速度放缓，基础代谢率总体下降，部分人群体脂含量增加，可出现"中年发福""啤酒肚"或"油腻大叔"的现象。此外，中年期个体的体能和运动能力较青年期有明显下降，从事体力劳动或工作压力较大时，机体条件处于劣势。若青年时期机体部分骨骼、肌肉使用不当或使用过度，则到中年期可出现关节炎、颈椎病、腰椎病、半月板损伤等情况。随着机体免疫能力下降，中年期个体对病原体的抵抗和清除能力也降低，肿瘤发生率逐渐上升。中年期个体器官组织的协调能力减弱，机体应激和适应能力也下降。在遇到疾病、创伤、手术等情况后，机体康复速度普遍较青年期慢。性功能衰退是中年期的特有现象。女性普遍在 45～55 岁绝经，此后卵巢功能完全衰竭，体内雌激素水平降低，骨质疏松和心血管疾病的患病风险增大。男性虽没有明确的更年期，但普遍认为 40 岁以后，男性生殖系统功能即开始退化，至 50 岁左右进一步退化，体内雄激素水平逐渐降低，还会出现肌肉松弛等现象。

三、青年期与中年期的心理特点

青年期机体功能处于旺盛状态，青年期个体表现出热情、开朗的性格特点。青年期个体神经心理发育成熟，认知面更广、认知程度更深，且多数具备独立的经济能力，有一定的社会经验。青年期个体的思维更加独立、缜密，性格从叛逆、冲动向成熟、稳重转变。总体而言，青年期个体的心理状态应是阳光的、健康的、自信的、正面的。

青年期个体的心理状态也具有不稳定性。由于受到家庭、经济、社会、职场、交友等多方面的影响和约束，青年期个体可能遇到求职失败、职场压力过大、职业发展出现瓶颈、家庭经济负担过重、婚姻关系破裂等情况。这些情况易引发心理波动和心理障碍，若不及早干预，则可能导致抑郁、自杀、酒精依赖，甚至违法、犯罪。

中年期个体由于社会经验较丰富，性格较青年期更加成熟、稳重，思维更加缜密。但中年期个体由于卵巢、睾丸功能逐渐衰退，体内性激素水平下降，需要注意由此导致的情绪不稳定，如急躁、易怒、注意力不集中、记忆力减退等。中年期个体，尤其是 50 岁以后的中年期个体，子女多半在外上学或是已经成家立业，即出现空巢家庭，因此会导致孤独感增强。部分行业若退休年龄较早，则更易加重孤独感和空虚感，需要有人陪伴和正确引导。

第二节　成年期常见的身心问题

一、青年期常见的生理疾病及心理状态

1. 十二指肠溃疡　十二指肠溃疡（duodenal ulcer，DU）多见于青壮年，好发于男性。该疾病与应激、吸烟、精神紧张、进食不规律等多种因素相关。临床表现为慢性、周期性发作的上腹部疼痛不适，往往在饥饿时发作，尤其是夜间饥饿痛，多数患者进食后可缓解。据统计，全球约 10% 的人群在一生中患过消化性溃疡，尤其是十二指肠溃疡。罹患十二指肠溃疡的青年期患者大部分会表现出轻视、无所谓的心理状态，这与该疾病普遍的良性病程，以及进食后症状可缓解有关。有相当一部分患者即使出现典型的饥饿痛表现，也未予重视，或擅自服药。这样轻视的心理状态使得患病因素（如吸烟、进食不规律）持续存在，病情反复发作，导致消化道穿孔、消化道出血、幽门梗阻风险增大，最终使病情加重，严重影响健康。

2. 热射病　热射病（heat stroke）又称中暑（sun stroke），是在高热天气、湿度大及无风的环境中，患者因体温调节中枢功能障碍，水和电解质丢失过多而出现相关临床表现的疾病。该疾病常见于在高温环境中长时间工作的人群（如通风条件差的工厂工人、金属冶炼工人、酷

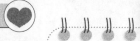

暑下工作的快递员等），剧烈运动或从事军事训练的人群。临床病例以高温环境下从事体力劳动的青壮年为主。这些青壮年患者在起病前往往对自己的身体素质过于自信，自认为年轻、身体素质好而疏忽对疾病的预防。如在高温恶劣环境下工作，未及时休息或补充水分，或是超负荷工作，最终就引起热射病。该疾病的病情可轻可重，严重时可能导致脑死亡，甚至危及生命。

3. 急性感染性疾病　在急诊就诊的青年期患者中，大部分就诊原因为急性感染性疾病，如急性上呼吸道感染、急性支气管炎、急性胃肠炎等。出现上述情况与青年人群的工作和生活状态有关。如青年人群喜好外出饮食或是外卖食品，不洁饮食的风险较高。青年人群追求时尚，在换季时未及时增减衣物，使机体抗感染能力下降等。另外，大部分青年人群对自己的身体状况比较自信，认为普通感冒或腹泻不足为惧，并拒绝就诊或是未充分休息，患病期间继续进行高强度工作、大量运动等，由此可能导致病情加重。如普通病毒性感冒可能进展为病毒性肺炎，甚至重症肺炎。对于某些特定的细菌或病毒感染，若未积极治疗和充分休息，则可能导致急性心肌炎，严重时甚至可能危及生命。因此，对于青年期患者，疾病的宣传教育极为重要，以免预后不良，甚至导致悲剧发生。

二、青年期常见的心理疾病

1. 酗酒　酗酒是指无节制地过量饮酒。酗酒患者中青年较多，对身心均有伤害。酒精进入人体后，可快速通过细胞膜，影响神经细胞的功能，抑制中枢神经系统，并干扰正常的感知觉和肢体活动。部分青年人群通过酗酒来释放压力、发泄情绪。同时，由于酒精可影响正常大脑功能，个体可能因此走上违法、犯罪的道路。长期酗酒会产生依赖性，导致戒酒时出现戒断症状。心理依赖学说认为，饮酒后个体可以体验到欣快感，并能缓解焦虑、释放压力，这会导致个体不断饮酒。一旦个体终止饮酒，体内酒精浓度下降，即可导致个体产生一系列不愉快的生理和心理体验，出现戒断症状，如震颤、焦虑、不安、兴奋、失眠、幻觉，甚至谵妄。由于酒精对神经细胞功能的干扰，酒醒后个体常感觉头晕、发力、食欲缺乏、昏睡等不适，一次性摄入过量乙醇可能引起呼吸或循环衰竭，甚至危及生命。长期过量饮酒可诱发胃癌、肝癌、酒精性心肌病等。因此，酗酒是危害个体身心健康的社会性问题。

2. 烟草依赖　吸烟是一种常见行为，也是迄今为止全球范围内最严重的的公共卫生与医疗保健问题之一。研究表明，吸烟与肺癌、慢性阻塞性肺疾病、动脉粥样硬化等多种健康问题相关。青年人群吸烟往往与工作或社交有关。但吸烟可以成瘾，称为烟草依赖（tobacco dependence），使得吸烟者长期不断地吸烟，并且难以戒烟。烟草依赖者停止吸烟一段时间后，可出现渴求吸烟、焦虑、抑郁、头痛等戒断症状，最终会再度吸烟。

3. 失眠　失眠（insomnia）是指实际睡眠时间过短的现象，主要表现为入睡困难、睡眠不深、易醒、多梦以及早醒，或睡眠时间如常但缺乏睡眠感。失眠可能与环境、心理状态和躯体状态等多种因素有关。个体从出生到老去，每天所需的睡眠时间是逐渐减少的，但在当今社会中，青年却逐渐成为失眠人群的主力军。睡眠环境改变、时差、咖啡因、茶碱、躯体疼痛等是造成失眠的常见因素，社会压力则是青年人群失眠特有的首要原因。随着社会的发展，青年人群在社会中面临巨大的生存压力和挑战，如升学、求职、贷款、哺育子女等，生活与工作压力带来的紧张和焦虑会严重干扰睡眠。另外，随着城市现代化，青年人群是夜生活活动的主要参与者，导致入睡时间不断延后，使得晚睡人群白天乏力、疲倦，夜晚却异常兴奋。久而久之，导致睡眠和作息紊乱，引起失眠。长期失眠可导致情绪不稳定、个性改变，还可影响自主神经功能，甚至还会引发酒精和药物依赖，对身心健康均有很大影响。

4. 脱发　脱发（alopecia）又称秃发，属于躯体疾病，却极易引发心理疾病。青年人群脱发最常见的类型是雄激素性秃发（androgenetic alopecia），为常染色体显性遗传病，往往在个体年轻时就开始发病。脱发引起的心理疾病与青年人群关注自己的外在形象有关。由于毛发稀

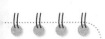

疏甚至秃顶，有损形象，在社交、工作、择偶等方面会造成负面影响，可能导致青年人群焦虑、内向，甚至产生社交恐惧症。不良的心理状态又会影响内分泌和自主神经功能，进一步加重脱发，最终形成恶性循环，引发心理疾病。

三、中年期常见的躯体疾病及心理状态

1. 良性前列腺增生　良性前列腺增生（benign prostatic hyperplasia，BPH）简称前列腺增生。据统计，男性在45岁以后会出现不同程度前列腺增生，一般在50岁左右出现症状。这些中年男性饱受尿频和排尿困难的困扰。白天反复排尿和尿不尽感常常影响正常工作和情绪，频繁夜尿又会干扰正常睡眠。由于该病涉及生殖系统，相当一部分患者耻于开口，羞于就诊，使病情不断进展，最终形成恶性循环，影响身心健康。

2. 乳腺癌　乳腺癌（breast cancer）是女性最常见的肿瘤之一，45～50岁为高发年龄。乳腺癌的病因尚不完全清楚，因此难以做到一级预防。但重视乳腺癌的早期发现（二级预防）和积极治疗，可以极大程度的提高乳腺癌的生存率。罹患乳腺癌的妇女普遍存在的心理障碍。首先是恶性肿瘤带来的焦虑、恐惧，并且持续存在，极大影响疗效。其次乳腺是女性的私密部位，受传统观念的因素影响，相当一部分患者即便发现了乳房肿块依旧不好意思就诊，由此错过最佳治疗时机。再者，手术切除是根治乳腺癌的最好办法。但乳腺作为女性第二性征的体现，即便可以有义乳替代，相当一部分患者依旧无法接受手术治疗。

3. 动脉粥样硬化性疾病　动脉粥样硬化（atherosclerosis）多见于40岁以上的中年人，50岁以后进展较快，临床上最常见的病理类型是冠状动脉粥样硬化性心脏病（coronary atherosclerotic heart disease）（简称冠心病）。社会上大多数中年人群认为，冠心病、心肌梗死是老年人的专属疾病，这些疾病离自己还很遥远。但吸烟、饮酒、熬夜、工作压力，以及高糖、高盐、高脂、饮食等，使得高血压、糖尿病、高胆固醇血症等疾病的发病率日益增高，并逐渐趋向年轻化，由此造成动脉粥样硬化和冠心病发病率不断增高，发病年龄逐渐提前。因此，临床上诊断为冠心病、心肌梗死的中年患者普遍呈现出两种心理状态。一种表现是惊恐、难以接受，甚至觉得自己已提前步入老年，由此引发的焦虑、紧张使交感神经持续过度兴奋，使疾病进展加速。另一种表现是抱以轻视的态度，继续吸烟、烟酒、不健康饮食，甚至不坚持服药和复诊，同样也可导致疾病进展加速，最终造成心力衰竭，甚至猝死。

四、中年期常见的心理疾病

1. 更年期综合征　更年期综合征又称绝经综合征，是指妇女在绝经前后因卵巢功能衰退而出现的以性激素波动或减少以及自主神经功能紊乱为主的综合征。更年期为正常的生理过渡阶段，但却极易出现精神症状，甚至引发心理疾病。处于更年期的女性，常表现为注意力不集中，且情绪波动大，如易激怒、焦虑不安、情绪低落等。此外，由于自主神经功能失调，还会出现潮热、盗汗、心悸、眩晕、失眠、耳鸣等不适。不良情绪和自主神经功能失调易对身心造成负面影响。如反复被激怒及交感神经兴奋，可能导致血压升高，甚至情绪改变。过度的情绪低落可能导致抑郁，一旦受到外界打击，易产生自杀意念。因此，对处于更年期的女性需要进行正确的心理疏导，并以乐观的心态面对生活。

目前有观点认为，男性也存在更年期，通常发生在40～55岁，个体差异较大。更年期男性也容易产生和女性相同的更年期精神症状，因此也需要正确对待和关怀。

2. 空巢家庭及其相关的心理问题　空巢家庭是指因子女在外上学、工作使父母一代独自生活的家庭。大部分家庭的子女从18岁开始外出上学或工作，家庭便进入空巢状态，此时父母一般处于45～55岁的中年时期。空巢家庭会对传统家庭产生巨大冲击，对中年个体的心理影响常表现为抑郁和婚姻破裂。子女离开家庭后，父母会产生孤独感，觉得时间太多无处打

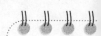

发，或者无人可以倾诉，甚至觉得生活没有意义。精神层面的孤独和失落很容易导致抑郁。现阶段，我国空巢家庭的父母大多数处于更年期阶段，情绪波动大。原本孩子在婚姻和家庭中起着调节和纽带作用，如今孩子不在身边，夫妻俩易反复因琐事争吵，影响夫妻感情，严重时可能导致婚姻破裂。

3. 中年危机　个体在向中年期转变的过程中所经历的自我怀疑、情绪困扰和希望改变生活的感受。步入中年期的个体在此阶段经历衰老的改变，工作中逐渐被年轻人超越和替代，面临职场威胁，甚至社会地位下降；生活中感觉体能、反应速度、应激能力也在逐年衰退，年轻时喜好的体育活动开始力不从心；家庭中子女外出求学或是已经成家立业，原本一成不变的生活节奏被打破。在中年危机的背景下，焦虑和紧张成为中年期人群的主要心理状态，继而引起失眠、易怒、自卑等，进一步加剧了来自各方面的威胁。

第三节　成年期的医学人文关怀措施

一、认清自我身体素质

理论上，青年期和中年期个体的身体素质通常强于儿童期、青少年期和老年期个体，但在医院就诊的患者中仍然有较多青年期和中年期患者。造成这一现象的原因，与他们对自身身体素质认识不足有关。青年期个体往往对自己的身体素质过于自信。常见表现为工作中过度透支身体，如熬夜、无限制加班、不规律饮食；过量运动，如参加马拉松、铁人三项、长距离徒步、过度健身。上述情况常会引发十二指肠溃疡、病毒性心肌炎、肌肉损伤、关节劳损，甚至运动性猝死。中年人普遍不愿承认或无法接受自己正在逐渐衰老。一些老年常见病（如冠状动脉粥样硬化性心脏病、原发性高血压、2型糖尿病、骨质疏松等）呈现年轻化趋势，但相当一部分患病中年人却不愿接受这样的事实，例如，如一部分50岁左右罹患高血压的中年男性往往继续吸烟、饮酒、高盐饮食；50岁左右罹患骨质疏松的女性依旧饮大量咖啡、久坐办公室、缺乏体育锻炼等。他们继续维持患病前不健康的生活方式，并且不配合治疗，使得病情逐渐加重。因此，在临床工作中如何使这些患者客观认识目前自己的身体状况，同时又不会因此产生不良的情绪或心理就显得尤为重要。

1. 偶像类比　每个人都有偶像，偶像也会老去。在临床工作中可以通过偶像进行类比，以告诫对自己身体素质过分自信而不配合治疗的患者。例如，对于30多岁因过量运动导致肌肉损伤的患者，可以开玩笑地说："乔丹都从篮球退役改打高尔夫球了，难道您打算锻炼几年就参加奥运会吗？"通过偶像的作用以及开玩笑的口吻使患者在轻松的氛围下认识到自己的身体素质是有限的。

2. 眼光放长远　不能客观认识自我身体素质的患者往往只注重眼前，如长期加班的青年期患者未认识到目前为了提高收入而过度劳累会在将来付出更大的代价；不配合治疗、只顾享乐的中年期患者未能认识到这样的行为会加速病情恶化。因此，临床进行宣传教育时需要帮助他们考虑将来，把眼光放长远，切勿只注重眼前而忽略将来。

二、理解与尊重

与青春期和老年期患者不同，成年期患者的思维能力、认知能力和认知深度普遍处于一生中的最佳状态。因此，为实现医患之间平等、互信的交流，首要的前提就是理解和尊重。理解不仅仅体现在患者对疾病和治疗的理解，更应该体现在医生对患者的理解。尊重是对患者平等相待的心态和言行。理解和尊重可以使医生更好地了解患者的病痛以及目前的身心状态，为制定更好的治疗方案打下基础。理解和尊重体现在临床诊疗的各个方面，要从语言、行为等多方

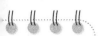

面阐述医患相互理解和尊重的技巧。

1."你说的我都理解" "你说的我都理解"这句看似平淡的话，却可以在临床工作中发挥重要的作用，尤其是当面对满腹抱怨的成年期患者时。相当一部分成年期常见疾病的发生与压力、紧张等不良情绪有关。此类患者就诊时往往带着对生活、工作或社会的不满，难免抱怨。但越是这样，越提示他们内心需要关怀。这句来自陌生人的平淡的话，极易化解他们的不良情绪。例如，对罹患急性上呼吸道感染的青年期患者，医生会告诫他们要多休息，不要熬夜，不要过度劳累。可有些患者会抱怨："我工作那么忙，还有一家老小需要照顾。如果我休息了，银行贷款怎么办！"虽然医务人员没有义务为患者解决生活和工作中的困难，但若是置之不理，患者可能就会拒绝采纳医生的建议，甚至产生厌恶感，认为医生只会说空话。遇到此类情况时，应耐心听完患者的抱怨，然后后回复："你说的我都理解，大家都不容易"。语气应温和，甚至可以举一些类似的例子。然后通过摆事实、讲道理，拉近医患之间的距离，促使患者接受并配合治疗。

2. 多用"我们" 在临床工作中，医务人员和患者应站在统一战线，共同对抗疾病。由于患者普遍具有生存和安全需要，加之陌生的环境和焦虑的情绪，易对外界产生排斥。甚至是医务人员一些无意的细微动作，就可能使患者感觉医生高高在上，进而认为"医生不理解我"或者"医生不尊重我"，从而引发医患之间对立、相互揣测、有所保留的情况。"我们"这个词是使医生和患者都成为共同第一人称，可以使患者感觉医生和自己站在同一阵营，而并非对立面，由此感受到尊重和理解。例如，因急性心肌梗死住院的中年期患者，在向其告知病情时，可以告诉他："你需要马上做手术，开通堵塞的冠状动脉，保住受损的心肌"。或是换一种口吻："我们现在的首要任务是尽快做手术，开通堵塞的冠状动脉，保住受损的心肌"。相对而言，后者的措辞更加容易被患者接受。

3. 适当的问候语 "早上好""下午好"、"请坐"等日常问候语是基本交际礼仪，但在临床工作中往往容易被医务人员忽略。由于被疾病困扰，就诊患者普遍有不同程度的焦虑和紧张，易将自己的地位降低。因此，在诊疗过程中通过简单的交际问候可能达到放大的积极作用。试想一下门诊接诊的过程，叫到号的患者进入诊室，安静地坐下，医生就直接开始问诊，那样难免气氛尴尬。如果在患者进门那一刻轻柔地说一声"早上好，请坐！"，就可以让患者感受到应有的尊重。这好比成年人之间的正常社交，一次优质的问诊交流便可以顺利地开始。

4."还有什么疑问吗" 成年期是一生中思维和认知能力状态最佳的阶段，但即便如此，面对专业性极强的医学知识，患者也不免认为晦涩难懂。医生在向成年期患者进行病情介绍或与其进行手术前谈话时，可以在结束时询问"还有什么疑问吗"，以体现对患者的尊重和重视。这样不仅可以进一步帮助患者了解病情，也能让患者在接受医生的同时接受治疗方案。

三、关注成年期患者的心理健康

个体在任何年龄段都可能存在异常的心理状态。无论是酗酒的青年，还是空巢的中年人，都可能存在不健康的心理状态。临床上不健康的心理状态可引发不良情绪，还会影响正常的医患沟通，严重时还可导致躯体疾病加重。因此，医护人员应当时刻关注患者的心理状态。

1. 了解患者的心理需求 健康的成年人往往能够主动满足自己的各种心理需求，但患病后随着环境改变和行为受限，难以满足全部内心需要。成年期个体在思想上独立，除患病后常见的生存及安全需要外，由于受家庭、工作、社交等多方面因素的影响，往往还有某些心理需求。例如，因急性疾病住院的青年期患者，可能内心还惦记着嗷嗷待哺的孩子以及未完成的工作；因病住院的中年期患者，可能还惦记着同样患病的伴侣，以及远方求学的子女等。医务人员应尽可能挖掘成年期患者的心理需求，并尽量满足或安慰他们。

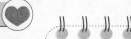

2. 学会倾听 在临床接触的成年期患者，尤其是中年期患者中，不乏正在经历中年危机，甚至空巢失落感的人群。另外，也有不少前来就诊的青年期患者面临失业、离婚等打击。他们在工作和生活中表现出焦虑、紧张、失落、孤独，心中有许多话却无处倾诉。一旦和医护人员拉近距离，就很有可能将医护人员作为倾诉的对象。倾诉是释放压力的有效方式之一，有效的倾诉甚至可以逆转消极情绪。面对患者的倾诉时，应当注意不要随意打断他们，应耐心倾听。在倾听的过程中可以适时地对视，或者点头，以表示对患者的认可。

3. 医学以外的交流 医学以外的交流是促进患者敞开心扉的有效办法。在临床接诊的很多成年期患者中，不良心理因素在躯体疾病的发生和发展过程中都具有消极作用。与儿童期个体不同，成年期个体思维独立，对隐私保护的需求高，未必会将全部病情告诉医生。若合并异常的心理状态及不良情绪，则易对外界产生抵触，从而更加干扰医患之间的正常交流，影响医务人员采集病史信息，干扰临床决策的制订。因此，对于成年期患者，可以适当进行医学以外的交流，交流的内容可根据实际情况决定。通过反复的日常聊天拉近医患之间的距离，可以促进患者敞开心扉。例如，罹患乳腺癌的中年女性，易发生抑郁，甚至自杀。在临床就诊过程中，此类女性患者也可能因为传统观念而难以开口，甚至隐瞒病史。面对这种情况，可针对中年女性的爱好（如烹饪、逛街、种植花卉等）、天气，甚至柴米油盐等话题，通过攀谈的方式拉近与患者之间的距离，然后再进行病史询问。

4. 心理评估和心理干预 包括 90 项症状检核表、抑郁自评量表、焦虑自评量表，以及支持疗法、认知疗法、行为治疗、健康教育和咨询等。详见第九章及相关专业书籍。

5. 戒烟、限酒，培养健康的兴趣爱好 吸烟和饮酒对身心均具有危害作用，且容易导致个体产生依赖。有相当一部分成年人通过吸烟和酗酒来释放压力、消除不满。应当鼓励成年期患者戒烟、限酒，并通过培养健康的兴趣爱好来释放压力。具体措施包括行为治疗、替代治疗和心理咨询等。

6. 顺利度过更年期 处于更年期的女性受性激素的影响，情绪波动大，易导致心理疾病。对于更年期女性患者，应维护其身心健康。例如，避免或尽量减少不必要的刺激，保持精神愉快和心情舒畅；尽可能消除此类患者的顾虑，减少其思想负担，避免不必要的紧张、焦虑等不良情绪。

第四节 案例分享

腊月的某一个凌晨，下着小雨。留在值班室的小陈医生喝了一杯热茶，搓了搓手。已经忙了一天的他心神疲惫，正准备休息，忽然一阵短促的电话铃声传来。电话那头传来抢救室医生急促的呼喊："有一位急性心肌梗死的大叔，胸痛很剧烈，请尽快来会诊一下。"小陈医生叹了口气，拖着疲惫的身体，一边打哈欠，一边前往急诊抢救室。

51 岁的混着李大叔躺在病床上，胸痛剧烈，额头上全是豆大的汗珠。陪在床旁的李大婶很着急。查看心电图检查结果后，小陈医生知道此时此刻需要对李大爷尽快进行冠脉造影手术。已经疲惫的他此刻只想速战速决。于是，他开始机械式地和李大叔及李大娘交流："大叔，您的疾病需要赶紧做手术，手术是微创的，能挽救生命，但是有风险，如可能会导致心脏破裂、心力衰竭、休克，甚至可能导致猝死。手术费用大概是两三万，但也要根据实际情况而定，可能会更多。"

还没等小陈医生说完，李大爷就摆了摆手："你别和我说这些，我胸口痛，我想静一静。"

小陈医生心里明白，时间就是心肌，每分每秒病情都在恶化，于是急切地说："大叔，您需要赶紧做决定，等不及的！"

"哎呀，你走开！"，李大娘皱着眉头，更不耐烦地喊道："我们夫妻俩商量一下。"

时间一分一秒地流逝，李大爷夫妻俩左顾右盼，似乎有什么难言之隐，但始终没有做最终决定。站在抢救室门口的小陈医生很着急，他不明白为何李大爷和李大娘会不耐烦，他担心下一秒钟李大叔会因此离开人世。

忽然，一阵短促地报警声传来，小陈医生下意识地看向心电监护仪，显示心室颤动。于是，小陈医生赶紧跑到李大叔床边，此时的李大爷已经四肢抽搐，失去了意识。

"快！把除颤仪给我！"，一边做心肺复苏，小陈医生一边呼喊道："双向波 200J，全部让开！充电！放电！"操作一气呵成，李大爷恢复了正常心跳，并逐渐苏醒过来。

小陈医生深呼吸了几口，冷静了一会儿，回头看向李大娘："大叔患的是急性心肌梗死！刚才大叔的心跳停了一次，咱们不能再拖延了。咱们现在的首要任务是尽快做手术，把堵塞的血管开通。"

李大娘也回过神，此时她的眼神也比之前坚定了许多。她看了看李大叔，又看了看小陈医生，颤抖地问："手术有把握吗？"

"我不能确保手术万无一失，但我们会尽最大努力。"小陈医生快速地回答，他担心夫妻俩还是不理解，便继续补充道："这好比身上有一颗定时炸弹，我们一起努力，尽快把炸弹拆除。这个手术的风险和费用我再跟你们说一下，做手术总是有风险的，尤其是急诊心脏手术，但我们会尽力争取把风险降到最低。"

"行，不用多说了。"依旧没等小陈医生把话说完，李大叔还是摆摆手，但这次的眼神无比坚定："费用和风险就不听了，我相信你，手术我愿意做！"

接下来，手术顺利进行。术后，李大叔恢复得很好。出院前一次偶然的机会，小陈医生和李大叔交谈起来，他好奇为何李大叔夫妻俩的态度变化如此之快"是因为心室颤动吗？"李大叔却笑着说："是因为我读懂了你。刚开始你站着，我躺着，你的态度和你说的话让我觉得你高高在上，我很是害怕。但是后来，你的眼神，以及你说我们一起努力，让我相信你是真心想救治我的。"

李大叔这看似平凡的一番话，却深深植入了小陈医生的内心。之后，每一次急诊就诊，每一次术前谈话，每一次病情介绍，他都尽可能让患者觉得，医生和患者是站在同一阵营的。

 思考题

1. 简述青年期和中年期人群的生理特点，以及两者间的区别。

2. 处于更年期的中年女性有哪些心理特征，临床遇到此类患者应当如何予以人文关怀？

3. 罹患乳腺癌的女性有哪些心理特征，临床遇到此类患者应当如何予以人文怀？

（陈 诚 田凡立 林 佳）

第十章　老年期的医学人文关怀

老年期存在生理、心理和社会文化等方面的诸多问题，更加需要医学人文关怀，营造一个懂得老人、尊重老人、关爱老人的诊疗环境和文化，使老年患者在就医过程中无忧无虑、踏实安心。本章将对老年人的需求、老年综合征患者以及失能、失智老人的医学人文关怀实践进行阐述。

第一节　老年人的需求与关怀

进入 21 世纪，我国人口老龄化呈现加速发展态势。国际上通常把 60 岁以上人口占总人口的比例达 10%，或 65 岁以上人口占总人口的比例达 7%，作为一个国家或地区进入老龄化社会的标准。按照这一标准，我国在本世纪初就已经进入老龄化社会，这给我国养老保障制度和社会福利制度带来了很大的挑战。同时，随着国内人们生活水平的提高和医疗技术的进步，充分满足老年人的多元化需求，也是积极应对人口老龄化的必然选择。美国社会心理学家亚伯拉罕·马斯洛提出了需求层次理论，将人类的需求分为生理需求、安全需求、情感需求（归属与爱的需求）、尊重需求和自我实现需求 5 类。满足老年人的需求，不仅要做到物质养老，更要做到精神养老，真正实现"老有所养、老有所医、老有所教、老有所学、老有所为、老有所乐"的目标。

一、老年人的生理、安全需求与关怀

（一）老年人的生理需求

生理需求是人们最原始、最基本的需求，包括食物、饮水、住所、睡眠、氧气和性，也就是我们通常所说的衣食住行。对于老年人而言，衣食住行也是他们最日常的需求。要有充分的经济来源，保证其一日三餐营养的摄入。需要有适应四季变换的衣物，居住的环境保持整洁、卫生等。只有这些最基本的生活条件得到满足后，才能谈得上其他方面的需求。

（二）老年人的安全需求

安全需求是要求保障自身安全、保持身体健康以及保护财产安全等方面的需求，即身体的健康和安全的保障。老年人由于机体功能衰退，身体健康状况尤其需要关注，这就要求得到充分的医疗保障，当患病时，能够及时得到医疗救助。同时，由于老年人缺乏警惕性，容易对一

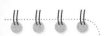

些打着促进健康旗号的诈骗活动失去判断力而上当受骗，导致人身和财产的损失，所以更容易受到心理打击。

（三）老年人生理、安全需求的关怀

无论是居家养老，还是机构养老，都要注重为老人营造一个安全、安静、清洁、舒适的养老环境。养老环境要保持室内常通风，走廊和卫生间安装扶手，地面和楼道材料防滑，窗台符合一定的安全标准等。《中国居民膳食指南》推荐，老年人每天应摄入 12 种以上的食物。宜采用多种方法增进食欲和增加进食量，注意一日三餐的营养搭配。早餐宜有 1～2 种以上主食、1 个鸡蛋、1 杯奶，另外配有蔬菜和水果。中餐、晚餐宜有 2 种以上主食，1～2 种荤菜，1～2 种素菜、1 种豆制品。在为老年人制作饮食时，根据老年人不同的身体情况，按营养学标准配置清淡、易消化、营养丰富的膳食，避免过分油腻的食物，多摄入新鲜蔬菜、水果、牛奶、鸡蛋等。另外，还应根据老年人的具体情况，制订既个性化又有一定规律的作息时间，并形成规律的习惯，从而更好地调节各组织和器官的生理功能，保持良好的状态。

对于老年人，生理和安全的需求需要依靠金钱予以保障，但老年人大多已经退出劳动领域，个人劳动所得有限，因此大多数家庭需要子女承担起赡养老人的义务。与此同时，我国的社会养老保险体系也在不断完善，针对贫困老年人的城市居民最低生活保障制度以及农村五保供养制度日渐完善，新型农村社会养老保险制度开始逐步推广，同时还鼓励志愿者参与老年照料与护理等养老服务。这些相关政策的出台为老年人能够及时得到医疗救助，满足生理和安全的需求提供了有效的制度保障。

在老年人的安全需求中，对待特殊人权的安全防护显得尤为重要。近年来，时常可以看到独居老人在家中意外身亡的报道。我国空巢老人的数量与日俱增，他们普遍面临着生活无人照料，病痛不能得到及时、妥善的治疗，以及抑郁、烦闷情绪无法排解等一系列问题。因此，应该充分发挥社区的积极作用，建立城乡社区老年人照料服务系统。通过社区加强对独居老人、空巢老人的关注度，保障老年人基本的生理与安全需求。

二、老年人的心理需求与沟通技巧

（一）老年人的心理需求

随着年龄的增长，老年人的身体功能逐渐衰退，神经系统功能也逐渐退化。在养老模式、家庭情况、生活方式日新月异的今天，跟不上社会节奏的老年人在心理上易出现波动。因此，老年人的孤独感及寂寞感常随着年龄的增长而不断增加，收入比以前减少甚至失去收入来源，以及体力下降和疾病困扰，最终会影响老年人心理健康，甚至诱发老年抑郁症。《国务院关于实施健康中国行动的意见》中提到，将心理健康促进行动纳入 15 项专项行动之一，要求各级部门充分调动力量向社会各界广泛宣传，引起全社会对老年人心理问题的重视。

（二）老年人心理辅导和沟通技巧

在生理和安全需求都能满足的情况下，归属和爱的需求层级相对更高，子女的亲情和精神慰藉是老年人的强烈期盼和精神支柱。作为子女，首先要学会倾听老年人的心声，倾听是与老年人交谈中最重要的一部分。老年人可以在倾诉中表达自己的情绪状态，也可以避免负性情绪的积累，有利于保持心理健康。其次，子女要学会提问，在沟通过程中适时而准确地向老年人提出一些问题，以便核实听到的内容是否准确，有助于沟通的进一步开展。在交流过程中，要学会善解人意，对待老年人通过各种方式表达出来的意见、建议和要求，尽可能地理解和接受，并帮助老年人解决实际问题。如果双方对沟通的结果不满意，则一定要有耐心，逐步达成一致的意见。向老年人传达信息时，要注意适量、适度和准确。

对于居住在养老机构的老年人，护理人员要经常陪他们聊天，组织老年人参加集体座谈会、民主生活会等，耐心地与老年人交流、沟通，帮助他们缓解并消除心理压力。同时，对老年人应当更注重精神赡养，如经常与老年人的家人沟通，让他们抽时间尽量多探望老年人，多与老年人沟通、交流，如果实在太忙，也可以多打电话问候或让孙辈来看望老年人，让老年人真切地感觉到亲情的温暖。另外，养老公寓还会与一些大专院校的学生联系，让学生利用业余时间来公寓为老人表演节目、陪老人聊天等，让老年人拥有丰富的精神世界。在健康中国背景下，加强老年人心理服务工作，关注老年人的心理健康问题，提高他们的家庭和社会支持，已经迫在眉睫。

三、老年人的家庭、社会需求与关怀

（一）老年人的家庭和社会需求

老年人的家庭、社会需求主要体现在尊重和自我实现的需求。家庭和社会需求是属于归属和爱层级之上的需求。老年人面临体态的衰老，各脏器功能的衰退，以及认知功能和记忆力减退。这些生理改变难免会挫伤老年人的自尊心，使其感慨岁月不饶人，无价值感油然而生。因此，与年轻人相比，老年人具有更强烈的尊重需求。同时，老年人一生中积累了许多宝贵的工作和生活经验，这对社会而言是一笔财富，老年人自身也有把这些经验传递给后代的责任感，有"老有所教"的需求和愿望。

（二）对老年人家庭和社会需求的关怀

实际上，老年人也希望能够紧跟时代发展的步伐，学习到一些新知识和新技能，如电脑、网络、摄影等，丰富自己的老年生活。全国各地的老年大学和网络老年大学开设的此类新课程备受老年学员的青睐，就是"老有所学"的生动体现。但在现实生活中，大部分老年人由于不再从事全职工作，也失去了在职期间的社会身份和地位，被人尊重的需求与现实生活平静的状态产生了冲突，容易使老年人产生失落感。

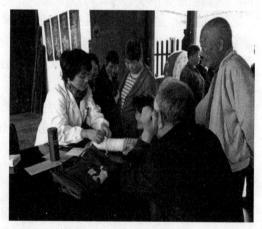

图 10-1　苏州大学医学部护理学院李惠玲院长为社区老人义诊

我们要积极引导老年人参与社会发展，满足其自我实现的需求。自我实现需求是最高层次的需求。应当重视和珍惜老年人的知识、经验和技能，保障老年人参与经济、社会发展的权益，使老年人找到适合的新岗位继续发挥"余热"，发挥一技之长，做到"退而不休""老有所为"，再创人生自我价值。可以组织广大老年人积极参与基层社区建设、社会公益活动和维护老年人自身权益，在参与过程中提升老年人的自我效能感，提升生命的意义，这样才能激发老年人对生命价值和社会价值的正向体验，满足其自我实现的需求。

政府与社区要加强基层老年群众组织建设，扩展老年人的活动空间和范围，充分发挥其自主性和能动性，提倡老年人相互帮助，发挥老年人自己组织、参与活动的能力，促进其实现自我管理、自我服务和自我教育。应当为老年人提供相互交流与互动的机会，加强彼此的联系和情感，充实他们的生活，让老年人在活动中感受爱护、关怀、温暖、信任和友谊，获得情感的归属和寄托，增强对自我能力和价值的认知，树立积极、健康的心态，找到晚年生活的精神乐土。

第二节　老年常见健康问题的诊疗与关怀

老年健康问题是指老年人随着躯体及精神功能的不断退化，产生的一系列特有症状。常见的老年健康问题有跌倒、痴呆、尿失禁、晕厥、谵妄、抑郁、疼痛、失眠、帕金森综合征和多

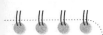

重用药等。本节将对部分老年常见健康问题的诊疗与关怀进行简单介绍。

一、老年睡眠障碍的诊疗与关怀

（一）概念

1. 睡眠　睡眠是人类生命活动所必需的生理现象，约占人生 1/3 的时间，是健康不可缺少的部分。如果睡眠不足、质量不高或不规律，就会使机体处于疲劳状态、免疫功能下降、神经内分泌系统紊乱，并且会导致肥胖、糖尿病等疾病的发生。

2. 睡眠障碍　睡眠障碍是指睡眠 - 觉醒过程中的各种功能障碍，如睡眠不足、睡眠过度、入睡时间延迟、觉醒时间提前、睡眠浅而易醒、白天嗜睡、睡眠 - 觉醒周期紊乱以及发生在睡眠中的其他功能障碍。睡眠障碍是老年人最常见的症状之一，是威胁老年人身心健康的重要因素。

（二）睡眠障碍的评估

1. 一般医学评估　评估老年人有无睡眠障碍史。对于有睡眠障碍史的老年人，更应重视其主诉，包括睡眠时间和睡眠质量，应了解老年患者的入睡时间、睡眠持续时间、入睡后醒来的时间、入睡后醒来的次数等。可以由医护人员或家人对老年患者进行睡眠观察，观察其睡眠状态。

2. 精神心理评估　对于老年睡眠障碍患者，还要了解有无精神症状及病程长短，包括焦虑、抑郁、心理障碍，以上疾病可引起失眠或以失眠为首发症状的疾病。可以采用焦虑自评量表（SAS）、抑郁自评量表（SDS）作为临床初步筛查的工具，对老年人的心理状态进行调查、评估。

3. 社会评估　睡眠障碍患者生活和工作质量下降，如司机白天经常嗜睡可导致交通事故等。睡眠障碍不仅对身心健康造成影响，还会对社会造成负面影响。

4. 常用的睡眠障碍评估方法　包括匹斯堡睡眠质量指数（PSQI）、睡眠卫生知识量表和睡眠日记等。

（三）睡眠障碍的关怀策略

1. 起居生活规律化　按照规定的时间起床和入睡，形成自己的睡眠生物节律。因有事晚睡，早上也要按时起床。午睡最好不超过 30 分钟，过长时间的午睡可能会使早已严重的睡眠问题恶化。切忌睡眠不能储蓄，睡眠时间过长并无益处；前一天睡眠质量不佳，不能靠当天提早入睡或第二天晚起床来弥补。

2. 改变不利于睡眠的生活习惯　吸烟、饮酒、饮咖啡或浓茶、进食过饱、晚睡等不良习惯都与睡眠障碍有关，要及时纠正。平时要注意劳逸结合，避免睡前过度兴奋。可以在睡前做一些有利于放松的活动，如按摩、气功、静坐等。坚持用温水洗澡和热水泡足都可以促进睡眠。

3. 改善、保持良好的睡眠环境　卧室要创造适宜的睡眠环境，保持安静、昏暗、温度适宜和空气清新。床铺和被褥保持清洁、舒适，为加快入睡创造一个最佳环境。根据老年人的喜好来进行卧室的装修。

4. 通过饮食改善睡眠　谷类食物中含有 L- 色氨酸，其中小米中含量最高。L- 色氨酸有助于改善睡眠。需要注意的是，饱餐后不宜立即入睡，睡觉前不宜饮过量饮料，平时应保持糖类、蛋白质、脂肪、纤维素等物质均衡摄入，避免食用巧克力及过量的糖，避免过量食用含有精神类物质（如咖啡因、茶碱等）的食品。

二、老年吞咽障碍的诊疗与关怀

（一）概述

吞咽是人类的基本生理活动之一。随着年龄的增长，老年人口腔、咽、喉和食管部位的组

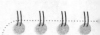

织结构会发生变化，发生退行性改变，黏膜萎缩、变薄，神经末梢感受器的反射功能逐渐迟钝，以及肌肉变性等情况，导致吞咽障碍。

（二）老年吞咽障碍的评估

虽然视频荧光镜和吞咽纤维内镜检查是研究吞咽障碍以及评估吞咽有效性和安全性的金标准，但是金标准的实施需要专业人员和专业设备，而且并不是每个老年患者都可以进行荧光镜或吞咽纤维内镜检查。对吞咽障碍的危险人群进行早期可靠的筛查非常重要，因此有效的筛查方法很关键，早期筛查可以减少吞咽障碍并发症的发生。目前，吞咽障碍的筛查工具主要分为饮食评估工具（eating assessment tool，EAT-10）和悉尼吞咽问卷（Sydney Swallow Questionnaire，SSQ）等主观筛查工具，以及体积 - 黏度吞咽试验（volume- viscosity swallow test，V-VST）、多伦多床旁吞咽筛查试验（Toronto bedside swallowing screening test，TOR-BSST）、标准吞咽功能评估量表（Standardized Swallowing Assessment，SSA）和吞咽功能评估量表（Gugging Swallowing Screen，GUSS）等客观筛查工具。

（三）老年吞咽障碍的护理与关怀

研究表明，年龄越大的老人出现吞咽障碍的概率越大。高龄老人由于年龄及疾病的影响，张口反射减弱、咽喉部感觉减退、咳嗽能力减弱，出现吞咽功能失调，易发生呛咳和误吸。因此，对于高龄老人进食和吞咽药物需要特别关注。医护人员需要加强高龄老人吞咽功能监测和筛查，如发现问题，应及时进行干预。此外，对高龄老人及家属还需要进行知识宣传教育，以提高他们对吞咽障碍的进一步认识。首先，建议选择合适的吞咽姿势（如采用坐位或半坐位，头部向前倾斜 15° 等方式），有助于缓解吞咽难度，帮助高龄老人成功进食。其次，建议饮食以细、碎、软为原则，避免食用黏性较强或含有鱼刺等尖锐骨头的食物；进餐时注意力要集中，少食多餐，细嚼慢咽；每次进餐时要注意食物的温度，不可过冷或过热。

护士每天为患者进行功能训练及宣传教育的时间达到 3 h 以上，需要建立良好的护患关系，并且提高老年患者配合训练的积极性。建议采用护士和患者共同参与的模式进行吞咽功能训练，充分发挥患者的主观能动性。应当主动关心老年患者，耐心沟通、交流，认真听取患者的主诉，给予针对性的心理护理，及时消除其负面情绪。

对患者家属等照顾者进行基本健康知识教育，制订护理健康教育手册，包括食物准备、基本膳食营养搭配知识、进食的体位和方法、康复训练、心理教育等详细内容，由护理及康复人员在住院期间对患者及照料者进行床旁健康教育和操作演示，频率为每天 1 次。出院后通过电话方式进行随访指导，每个月 2 次。对患者及其照料者有针对性地进行食物制作和进食指导健康教育，提高照料者关于吞咽障碍的护理认识，有助于减少吞咽障碍患者的进食误吸，改善患者进食情况，降低患者营养不良的风险。

三、老年营养不良的诊疗与关怀

（一）概述

营养对维持健康具有重要的作用。合理的营养有助于改善老年人的营养状况、临床情况以及机体功能指标，减少疾病的并发症和降低死亡率。合理的营养有助于延缓衰老进程、预防慢性退行性疾病和促进健康，提高生命质量。老年人营养不良的发生率较高。国外有研究显示，社区及居家老人营养不良的发生率为 15%，老年住院患者营养不良的发生率为 62%，养老院老年人营养不良的发生率为 85%，因此，对老年人来说，营养评估和检测是非常重要的。

（二）老年营养不良的评估

2017 年 8 月，国家卫生和计划生育委员会公布了一系列国家卫生标准。其中，《老年人营养不良风险评估》（WS/T 552—2017）标准的实施日期为 2018 年 2 月 1 日。该标准适用于对 65 岁及以上老年人进行营养不良风险评估。评估标准中的评估指标主要是以客观指标为主，

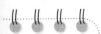

具有可操作性、规范化、标准化的特点。评估标准中包括初筛和评估两部分。如果初筛提示无营养不良风险，则无需继续评估，这样可以最大限度地提高筛查效率。

用于衡量人体肥胖程度及营养状况的一个简洁、直观的指标是 BMI。BMI 是目前公认的用于评定肥胖程度的指标。世界卫生组织也以 BMI 对肥胖或超重进行定义。通过 BMI 的判定，既能筛查出营养不良的老年人，也能筛查出营养过剩的老年人。在活动能力评价中，依赖工具多指拐杖、轮椅或是借助他人搀扶，不能独立活动的情况。活动能力对于老年人的营养状况具有重要的影响。活动能力越强的老年人，其营养状况也会越好。在计算睡眠时间时，要将午睡时间一并计算在内。户外活动时间是指独立活动的时间，不借助辅助工具的活动，坐轮椅等的时间都不计入。

（三）老年营养不良的护理与关怀

1. 评估与观察　了解老年人的患病及用药情况，评估其意识状态、吞咽能力、进食情况、饮食习惯、排便情况及活动能力。评估老年人心理、社会支持情况及对营养治疗的接受程度。

2. 为老人提供良好的饮食环境　老年人常由于咀嚼功能不全，消化液分泌减少，使得胃排空延缓，肠蠕动减慢，消化能力减退，易出现腹胀、腹泻、便秘。针对老年人的生理问题，营养专家建议：对于牙齿健康状况不好的老年人，应尽快安装义齿，同时改变烹调方式，食物应选择更加细软的。平时应选择容易吸收的植物性食物。肉类以鸡肉和鱼肉最适合老年人食用。另外，老年人进食不应贪多（以免腹胀、消化不良）、不应贪快（以减轻肠胃的消化负担）、不应贪热（以保护口腔、食管和胃）。在食物的烹调方面，要注意老年人消化系统的特点，色、香、味俱佳，同时采用多种烹调方式或变换食谱，以增进老年人的食欲。

3. 向老年人宣传营养学知识　知识 - 态度 - 行为模型理论指出，人们一旦懂得促进健康的原理，就会按照这种知识来行动。换言之，老年人的营养知识知晓率越高，则营养态度和行为越好。研究表明，通过对老年人进行健康教育，可以提高其对膳食营养与健康重要性的认识，自觉纠正不良的饮食习惯，起到保持正常体重、防治便秘等作用。可组织老年人召开营养会议，每个会议讨论不同的营养主题，如食品卫生、健康饮食、减重和锻炼等，老年人可以共同享受食物并相互讨论主题内容，从而在轻松的气氛中学习营养知识。

4. 加强对老年人的饮食心理护理　老年人常因为抑郁等精神因素而影响食欲。此时，照顾者应注重心理护理的重要性。不妨带老年人外出就餐，询问老年人对当前热点事件或历史事件的观点、生命中重要经历的感受和目前的生活需要，使老年人提高对生活的热情，这些做法都可增进老年人的食欲。同时，在日常生活中应多征求老年人的意见，如想吃什么饭菜、阅读什么书、听什么音乐等；不能长期在老年人身边陪伴的子女或朋友可在其就餐时打电话提醒需要吃什么营养食物，从而排解其孤独感。

四、老年皮肤病的诊疗与关怀

（一）概念

老年皮肤病是指由于老年人全身或皮肤生理功能减退所引起的某些好发于老年人的常见皮肤病。其中，压疮就是一种较为典型的老年皮肤病。压疮又称褥疮或压力性溃疡，是由于局部组织长期受压造成的持续性缺血、缺氧、营养不良而引起局部皮肤和皮下组织的缺血和坏死。压疮易发生在身体受压和缺少脂肪组织保护、无肌肉包裹或肌层较薄的骨隆凸部位。

美国国家压疮咨询委员会（National Pressure Ulcer Advisory Panel，NPUAP）将压疮定义为：皮肤或皮下组织的局部损伤，多发生在骨隆突处，由压力性损伤引起，或是压力、剪切力和摩擦力共同作用的结果。压疮好发于老年患者，尤其是病情危重、长期卧床、营养失调或代谢障碍，以及排尿、排便失禁的老年患者，可在数小时内发生。美国的统计资料显示，71%的压疮见于 70 岁及以上的老年人。

（二）老年皮肤病的评估

1. Norton 皮肤评分量表　Norton 皮肤评分量表有很高的使用率，而且容易操作。该量表是以 5 个状况对压疮的危险性进行评估，灵敏度为 73% ～ 92%。

2. 布雷登压疮危险因素预测量表　布雷登压疮危险因素预测量表（Braden scale for predicting pressure sore risk）包括 6 个条目，即从患者的感觉、移动、活动能力、皮肤潮湿、营养状况、摩擦力和剪切力 6 个方面来进行评估。该量表的灵敏度为 83% ～ 100%，特异性为 64% ～ 77%。

3. 压疮危险因素量表　量表从意识状态、排便与排尿控制情况、运动情况、活动能力和营养状况 5 个方面来进行评估。该量表的总分为 5 ～ 19 分。

4. 压疮危险因素评估量表　量表从精神状态、营养状况、运动情况、排尿与排便情况、活动情况、血液循环、体温和用药情况 7 个方面来进行评估，得分越低，则发生压疮的风险越低。

（三）压疮的预防和处理

1. 保持正确的卧位　正确的卧位能够保护骨隆突处，避免直接压迫股骨粗隆处。侧卧 90° 时，对股骨粗隆、外踝会产生较大压力，应当指导老年人采用 30° 斜卧位。侧卧位成 30° 时，受压部位所承受的压力仅有体重的一半。使用各种床垫、减压床等，可以将老年人接触床面的面积增加到最大，从而减少对骨隆突部位的压力。动力型减压用具可通过周期性地充气和放气有次序地改变机体受压部位。翻身床可通过在纵轴方向抬高或降低床面，有序地改变地心引力作用在身体的重心，从而改变机体的受压部位。错误使用减压用具，如水垫圈（因其压迫可阻碍骨隆突部的血液循环而不宜采用），会导致受压部位局部组织产生更严重的损伤。

2. 正确移动患者　移动患者时，注意不要在床单上拖拉患者，应抬高患者足跟后再移动，以减少摩擦力。采用体位、翻身和移动患者技术，以降低压力、剪切力和摩擦力的影响。

3. 定期进行皮肤护理　可使用润滑剂（如润肤露、凡士林），以维护皮肤的正常生理功能。保持皮肤清洁、干燥，可增强皮肤的抗摩擦力。每天早晚擦洗受压部位。对卧床患者使用辅助器具，以保持皮肤清洁。一旦皮肤弄脏，就要及时清洁。新型敷料的应用可以保持皮肤的完整性，可使用薄型水胶体敷料或透明敷料。切忌按摩，因为按摩会导致皮肤受损更严重。

4. 加强营养　应了解老人的营养状况，注意增加高蛋白质、高热量饮食，防止患者出现贫血和低蛋白血症，同时还应补充维生素和微量元素。

5. 健康教育　可以由医师、护士、营养学家和康复专家组成的多学科小组对高危险性患者及其护理人员进行健康教育，使患者和家属了解皮肤护理与压疮的关系，以及压疮的发生、发展和治疗护理的一般知识，提高患者和家属的主动性，积极参与自我护理。

6. 心理护理　长期卧床的患者，由于受到疾病的折磨，会产生各种不良情绪，心理压力大，甚至悲观厌世。家属应多体贴、多理解、多劝慰和开导患者，使其树立起战胜疾病的信心，培养稳定、乐观的情绪。通过听音乐、看电视、读报纸和聊天等方式来分散患者对疾病的注意力，以调节患者的情绪。

五、老年多重用药的诊疗与关怀

（一）概述

多重用药（polypharmacy）现象在老年人中相对普通。多重用药通常是指对同一个患者同时使用了 5 种及以上药物的现象。通常在这些使用的药物中没有确切的临床使用指征；或者虽然有使用指征，但是超大剂量使用；或者这些药物目前没有证据证明其有效。因此，多重用药非常复杂，不仅是指一个患者所服用的药物数量，还涉及药物之间的相互作用及其引发的不良反应等。

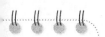

老年人由于衰老和患有急、慢性疾病等原因，常使用多种可能具有潜在危险性的药物。研究发现，老年人多重用药的比例在许多国家均很高。其中，不合理用药又占有相当大的比例。所谓不合理用药，是指使用的药物较容易引起药物不良反应（adverse drug reaction，ADR），而严重的药物不良反应是造成老年人住院甚至死亡的重要因素。因此，老年患者多重用药现象近年来逐渐引起各国医务工作者的普遍关注与重视。

（二）老年多重用药的评估

1. 多重用药评估工具　ARMOR 工具是国际上应用较多的用于多重用药评估的工具，是将评估（assess）、审查（review）、最大限度地减少不必要的药物（minimize）、优化治疗方案（optimize）及重新评估（reassess）建议整合成为一个具有评估多重用药功能并能互动的工具。ARMOR 工具需要考虑患者的临床特点和功能状态。该工具运用有系统、有组织的方式解析多重用药，而多重用药患者的功能状态的恢复和维持是其主要目标。另外，该工具还强调，改变或停止药物治疗决策的一个关键因素是生活质量，是否使用某种药物要权衡主要的生物学功能，如膀胱、肠道功能及食欲等。

2. 病史采集　为了达到满意的疗效，辨别药物不良反应和潜在的相互作用，在询问病史时一定要注意以下问题，并认真加以考虑和分析。

（1）依从性：要询问患者是否服用处方药物。即使患者取得由全科医师或医院开具的处方，也并不意味着他们会依照处方取药。

（2）多药治疗：尽管患者服用相对较少的几种药物，评价用药是否符合适应证仍然很重要。通过询问病史，可以判断患者使用的药物中的任意一种是否可以停用（包括暂时的）。

（3）通过询问病史，分析潜在的药物相互作用。

（4）分析某些患者描述的症状，考虑适合单用一种药物还是联合用药。例如，对于抗胆碱药引起的谵妄，应该停用药物，而不是联合抗精神病药控制症状。

（5）询问患者服用非处方药或辅助药物（中药或其他药物）。需要注意的是，患者可能不会主动诉说，除非询问或提出明确的要求。

（6）询问老年患者的既往病史及用药史，包括疾病诊断、病情评估、目前是否用药。多次就诊的患者，可能会有多种不同的用药、不同用药时间和用药方法。

（7）询问过程中，应注意观察患者是否有认知缺损，这将影响患者是否能够遵医嘱按时用药。

3. 辅助检查

（1）血电解质、血尿素氮和血肌酐检测：这些检查指标是非常重要的，因为许多药物可以引起低钠血症、高钾血症和肾功能损害。除了血肌酐以外，肾功能还与年龄、性别、体重等均有关，因此临床以肾小球滤过率（glomerular filtration rate，GFR）作为判断肾功能的常用指标之一。通过相应的公式计算可发现，在老年人群中，即使血肌酐处于正常范围，肾小球滤过率也普遍不理想。

（2）肝功能测定：肝有强大的再生和储备功能，但受年龄、肝基础疾病、机体一般情况等影响，与青年期和中年期人群相比，老年人肝的合成、代谢、毒素清除等多方面储备能力均有不同程度的下降。当机体发生疾病、应激等情况时，肝储备能力不足的劣势即表现出来，如药物代谢能力降低，常导致疗效减弱和不良反应增多，严重时可能引起药物性肝病。

（3）甲状腺功能测定：某些药物（如胺碘酮）可以引起甲状腺功能减退。

（4）全血细胞计数：华法林和阿司匹林等药物可导致出血，最常见的就是胃肠道出血，患者可能表现为贫血。血小板疾病和中性粒细胞减少是某些药物重要的不良反应。另外，红细胞增多症也可以是药物变态反应。

（三）老年多重用药的关怀

1. 遵循老年人用药原则 首先要有明确的用药适应证，保证用药的受益／风险比＞1。即使有用药适应证，但用药的受益／风险比＜1时，也不应予以药物治疗。

（1）五种药物原则：老年人同时用药不能超过5种。当用药超过5种时，就应考虑药物的不良反应等问题。

（2）小剂量原则：老年人除维生素、微量元素和消化酶类等药物可以使用成年人剂量外，其他药物剂量都应低于成年人剂量。

（3）择时原则：应根据时间生物学和时间药理学的原理，选择最合适的用药时间进行治疗。

（4）暂停用药原则：对患者所用药物进行仔细回顾与评价，检查有无潜在的感染或代谢改变。当怀疑有药物不良反应时，要在监护下停药一段时间。

（5）详细评估老年人的病史及基本资料：要了解老年患者的既往病史及用药史，包括疾病诊断、病情评估、目前是否用药（含中药和健康食品）、药物反应及不良反应等。

2. 定期检查老年患者的用药情况 老年患者每次就医时，应当帮助其整理所服用的药物，并告知患者不必需或者没有疗效的药物应及早停用并将其丢弃，即使是其他医师的处方，如果没有继续服用的必要，也要将其停用。药师对于新入院的老年患者要做药物治疗监测与评价，建立患者个人完整用药记录，评估（患者用药效果）、监测（药物与药物、药物与疾病和药物与营养物质之间的相互作用、药物不良反应及治疗效果）和调整用药，以取得最理想的药物治疗效果，保证达到最佳的费用与效益比。

第三节 老年认知障碍的诊疗与关怀

随着人口老龄化问题的加剧，老年性痴呆的患病人数呈现逐年增加的趋势。全世界约有5000万名痴呆患者，每年新增病例为1000万，给社会带来了沉重的负担。痴呆（dementia）作为一种神经退行性疾病，大多起病隐匿，其早期症状检测可以为二级预防提供机会。流行病学调查研究表明，轻度认知损害（mild cognitive impairment，MCI）的老年患者转化为阿尔兹海默病（老年性痴呆）的风险是正常人的数倍，使痴呆患病风险显著增大。因此，MCI的早期检测和干预对于有效延缓病变进展甚至降低痴呆发病率具有极为重要的意义。

一、老年认知功能障碍的相关概念

（一）痴呆

痴呆作为老年期常见的一种慢性进行性多种高级皮质功能紊乱的综合征，已成为一个重要的公共卫生问题并引起人们的广泛关注，其与心血管病、脑血管病和癌症并列老年人四大致死病因。其临床表现包括记忆、思维、定向、计算、理解、学习能力、语言和判断功能的紊乱。

（二）阿尔茨海默病

阿尔茨海默病（Alzheimer's Disease，AD）是一种常见的与年龄密切相关的神经系统变性疾病，表现为认知和记忆功能不断恶化，日常生活能力进行性减退，导致记忆、思考和行为问题。阿尔茨海默病是一种不正常的老化现象，并非精神疾病，是痴呆最常见的形式，约占痴呆患者的60%～70%。

（三）轻度认知损害

轻度认知损害是介于正常老化与痴呆之间存在着一种认知功能损害状态，处于这种状态的个体存在轻度认知障碍或记忆障碍，但社会职业或日常工作功能正常。

MCI的诊断主要参考Petersen的诊断标准：①以记忆减退为主诉（有家属或知情者证实）；②一般日常生活能力正常；③临床诊断为非正常老化，也非痴呆；④客观检查显示有认知能力

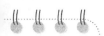

的下降。

二、早期认知障碍的发现与防治

（一）流行病学研究

国内外关于 MCI 的流行病学研究主要集中在发病率、患病率、死亡率、MCI 向痴呆的转归率和危险因素五个方向。针对 MCI 的患病率，不同国家学者都进行了相应的流行病学调查。研究表明，美国 71 周岁及以上的人群中，MCI 的患病率为 22.2%。Leipzing 老年人纵向研究显示，德国的 MCI 患病率为 3.1%。其他有关 MCI 的流行病学研究显示，加拿大的 MCI 患病率为 1.03%，芬兰为 5.3%，瑞典为 11.1%。此外，国际阿尔茨海默病协会（Alzheimer's Disease International，ADI）痴呆研究组对一些中、低收入国家进行的调查发现，MCI 患病率在中国为 0.8%，而在印度则为 4.3%。

另外，还有一些研究报告了我国各地区 MCI 的患病率。例如，上海市 60 周岁以上社区居民的患病率为 20.1%，北京市 55 周岁以上的成年人患病率为 15.7%；海南 55 周岁以上的成年人患病率为 4.3%。这些研究都是针对样本量较小的人群进行的，而且不同的研究对参与者采用了不同的纳入标准。有学者对覆盖全国 22 个省的 48 项我国 MCI 患病率调查研究进行了系统综述，结果显示我国 60 周岁及以上的老年人群中，MCI 的合并患病率为 14.71%。

研究表明，MCI 的影响因素包括生活方式（肥胖及饮食方式、受教育程度和压力、吸烟和饮酒、睡眠和听力障碍、久坐和缓慢步态、性别及其他生活因素）、神经系统病变（脑微血管疾病）、精神疾病和心血管疾病（心力衰竭、动脉硬化性心脏病）等。

（二）常用的老年认知功能筛查工具

国际上公认且使用频率较高的认知功能评估量表包括临床痴呆评定（Clinical Dementia Rating，CDR）量表、阿尔茨海默病评定量表 - 认知部分（Alz-heimer Disease Assessment Scale-Cognitive，ADAS-cog）、Mattis 痴呆评定量表（Mattis Dementia Rating Scale，DRS）、简明精神状态检查（Mini-Mental State Examination，MMSE）、蒙特利尔认知评估（Montreal Cognitive Assessment，MoCA）量表、长谷川痴呆量表（Hasegawa Dementia Scale，HDS）、画钟测试（Clock Drawing Test，CDT）、严重损害量表（Severe Impairment Battery，SIB）、神经行为认知状态检查（Neurobehavioral Cognitive Status Examination，NCSE）、记忆受损筛查（Memory Impairment Screen，MIS）等。

1. 简明精神状态检查（Mini Mental State Examination，MMSE）　为了解决认知评估量表耗时较长、患者配合度较差的问题，Folstein 等在 1975 年研发了 MMSE。该检查能在较短时间内快速筛查认知功能障碍，量表总分为 30 分，评估内容包括时间和空间定向、即刻记忆、注意力、计算力、回忆能力、语言能力及视空间结构能力等方面。其中，语言能力测试又包括命名、复述、理解 - 阅读理解 - 书写三步指令。整个检查过程耗时 5 ~ 10 min，英文原版测试得分 ≥ 24 分为认知功能正常。得分越高，表明认知功能越好。

2. 蒙特利尔认知评估（Montreal Cognitive Assessment，MoCA）量表　该量表是由加拿大学者 Nasreddine 等于 2004 年针对 MCI 最常受损的认知领域，在 MMSE 的基础上修订并完善而成的。其评估内容包括 8 个认知领域（视空间与执行功能、命名、记忆、注意、语言、抽象、延迟回忆、定向力），总分为 30 分。英文原版筛查 MCI 的灵敏度为 90%，发现轻度阿尔兹海默病的灵敏度为 100%，特异度为 87%，对 MCI 的阳性及阴性预测值分别为 89% 和 91%，对 AD 的阳性及阴性预测值分别为 89% 和 100%，并且重测信度（test-retest reliability）、内部一致信度（internal consistency reliability）均较好，两次测试的相关系数和克龙巴赫 系数（Cronbach' α coefficient）分别为 0.92 和 0.83。

MoCA 量表的中文版目前主要有北京版、香港版、香港广东版、长沙版及台湾版 5 个版本。北京版于 2006 年 8 月由解放军总医院的王炜和解恒革翻译并修订。香港版于 2007 年 4 月由香港中文大学医疗系的 Adrian Wong 和 Vincent Mok 翻译并修订。张立秀等学者于 2007 年在 Vincent Mok 提供的香港版的基础上，结合广东地区老年人的语言习惯，对记忆测试中的部分词汇进行了替换。香港广东版于 2008 年由香港大学的 Ng Hoi Yee 结合香港老年汉族居民的语言习惯对原量表进行翻译并反复修订而成。长沙版于 2010 年 7 月由靳慧等学者在英文原版基础上翻译并修订而成。台湾版于 2011 年由 Chia-Fen Tsai 和 Jong-Ling Fuh 结合台湾地区的文化及语言习惯翻译并修订。上述不同版本的中文 MoCA 量表在不同地区老年人群的研究中均表现出较强的可操作性、较好的信效度，以及较高的灵敏度和特异度，适用于 MCI 的早期筛查。

三、药物治疗与非药物治疗中的关怀

对 MCI 的干预可分为药物干预与非药物干预两大类。有关 MCI 的药物治疗，目前尚未达成共识。由于 MCI 被认为是阿尔兹海默病的前期，因此用于 MCI 治疗的药物多数是阿尔兹海默病的治疗药物。《2018 中国痴呆与认知障碍诊治指南（五）：轻度认知障碍的诊断与治疗》中列出的用于 MCI 药物干预的常见药物包括：胆碱酯酶抑制剂、银杏叶提取物、钙通道阻滞剂、麦角生物碱类制剂、离子型谷氨酸受体拮抗剂、益智药等。但是，最新版美国神经病学学会（American Academy of Neurology，AAN）轻度认知功能障碍实践指南中指出，目前没有高质量的药物能够改善 MCI 患者的认知功能或延缓其病情进展。因此，新指南推荐，临床医生应当告知 MCI 患者及家属，截至目前仍没有美国食品药品监督管理局（Food and Drug Administration，FDA）批准的治疗 MCI 患者认知损害症状的药物（B 级推荐）。

目前，国内、外大部分有关 MCI 的非药物干预措施内容和形式不甚相同，主要包括认知训练和运动训练等。两项系统综述提示，认知训练可以改善 MCI 患者的总体认知功能和记忆功能等。虽然这些研究结果显示有统计学意义，但其局限性在于这些研究属于个案研究或小规模样本研究，因此，需要大样本的随机对照研究来证实认知训练有利于改善 MCI 患者的认知功能。一项小样本的有氧运动随机对照研究显示，6 个月的高强度有氧运动对认知功能有改善效果；Xiu-hong Wei 等学者进行的一项临床研究发现，干预组进行为期 3 个月、6 个月的手球训练后，认知功能及日常生活能力提高，而对照组在同一时间段认知功能并无明显改善。虽然这些研究提示有氧运动对 MCI 患者的认知功能有一定的改善效果，但样本量较小，还需要大样本的随机对照试验及长期随访来验证其有效性。

四、老年认知功能障碍患者的心理关怀

在老龄化社会背景下，社会对养老的需求日益加大，越来越多的老年人选择机构养老。在选择机构养老这一养老方式后，老年人无可避免会面临对新环境、新角色的适应，同时其生理特点又决定了老人适应能力减退，加之无法随时联系熟悉的亲友，淤积在心中的情绪难以排解，在这种压力下入院的老年人极易出现心理问题。老年人普遍存在的心理健康问题包括：不安全感、孤独感、焦虑、抑郁等，其中焦虑、抑郁是最常见、最严重的心理健康问题，严重影响老年人的晚年生活质量。研究表明，孤独与认知能力下降有密切的关系。

首先，应当鼓励老年患者树立信心。要让患者及家属了解 MCI 早期治疗的重要性，并且现阶段经治疗后有希望延缓及逆转疾病的进展。

其次，患者因记忆力减退，往往存在焦虑、情绪低落甚至抑郁等心理问题，因此，做好心理护理尤为重要。要注意尊重患者，用诚恳的态度对待患者，切忌使用刺激性或讽刺性语言。同时，还有注意观察患者的心理状态，有针对性进行心理疏导。要有计划、有目的地与患者进行单独交谈，鼓励患者表达自己的想法，抒发自己的情绪。尽力解决患者思想上的问题，注意

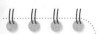

掌握一定的谈话技巧，消除患者不必要的思想顾虑，调动其积极情绪。另外，应当要求家属与亲友多与患者沟通，协助患者参加社交活动，减少自我负向评价，打断负性认识和情绪障碍间的恶性循环。帮助患者正确认识自己的能力和价值，提高患者的主动性，从而促进其情绪和社会行为的改善。

最后，应当积极鼓励患者回忆过去生活的经历，把患者易唤起的那部分记忆渗入到需要让患者记忆的事物中，鼓励其反复训练，强化记忆锻炼，并利用看书、看报、下棋、玩智力拼图等活动，帮助患者增加信息的刺激量，活跃思维，以帮助患者提高思维能力和增强记忆。帮助患者找到感兴趣并能有助于恢复功能和技能的项目。为患者制订切实可行的认知功能训练方案，并嘱其按要求进行认知训练，如手工作业、写字、绘画等，使患者逐渐恢复语言、注意、执行等功能。

（朵　舟　李惠玲）

 思考题

案例分析：王奶奶，84岁，老伴因脑梗死离世。王奶奶既往有高血压病史10余年，每天要按时服用抗高血压药。由于膝关节做过手术，所以王奶奶目前行走有些不便。儿女因担心王奶奶自己在家居住的安全问题，便将其送至护理院。王奶奶不愿意住进护理院，非常抗拒与其他老人交流，加之行动不便，所以每天只在房间里坐着，闷闷不乐。与人交谈时，王奶奶大多数时候都会提及自己想要回家养老的想法。使用蒙特利尔认知评估（MoCA）量表评定，王奶奶为轻度认知障碍，同时伴意志减退。日常生活能力评定量表（Activity of Daily Living Scale，ADL Scale）评定其日常生活能力为轻度功能障碍。

1. 根据马斯洛需求层次理论，请分析王奶奶目前的需求。
2. 如何提供相应的医学照护与关怀？

数字资源

第十一章 临终期的医学人文关怀

学习目标

通过本章内容的学习，学生应能够：

识记： 能复述临终期患者的生理、心理特点及关怀内容。

理解： 能理解安宁疗护及"优逝"内涵；鉴别姑息治疗与安宁疗护的异同点。

运用： 能在老师的指导下对临终病人及家人提供哀伤辅导等关怀。

人生旅程绚烂多彩，作为全生命周期的最后一个阶段，临终期是一个无法回避的永恒话题。这个阶段人们往往不知所措并产生深深的恐惧感和焦虑感，这种情绪通常还会波及当事人及其亲属。随着社会文明的进步与发展，人们逐渐开始思考关于"死亡"的话题——提高生命质量，树立正确的死亡观念，并提出"优逝"的概念。因此，在人生即将谢幕时，也应有其独特的生命色彩与意义和价值。在这个时期，照护的特点不是以治愈和延长临终患者的生命为目的，而是缓解临终患者的极度痛苦，维护临终患者的生命尊严，向临终患者及其家属提供包括生理、心理、社会全面的身心支持、关怀与照料，帮助他们无痛苦、安宁、舒适地度过生命的最后阶段，达到"优逝"的境界。

第一节 概　述

如何让每一位在痛苦中等待死亡的临终患者的生命得到尊严，更安宁、更自然地走完人生最后一段旅程，如何使社会资源得到最大限度的节约和利用，如何实现生命全周期健康服务的目标，是我们必须思考的问题。安宁疗护是一种人文关怀，它是解决全生命周期健康服务"最后一公里"难题的最佳选择，在这个时代更有其存在的意义和价值，因此恰恰是以上问题最完美的答案。

一、安宁疗护

（一）概念

世界卫生组织根据全球死亡率数据提出成年人如果患有痴呆、癌症、心血管疾病（排除急性死亡）、肝硬化、慢性阻塞性肺疾病、糖尿病、艾滋病、肾衰竭、多发性硬化、帕金森综合征、风湿性关节炎和耐药结核病，儿童如果患有癌症、心血管疾病、肝硬化、先天畸形（除外心脏畸形）、血液系统和免疫系统功能障碍、艾滋病、脑膜炎、肾病、神经功能障碍，以及新生儿异常，则需要采用以控制症状为主、以提高生活质量为目的的姑息照护模式。当患者疾病进展或进入终末期时，则需要通过安宁疗护进一步加强。

根据世界卫生组织的定义，安宁疗护，即临终关怀（hospice care），是为患有危及生命的疾病患者及其家属提供包括生理、心理、社会等方面的照护，通过缓解患者疼痛及其他症状体

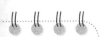

验，从而提高他们的生活质量及危机应对能力。在我国，国家卫生健康委员会指出，安宁疗护是指为疾病终末期或老年患者在临终前提供生理、心理、精神等方面的照料和人文关怀，控制痛苦和不适症状，提高生命质量，帮助患者舒适、安详、有尊严地离世。

安宁疗护提倡"五全照护"理念：全人、全家、全程、全队、全社区，强调深入社区和居家，实现对患者的连续性照护。目前，安宁疗护机构的服务模式主要有独立的安宁疗护机构、综合性医院的安宁疗护病房以及社区居家安宁疗护。目前，我国仍以安宁疗护病房的服务模式居多。

知识链接

安宁疗护与姑息性治疗的关系

在一些发达国家，临终关怀项目在20世纪80年代陆续进入医疗保健体系。由医生判断预期生存时间不超过6个月的患者可纳入临终关怀项目，不再接受延长生命的治疗，但同时也出现了问题，很多慢性迁延性疾病患者的生存期很难被准确地预测，也有患者因为某些原因（如不愿意被当作临终患者对待），不能从临终关怀照护模式中受益。然而，这种以患者和家庭为中心，以提高生活质量为目的的临终关怀照护模式又是这些慢性迁延性疾病以及疾病进展期患者所需要的。因此，与临终关怀理念一致的姑息照护模式逐渐发展起来，并整合到患者的全程诊疗中。强调姑息照护模式应从这些严重威胁生命的疾病早期开始，即一经诊断，患者就应该获得心理咨询、营养服务、康复指导、疼痛等症状的控制，到临终阶段可通过临终关怀服务模式或项目得到加强。因此，姑息性治疗（又称舒缓性治疗）均起源于临终关怀，它是临终关怀理念和模式的扩展和延伸，而安宁疗护则等同于临终关怀，是姑息照护模式在患者生命终末期的实践。当前，大多数学者主张采用更全面、温情的"安宁疗护"这一说法，以规避"临终"的字眼，从而更加凸显其人文关怀的内涵。

（二）安宁疗护的发展历程

1. 国外安宁疗护的起源与发展　安宁疗护起源于英国。1967年，西西里·桑德丝女士在伦敦创立了世界上第一所收治终末期患者的圣克利斯朵夫安宁院，主要针对癌症末期患者提供照护。桑德丝教授也因此成为现代安宁疗护的先驱。1988年，英国将缓和医学定为医学专科，为疾病终末期患者提供一种积极、整体和人性化的医疗团队照护。1965年，美国耶鲁大学护理学院院长邀请桑德丝教授宣传安宁疗护，并于1974年成立了美国第一所安宁疗护院，开始试行居家安宁疗护模式。1995年，美国设立了安宁疗护学科。1998年，美国临床肿瘤学会（American Society of ClinicalOncology，ASCO）建议将姑息照护作为综合性癌症护理的常规部分。截至2015年，全球已有136个国家和地区建立了安宁疗护机构，20个国家和地区将安宁疗护纳入医疗保险体系，安宁疗护已成为晚期癌症患者护理的重要组成部分。目前，美国、加拿大、澳大利亚、英国等国家已形成较为完整的安宁疗护服务体系。

在亚洲国家中，首先开展安宁疗护的是日本。1991年，日本成立了安宁缓和医疗协会，并设立安宁疗护病房。2001年5月，日本、新加坡、马来西亚等15个地区及国家成立了亚太安宁缓和医学学会，这是全球第一个推动安宁疗护的国际组织。安宁疗护的发展概况分为6个等级：等级1，无任何已知的与安宁疗护相关的活动（75个国家，占32.0%）；等级2，有能力开展相关安宁疗护活动或建设，但目前仍没有开展（23个国家，占10.0%）；等级3a，提供孤立的、零散的安宁疗护服务（74个国家，占31.6%）；等级3b，普遍开展安宁疗护服务（17个国家，占7.3%）；等级4a，将安宁疗护初步整合进主流卫生服务体系（25个国家，占

10.7%）；等级 4b，安宁疗护几乎完全整合进主流卫生服务体系（20 个国家，占 8.5%）。英国、美国、法国、澳大利亚、新加坡和中国等 20 个国家属于 4b 等级。

2. 国内安宁疗护的发展 我国安宁疗护开展得相对较早且较成熟的是香港和台湾地区。1982 年，香港圣母医院首先成立关怀小组，为晚期癌症患者及其家属提供善终服务。目前，我国香港地区有 12 家公立医疗机构提供安宁疗护服务，共有 252 张床位，居亚洲第二位。1983 年，台湾天主教康泰医疗教育基金会开展癌症末期患者居家照护服务，开创了我国台湾地区安宁疗护居家服务模式。1986 年，台湾马偕医学院主办了第一次安宁疗护学术研讨会，并出版杂志《安宁疗护》。1990 年，马偕纪念医院安宁病房正式成立。1995 年，台湾安宁照护协会成立。截至 2014 年，台湾安宁病房服务机构共计 50 家，总床位数为 693 张；安宁居家照护服务机构共计 71 家；安宁共同照护服务机构共计 85 家。

1988 年，天津医学院成立了临终关怀研究中心。1990 年，上海市退休职工南汇区老年护理院设立了临终关怀病房。之后，全国各地相继成立了不同类型的安宁疗护机构。1998 年，在李嘉诚基金会的资助下，首家以家居和门诊服务为主要服务内容的宁养医疗服务机构宁养院成立，之后陆续增加到 31 家，分布于我国 26 个省、市、自治区，使我国安宁疗护服务得到进一步发展。1999—2002 年，国际姑息医学学术研讨会暨培训班的举办为促进我国安宁疗护的发展奠定了基础。2011 年，原国家卫生和计划生育委员会在全国范围内开展"癌症规范化治疗示范病房"，到 2014 年已创建 150 个，并且还在不断增加。2012 年，上海市政府在上海市 17 个区（县）的 18 家社区卫生服务中心设立舒缓疗护病房，为肿瘤晚期患者提供居家和住院相结合的安宁疗护服务。当前，为落实《"健康中国 2030"规划纲要》和《"十三五"健康老龄化规划》的有关要求，北京市西城区等 71 个市（区）正如火如荼地开展全国第二批安宁疗护试点工作。

知识链接

临终关怀

自 20 世纪 80 年代起，Hospice Care 的概念、理论和实践开始传入我国。起初，人们习惯将 Hospice Care 译为"临终关怀"。但是，一方面，"临终"的字眼在很大程度上改变了"Hospice"在英文中"仁慈、恩典、照顾"的含义；另一方面，对于大多数"好生恶死"的国人而言，"临终关怀"一词让人感觉到死亡逼近的压迫感。近年来，为了更符合国人的传统观念，更易于被大众接受，借鉴香港和台湾地区的经验，开始使用"安宁疗护"一词代替之前的"临终关怀"。因此，安宁疗护与临终关怀的含义相关，是临终关怀的继承与发展。

（三）安宁疗护中的关怀要素

安宁疗护秉承全人照护的理念，以患者和家属作为一个照护单元，为终末期患者提供生理、心理、社会、灵性的全方位照护，并可在不同的健康照顾场所进行。安宁疗护的主要服务内容包括：提供有效的疼痛和其他症状控制；识别患者和家属的心理、社会和精神需求，并根据需求制订整体照护计划；恰当地应用治疗性沟通技巧为患者和家属提供辅导和支持；尊重患者的意愿，促成符合伦理和法规的治疗决策；为失落、悲伤和居丧期的家属提供支持等。因此，医护人员需要具备良好的关怀品质，可以从以下六个关怀要素来更好地理解关怀的内涵。

1. 关怀的目的 使患者的生命得到尊严，生命质量得到提高，在最小痛苦和最大尊重的前提下，使患者尽量舒适、有尊严地走完人生的最后旅程。同时，也让患者家属能够更好地接受亲属离世的事实。

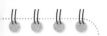

2. 关怀服务的提供者　安宁疗护服务的提供者为整合的专业团队，由医生、护士、心理咨询师、理疗师、牧师等组成。医生负责患者的治疗与症状管理，在患者生命的最后阶段给予最大限度的帮助。护士负责患者的基础护理，评估患者的躯体及精神状况，给予精神上的支持，并且在治疗中发挥作用。心理咨询师可以帮助患者疏导抑郁、无助等负性情绪和解决心理问题，鼓励患者积极面对现状，享受生活，以提高疾病终末阶段的生命质量。理疗师可以给患者进行按摩，协助卧床患者进行床上肢体运动，减轻疼痛，提供舒适感。牧师提供宗教服务，能安抚患者情绪，也能使患者学习如何坦然面对死亡。多元文化的安宁照护团队是成功开展安宁疗护的关键，团队成员的工作能力和水平直接影响患者的照护效果及家属的身心健康。

3. 关怀的对象　安宁疗护的对象是失去医学救治意义，疾病已经进展到不可逆转阶段的临终患者及其家属。即安宁疗护主要针对的是所患疾病在医学现有条件限制下，已经没有任何的治疗意义，采取任何方式都不可能治愈或好转的患者及其家属。

我国并未对安宁疗护机构收治的患者病情程度制订统一的规范准入标准，即没有明确规定患者接受安宁疗护服务需要达到的预期生存期标准。目前，大部分机构主要根据自身的医疗水平情况及其他国家的标准收治患者，通常采用如下标准：患者所患疾病没有治愈的可能，且病情不断恶化，预期生存期在 6 个月以内。

安宁疗护的服务对象必须是确定在生命的最后时刻放弃创伤性抢救措施的患者及其家属。这就表明，在接受安宁疗护服务前必须做出相应选择，具体的选择首先应以患者的意愿为主，患者的决定权是第一位的，应尊重患者的自主权、知情权和对自身医疗措施的监督权，以及患者选择死亡的权利。只有在患者无法做出意愿表达时，如永久性昏迷、植物人状态、脑死亡等情况下，家属才有权做出决定。

4. 关怀的宗旨　给予患者积极而整体的照护，并非放弃对患者予以积极治疗，而是从以治疗为主转向以对症处理和护理照顾为主，尊重生命和自然规律，维护患者的尊严和自主权，保障身心舒适与安宁，提高患者生存质量、协助患者安详地离世，重视临终患者家属的心理支持，减轻或消除患者及其家属的心理负担和消极情绪。

5. 关怀的内容　满足终末期患者及其家属生理、心理等各方面的需求；提供对临终患者的全面照护，包括医疗护理、生活护理、心理护理、情感支持等；提供死亡教育，帮助临终患者及其家属消除对死亡的恐惧，正确认识和对待死亡。

6. 关怀的方式　疼痛控制、缓解治疗、心理疏导、舒适护理、死亡教育、哀伤辅导等生理、心理和灵性关怀。

二、中西方文化中的生死观

（一）西方文化中的生死观

当婴儿呱呱坠地，发出第一声嘹亮的哭声时，既是生命的开始，也是死亡之旅的开始。因此，恩格斯说："生就意味着死。"生与死是一个问题不可分割的两个方面。每个活着的人都将面临死和走向死，人的一生由许多不确定性事件组成，只有死亡的归宿是亘古不变的，西方文化更认同这一点。人类不断地改造自然和征服自然，其目的是提高生活的质量和生命的质量，而安宁疗护正是人文关怀发展到一定程度的体现，是人类文明的进步。在西方国家，基督教或天主教以死亡问题为核心构建起来的宗教信仰，使西方人能更坦然地讨论死亡问题，从"死"的思考中悟出"生"的理性，从死亡教育拓展到生命教育，人们更加追求幸福和尊严，对全生命周期的最后一个环节，必然会提出更高的要求。因此，安宁疗护也取得较大发展。西方文化中的生死观主要体现在以下几方面：

1. 直面死亡，寻求超越　许多古希腊哲学家把人看作灵魂与肉体生命的结合，灵魂生命及其教育启示灵魂生命纯洁而高贵，肉体生命则肮脏而低贱。柏拉图认为，灵魂是永恒的，独

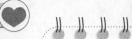

立于肉体又赋予肉体以思想和智慧。灵魂生命通过显示生存希望和终极幸福引领人们脱离现世的肉体欲望，抵达幸福彼岸，所以研究哲学就是"死亡练习"。死亡是"灵魂离开肉体的监狱而获得解放"。死亡并不可怕，可怕的是沉迷于肉体之欢而不能获得超越。斯多葛学派同样认为，肉体是暂时而无足轻重的，灵魂却是永恒的，是成为人的根本。希腊哲学中的生死观与宗教结合，成为基督教的核心思想。基督教正是通过追求以上帝为精神象征的终极价值，来建立生存信仰体系，从而使人们摆脱尘世间的罪孽，实现世俗生存的价值，获得生命的超越，达到永生之域。

2. 生与死的质量和价值是统一的　　过去，大多数西方国家都还把安乐死看成谋杀或犯罪，但近年越来越多的人希望修订法律，使安乐死不再被视为犯罪，并且少数国家已经将安乐死合法化。这表明，西方文化在看待生死问题上，越来越注重生命质量。"安乐死"一词源于希腊文的 Euthanasia，意为无痛苦、幸福地死亡。这肯定了生命存在的质比量更有价值。生命的质就是指生命的尊严，当人丧失生存能力，只为存活而活着时，延长的只是人的肉体生命，也就失去了生的尊严，丧失了生存的意义，倒不如采取文明的死亡抉择，安详而有尊严地结束生命。安乐死的实施表明西方人在逐渐地树立起一种新的生命观，即生与死的质量与价值相统一的生命观，这也是人的理性升华和文明进步的标志之一。

3. 普及死亡教育　　在很多西方国家，不仅对死亡问题进行细致的研究，而且在逐步开展和普及死亡教育。从 20 世纪 60 年代起，美国一方面对大众人群开办讲座，另一方面在各级学校开设课程，讲授有关死亡的问题。通过这些死亡相关教育，公民和学生系统地学习和探讨了死亡的生理过程、自杀的原因及预防、安乐死、死亡的权利及丧葬礼仪、丧事开支计划等有关知识。1977 年，《死亡教育》杂志在美国创刊。与此同时，德国实施了"死的准备教育"，还出版了专业教材，引导人们以坦然、理智的态度去面对死亡；英国则计划为年龄达到 11 岁的在学生开设与死亡有关的课程，其目的在于使学生体验到与遭受损失和生活方式突变有关联的复杂心情，并学会在各种非常情况下把握对情绪的控制度。经验表明，国外死亡教育不仅在改变人们对死亡的态度和防止自杀方面，而且在提升人们的生活质量和获得较高的生存品质方面起到了重要作用。

（二）我国传统文化中的生死观

中国传统文化对生命的态度较为乐观，对死亡通常采取回避态度，这与儒家文化重生轻死的传统有关。分析中国文化传统中的生死观，并与西方文化中的生死观进行比较，有助于解决面对生死问题时的心理困惑。中国文化传统中的生死观可以概括为以下几方面：

1. 回避死亡，注重当下的感性生活　　我国传统文化以儒家文化为主导，中国人的死亡观也深受儒家文化的影响。孔子说："未知生，焉知死？"意思就是活着的事情都没有搞明白，怎么知道死后的事呢？人们如果连"此生"都照顾不好，何谈照顾"来世"。孔子的本意是要求人们务本求实，关注现实感性生命的愉悦，对生活负责，把全部注意力都集中在对生命社会价值的追寻，而不要分心去考虑死亡及死后世界的问题。从某种意义上说，儒家文化的这种把死亡问题排斥在生命视野之外的现实主义生存哲学，是中国人忌讳死亡、恐惧死亡的文化根源之一。因此，中国人表面上乐观和坦荡的背后，实际上隐藏着对死亡深深的悲哀和恐惧，因为"死"就意味着对"生"的彻底否定，意味着世俗生命之乐的彻底破灭，这对于注重现实的中国人无疑是沉重的打击。因此，死亡是中国传统文化忌讳的话题。

2. 传统孝道文化根深蒂固　　"孝"是儒家伦理思想的核心，是千百年来维系中国家庭关系的道德准则，中国传统的孝道文化，包括"奉养""敬亲""侍疾""立身""谏净""善终"。其中，"奉养"主要是指在物质生活上供养父母；"敬亲"是提倡对待父母要敬和爱，对待父母要有发自内心的爱，没有爱就谈不上孝；"侍疾"是指老年人年老体弱容易患病，如果父母患病，子女要及时诊治，多加照顾；"立身"是指孝顺父母还在于子女要成就一番事业，让父母感到

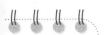

高兴和自豪；"谏净"是指父母有不义的时候，子女不能顺从而应该谏净父母，使其改正；"善终"是指孝道把送葬看得很重，在丧礼时尽各种礼仪。故《孝经》有云："孝子之事亲也，居则致其敬，养则致其乐，病则致其忧，丧则致其哀，祭则致其严，五者备矣，然后能事亲"。这几种孝，大多都是为顾父母之养。孝道文化根深蒂固，如果人们不按照传统的孝道文化孝顺父母，就有可能受到社会舆论的谴责。由此可见，安宁疗护与中国传统的孝道文化并不契合。传统观念认为，孝应该是子女照顾父母，服侍父母，而安宁疗护是对父母进行姑息性治疗。这在一些经济发达的城市（如北京、上海、天津等），随着社会经济的发展和思想的进步，安宁疗护的观念还是能够被接受的，但在一些不发达地区尤其是农村，安宁疗护事业发展缓慢，这种差异与中国传统的孝道文化观念有很大关系。

3. 为成就理想人格，死亡成为精神升华的过程 "家国一体"的社会思想在西周实行宗法制时即存在。宗法制是按照血缘关系的远近确定政治关系，这个在特定历史条件下的产物，深刻地影响着"家国"观念。而"社会"一词出现于近代，因此，在中国人的传统观念中，"国和家""国家"或者"家国"一直高频出现。自古以来的道德教育也是要求对家庭和国家负责，所以有"匈奴未灭，何以为家""苟利国家生死以，岂因祸福趋避之"的语句。中国的文化传统中没有对他人负责、对社会负责的观念。林语堂先生曾说过"社会一词所代表的观念在中国人的思想中并不存在。"正是由于这样一种"家国一体"的社会结构和社会观念，导致中国"社会"这一环节的缺失，而临终关怀是植根于社会的，其实施主体是社会中的一个机构和组织，需要医生、护士、志愿者、宗教人士等各方面的参与。在中国传统文化理念中，人要么是国家的，要么是家庭的，并没有社会人的观念。中国人由于受到传统文化思想的影响，始终认为死亡不是个人的事情，而是一个家庭甚至是家族的事情，亲人处于临终状态时，人们难以接受对患者实行姑息性治疗，不愿把他们从家庭推向社会。因此，我国开展安宁疗护在一定程度上是被排斥的。

在解决死亡困惑的漫长历程中，面对中、西方文化传统观念的争论，未曾、也不会有众心所归的标准答案。在世界一体化和文化趋同的背景下，应当对多元生死观的理论基础和文化背景进行考察，关注其对医学发展和社会生活的价值启示，革新传统思想观念，促进安宁疗护在我国进一步发展。

三、"优逝"

我国长期重视优生优育，但对"优逝"鲜有提及。然而，每一个理想的生命过程都应该是"优生、优育、优逝"的过程。安宁疗护是"为患有不可治愈的疾病患者在临终前提供减轻痛苦的医疗护理服务"，目的是使难以治愈或无可救治的疾病患者，在现代医学观念的指导下得到尽可能周到的综合医疗护理，死亡时"身无痛苦，人有尊严；心无牵挂，灵有归宿"，即所谓"优逝"。

（一）优逝的原则

临终时究竟是痛苦还是安宁，其判断标准取决于优逝的原则及优逝观。只有深刻地理解死，才能更好地生。坦然面对死亡是人类的勇气。优逝的原则包括：

1. 患者知道死亡来临的预期时间，同时能理解预期结果。在这一段时间内能自主决定所发生的一切，并享有尊严和隐私权。

2. 患者有机会选择死亡地点，包括家中或其他地方。

3. 患者有权要求减轻痛苦和缓解其他症状，能获得所需要的精神或情感支持。

4. 患者在任何地方都可以获得关怀，而不仅是在医院，同时能获得所需要的任何信息与专门经验。

5. 患者有道别的时间，并有权决定其他时间的安排；有权决定谁到场探视，以及谁能与

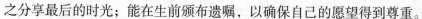

之分享最后的时光；能在生前颁布遗嘱，以确保自己的愿望得到尊重。

6. 在生命即将结束之时，患者有权要求能够及时离去，而不无意义地拖延生命。

（二）优逝的构成要素

对优逝的构成要素进行相关研究的重要发现是其高度的个体化和动态性。因此，对于每一个个体来说，优逝的构成要素会存在一定的差异，并且这些要素的重要性排序也并非一成不变。这就意味着医护人员需要仔细评估每一位患者的不同经历和个人想法，理解他们的各种需求和意愿，并在他们社交关系网的协助下，尽可能地满足他们的需求和意愿。虽然如此，但无论是医生、护士还是患者，无论是西方国家还是东方国家，对优逝的以下构成要素都是一致认同的，包括没有疼痛、获得尊重、良好的家庭关系、良好的医患关系、能够接受死亡、临终前的准备、不成为他人的负担、有人生价值、生活环境平静、能独立自理、能保持希望和快乐、能掌控未来等。

1. 没有疼痛　医学家、护理学家、人类学家以及社会学家等均强调，没有疼痛是获得优逝的首要任务。缓解疼痛是优逝的构成要素中研究得最多的。世界卫生组织（WHO）提出，95%以上的患者应得到充分的疼痛控制或缓解。香港善宁会对死亡观念进行了大型民意调查，结果显示无躯体疼痛是优逝最重要的构成要素。

2. 获得尊重　每个人的内心都希望获得他人的尊重，包括个体的自尊、获得人性化关怀、保护个人的隐私等，这些对于优逝的实现非常关键，尤其对于少数与主流文化观念不同的患者，更需要对其实行个性化的人文关怀。虽然医疗技术的不断发展确实可以尽量维持患者的生命，但是越来越多的人认为，通过医疗手段维持生命会在很大程度上使人失去尊严，接受过度的治疗不仅增加患者家庭的经济负担，更是对患者精神的摧残。由此可见，患者在生命即将结束时更需要精神上的慰藉、人性化的关怀、尊重个人的权利，而不是通过医疗技术手段获得的生命维持。

3. 良好的人际关系　良好的人际关系是指良好的家庭关系和医患关系，前者体现在患者有家人的支持和关爱、有足够的时间和家人在一起、能向家人表达自己的情感等。有家人的支持和关爱，对临终期患者的心理抚慰作用是极大的。和谐的医患关系表现为医护人员与患者及家属之间的相互信任、融洽相处等，这也可以使医疗服务质量得到最大化的体现。

4. 临终前的准备　包括对死亡的接受和临终前的准备。前者包括意识到死亡的来临、接受死亡并做出相应的调节，如与想见的人见面、把重要的事情处理好或交代好、立遗嘱等，而这些正是患者积极面对临终所做的准备。因此，对于疾病终末期患者，应当给予其充分的时间去接受死亡并合理地计划剩余的人生。

5. 最小化的负担　患者希望自己不会成为家人的负担，能尽量减小对家庭经济方面的影响。在家人照护患者时，患者会担心给家人带来精神和经济上的压力，尤其是不能独立自理的患者，还需要家人对其日常生活进行照料。独立自理能力对提高患者临终的生活质量具有重要意义。

6. 有人生价值　具有人生价值也是优逝的一个重要构成要素。很多终末期患者希望能对其他人做出最后的贡献，尤其是老年人。当他们回想人生经历时，发现没有什么是比人生价值更重要的。这种人生价值可以是情感上的、物质上的、经济上的和社会上的贡献。

7. 生活环境平静、态度积极　生活环境平静、不受其他人的干扰，将有助于患者度过生命的最后阶段。维持希望和快乐，用一种豁达、乐观的心态去面对生命，将会起到一定的积极作用。

中国人追求的优逝，既不是受到伤害而死，也不是遭遇灾害或意外事故而亡，而是一种尽寿的自然死亡，无疾而终。处在浓浓的亲情友爱的氛围中宁静地安然瞑目，即所谓"寿终正寝"。与此同时，有一个合适的环境和适宜的时间过程，其间对死亡毫无恐惧，也不孤单，心

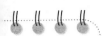

愿达成，无牵无挂，没有痛苦和遗憾，身体完整，清洁整齐，遗容安详。

第二节　临终患者的生理关怀

器官衰竭引起的各种症状、疾病加重导致的器官功能损害与疼痛，使临终期患者时刻处在一种痛苦的状态。东、西方文化中都将身体的需求，即"无痛苦"放在最重要的位置。了解临终期患者的生理需求特点，满足临终患者的生理需求，是创造"优逝"境界的首要内容。

一、临终患者的生理特点

临终一般是指由于各种疾病和损伤造成人体主要器官功能趋于衰竭，在当前医学技术水平和条件下无法治愈，患者的生命活动即将终止，或临近死亡的阶段，是人的生命活动的最后阶段。世界各国对临终阶段有不同的界限，一般界定为预期生存期在 6 个月以内者。

（一）临终前 1～3 个月

由于疾病、衰老使临终患者长期处于紧张和痛苦的状态，从而产生虚弱、耐力差、注意力不集中、动力及兴趣减少等主观感觉。临床主要表现在体重减轻，稍微活动即出现心悸、气促、出虚汗，还会出现厌食、恶心、呕吐、便秘等消化系统症状。在这个阶段，临终患者更多的时间可能是处于睡眠状态，而不是参与他们曾经感兴趣的活动。

（二）临终前 1～2 周：临终患者出现濒临死亡的迹象

1. 躯体变化：机体状况逐渐恶化，严重虚弱、消瘦、憔悴，出现进食、进水和服药困难，可有全身水肿，体温和血压较之前下降，心率减缓或加快，全身湿冷和大量出汗，口唇和甲床颜色变浅或发绀，感觉憋闷、气促、咳嗽，言语减少，甚至排尿、排便失禁。

2. 神志变化：睡眠逐渐占据大部分时间，表现为昏昏欲睡、感知觉异常或迟钝、认知功能减退、定向力障碍、注意力不集中、不能配合护理人员进行操作，部分临终患者会出现妄想或幻觉。

（三）临终前 2 天到最后几个小时

1. 可能出现一系列的异常表现　希望下床，想和亲人交谈，突然想进食。这种变化通常是很短暂的，随着死亡的临近，这些异常表现会更加明显。

2. 呼吸困难加重　呼吸频率逐渐由快变慢，呼吸深度逐渐变浅，出现鼻翼扇动、张口呼吸。由于分泌物在气管内潴留，可出现痰鸣音。

3. 循环　血压逐渐降低，脉搏快而弱，口唇和甲床发绀。

4. 皮肤　四肢出现瘀斑（尸斑）。

5. 意识　临终患者逐渐对外界没有反应，眼睛可能是睁开或者半睁开，但是却看不到周围的事物。

6. 听力　听力逐渐丧失。

（四）临近死亡的体征

各种反射逐渐消失，肌力减退或丧失，脉搏快而弱，血压降低，呼吸急促、困难，出现潮式呼吸，皮肤湿冷。通常是呼吸先停止，随后是心脏停搏。

二、临终患者的人文关怀

（一）创造舒适、安静的人文环境

生活环境是生命依存的重要条件。临终患者的生活环境应该保持整洁、安静，阳光充足，空气新鲜，温度与湿度适宜。室内环境应当色彩柔和，物品摆放有序，做到简洁明快，协调得

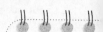

当，可以摆放几盆患者喜爱的花草或在床头摆放一些素雅的装饰画、家庭照片等，从而使患者心情开阔、平静，感到轻松和舒适。室外环境应当幽雅、安静，增加绿化面积，可以带患者近距离漫步于娱乐、休憩的园林式建筑，使患者在感观上获得美的享受。另外，临终患者最害怕寂寞和无人照顾，应鼓励亲友陪伴患者安详地走完生命的最后旅程，营造温馨的家庭环境氛围……一起拒绝黑白灰，让奇妙的色彩渗透至临终患者生活的方方面面，丰富生命旅途终点站的色彩，可有效缓解临终患者的焦虑和绝望情绪，放松心情。

（二）舒适照护，控制疼痛

安宁疗护的主要任务不是治愈疾病，延长生命，而是减轻痛苦，让患者舒适，提高生存质量。舒适照护的目的是使患者在生理、心理、社会、灵魂上达到最愉快的状态或降低不愉快的程度。疼痛是临终患者中最普遍、最主要的一种症状。它不仅局限于生理范畴，而且还涉及心理、社会及精神等领域，严重影响患者的生活质量。WHO已将疼痛问题作为有限处理的重要问题，所以缓解疼痛是首要任务。控制疼痛除了要关注患者生理上的疼痛症状之外，还要发现来自患者心理与灵性方面的摧残和折磨。这些隐性的痛苦不仅会加深患者的痛苦体验，而且甚至会使部分临终患者想要尽快结束生命。因此，消除使患者疼痛叠加的因素至关重要。除了要给予患者基础止痛药物外，还应对患者施以人性化的关怀和照护，通过聆听患者有关疼痛体验的心路历程和感受，引导其进行放松、分散注意力、热敷、冷敷、按摩等非药物干预，以减轻其痛苦体验，使其安详地走完人生的最后旅程。

（三）尽力满足各种生理需求

1. 增进食欲，保证营养　医生一般都会对无法治愈的临终期患者说"想吃什么就吃吧"。然而，大部分临终患者味觉功能普遍降低，面对满桌的佳肴，往往味同嚼蜡，无法下咽，很可能造成营养不良而导致全身衰竭。为临终患者准备饮食，最重要的是尽一切可能满足临终患者口腹之欲，让临终患者心满意足地告别人生。在一个舒适、整洁、明亮的就餐环境中，色、香、味俱佳，盛放在白色器皿中，或蒸、或煮、或炖、色彩丰富的食物，可以有效地增进临终患者的食欲。当临终患者厌食时，不要勉强其进食。由于临终患者味觉功能减退，食欲缺乏，口中常有酸苦的感觉，餐前应予清新的漱口水含漱；进食次数也无需固定，宜按需进餐，少量多餐。临终患者忌口是饮食调养的一方面，但禁忌食物并非绝对不能进食。需要禁忌的食物只是极少数，每个人都有自己的饮食喜好，或者说生命中总有几种牵挂的食物。所有的科学食谱均因人而异，对于临终患者没有绝对的禁忌。作为临终患者的亲属，在满足临终患者生理需求的同时，更要注重他们内心的需求，即多种感觉、多种食材、多种调料、多种烹饪方式的调和。家属和亲友要关心、体贴临终患者，应尽一切可能满足临终患者的饮食需求，让临终患者心满意足地告别人生。

2. 管理排泄，保护隐私　便秘或腹泻、尿潴留或尿失禁等常会给临终患者身心带来很大痛苦，甚至损害自尊。因此，采取有效措施预防和尽早解决这些问题有助于改善临终患者的生活质量，增加其舒适感和尊严感。需要使用成人纸尿片时，应先征得临终患者的同意，以减低其心理上的不适和反感。尿失禁患者通常对饮水有顾虑，往往会自行减少饮水量，这反而容易增加尿路感染的机会。要向临终患者说明尿液对排尿反射刺激的必要性，保证每日饮水量适宜。睡前可限制饮水，以减少夜间尿量。对于长期尿失禁的临终患者，必要时应征得患者同意，然后留置导尿管，持续导尿或定时排放尿液，避免发生压疮。出现尿潴留时，应先诱导排尿，提供温暖的便器。操作过程中注意用屏风遮挡，保护临终患者的隐私。

3. 保持皮肤清洁，注意保暖　保持皮肤清洁不仅可以减轻身体异味，促进舒适，也能有效预防压疮。应当协助临终患者定期沐浴或擦浴，并使用各种护肤品，以避免皮肤干燥。应定时为临终患者翻身和按摩受压的部位，以促进血液循环。对于水肿的部位，在清洁时注意不要

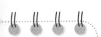

损伤皮肤。身体衰竭和长期卧床、营养不良等原因极易导致压疮的发生，家属应学习和运用预防及护理压疮的基本知识，与医护人员一起尽可能降低患者压疮发生率或减轻其程度。此外，长期使用纸尿片容易导致皮肤湿疹，因此在更换纸尿片时应有足够的耐心和细心，尽量避免并发症的发生。当临终患者由于血液循环减慢而出现手足冰凉时，可以用毛毯保暖，并轻柔地按摩手足部位。对临终患者，科学地、有规则地、轻柔地进行肌肤抚触，可以提高临终患者自主神经功能，也有助于增进临终患者食欲。通过抚触临终患者，可激发临终患者的机体免疫系统，同时促进大脑分泌神经递质，通过传导系统起到良好的止痛及兴奋作用。另外，接触和抚摸临终患者，还可减轻其焦虑和恐惧情绪，使患者趋于安宁，且能产生轻微的止痛效果。

4. 采取有效措施，缓解呼吸困难　呼吸困难是临终患者的严重症状之一，并且可加重临终患者的焦虑与恐惧情绪，需要予以有效的治疗与照护。除基础治疗措施外，当患者呼吸道分泌物黏稠且不易咳出时，家属还可以协助患者勤翻身或抬高床头，有利于临终患者呼吸。如果临终患者想要吞咽，可以给予冰块并经常清洁、湿润口腔，以解除临终患者的口渴感。当临终患者出现不规则的呼吸型态或呼吸暂停时，可把床头抬高或把枕头垫高，使临终患者安详地离开人世。

5. 合理规划，促进休息和睡眠　由于疼痛可导致夜间睡眠质量不佳和其他不适，所以临终患者很容易疲倦。可以在居家环境中，让临终患者在自己熟悉的环境中入睡。如果在医院，则需要限制探视，各种医疗和护理措施也需要根据患者的情况进行合理安排，以满足临终患者的愿望为基准。一天之中，临终患者睡眠时间会越来越长，而且不易被唤醒，这是机体代谢改变的结果，因此不要勉强唤醒临终患者。可以试着在临终患者清醒时花更多的时间去陪伴，并计划活动让临终患者参与。

6. 改变观念，满足性需求　临终患者对性的需求不仅是指对性交的需求，还包括其他性行为，如配偶以语言、抚摸、握手、拥抱、亲吻等方式表达对临终患者的爱和眷恋，特别是对于无能力进行性交的临终患者。临终患者通过这些行为也可以获得性的安慰与满足。爱人的关心和照料，不仅是一种义务与责任，也是爱情的继续和具体表现。性学专家认为，临终患者的性爱抚，是安宁疗护中不可或缺的，不应对此抱有偏见或歧视态度。许多临终患者在生命的最后关头，常会要求配偶陪伴而不要离开，且不让第三人打扰，他（她）需要自己的妻子（或丈夫）给予性爱抚。当然，在这种特殊情况和场合下，临终患者提出的性要求并不拘泥于性交，有时也根本不可能实现，大多是以拥抱、爱抚、语言和微笑等方式完成。这些边缘性的性行为往往既可使临终患者得到性心理上的满足，也可使他们在短暂的性活动中暂时忘记对死亡的恐惧，得到精神上的欢愉。

味觉刺激带来的快感是人生幸福的重要源泉，人们常用苦、甜等来描述生活水平或生活感受，把艰难的生活叫做"苦日子"。苦日子结束，过上幸福的日子，叫做"苦尽甘来"。生活幸福、美满，就说"生活比蜜甜"。色彩、味觉、嗅觉之间存在着通感作用，不同彩色光源的照射，对食品的颜色会产生很大的影响，从而引起人们不同的味觉反应。食物的味道除了口腔中品尝到的酸、甜、苦、咸外，还包括嗅觉的味道，因此在烹饪食物时要注意味、色、香的相互配合，使人的味觉、视觉、嗅觉同时都获得美的享受。在食品着色和包装方面，以及食材本味和香料调和时，以色泽和香气调动味觉，满足身心的欲望。

在所有的感官之中，只有嗅神经是直接与负责情感和记忆的边缘系统相连接的，所以嗅觉可以影响人们的情感、情绪和内分泌功能。对于临终患者而言，或许在生命尽头，身边弥漫着医院、药物、消毒液和排泄物等异味。可以通过芳香疗法，借助嗅觉的中介作用，一起唤起临终患者并未完全消失的那种深层记忆，在现实的香氛中带着美好的回忆终了。当临终患者感到疼痛和抑郁时，治疗方法不仅限于药物治疗，还可取香精油、薄荷油等芳

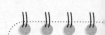

香油剂中的一种或数种稀释后轻轻按摩临终患者足部的有关反射点，既可以向临终患者表达爱和温暖，也可缓解其紧张情绪，同时也可以减少用药。对于那些面对死亡威胁的临终患者（包括对于那些备受身体疼痛、情绪紧张以及恐惧折磨的临终患者），芳香疗法通常疗效显著。

当临终患者因为辨别不清时间或人物而焦虑难安时，可以提醒他现在是什么时间，是谁在他的身旁陪伴，同时尽可能地安排临终患者熟悉或喜爱的事或人持续陪伴，从而使临终患者感到更加舒适、安宁。柔和的灯光、轻缓的音乐或安静的房间，也能使临终患者感到更加安适。当临终患者躁动不安时，可以用被子、枕头或床单护住床栏，以免碰伤。当临终患者诉说看到幻影时，不要立刻否定，应保持镇定并自然地与患者交谈，温柔且耐心地告诉他现在是什么时间，在哪里，在什么样的环境下，有哪些人和事物。听觉是临终患者最后消失的感觉，可以经常与患者保持对话，并解释患者正在做的事，鼓励说出内心想表达的情感，无论是感激、祝福，还是抱歉、愧疚……鼓励其他亲友也这么做，勇于表达自己的情感。在与临终患者交谈时，要注意语调柔和，语言清晰，也可以用手触摸临终患者，让他感到在生命的最后时刻并不孤单。告诉临终患者的亲属，不要哀伤痛哭和极力挽留，可以轻握临终患者的手或轻抚临终患者的脸，在其耳畔喃喃低语，祝福他"一路走好"。不要把悲伤留给逝者，让他在幸福、温馨的氛围中走向另一个世界。

临终患者的各个感官逐渐衰退，但其对色彩、声音、气味等的需求不会减少，甚至反而会更加强烈。通感反应对于照护者而言是一种提醒，应尽可能做好护理，通过感觉的互通满足临终患者全方位的需求，以达到"优逝"的境界。

三、临终患者静脉血栓栓塞症的预警与关怀

（一）静脉血栓栓塞症的概念及危害

静脉血栓栓塞症（venous thromboembolism，VTE）包括深静脉血栓形成（deep venous thrombosis，DVT）和肺栓塞（pulmonary embolism，PE）。临终期患者由于长期卧床，下肢肌张力减低，静脉回流减慢，血流淤滞，极易发生下肢深静脉血栓形成，是临终患者的潜在并发症状及直接致死原因之一，可严重降低临终患者的生活质量。因此，关注临终患者静脉血栓栓塞症发生的危险因素，给予耐心的陪伴与照护以预防静脉血栓形成，是创造"优逝"的条件之一。

（二）静脉血栓关怀照护的预防措施

1. 合理饮食，巩固生理防线　对于临终患者，应当尽一切可能满足其口腹之欲。作为临终患者的亲属，在烹饪食物时应满足患者的味觉需求。同时，若患者病情允许，仍需注意食物中营养素的合理安排，多增加新鲜蔬菜和水果的摄入，可以将不同颜色的蔬菜汇聚在一起做成色彩丰富、赏心悦目的佳肴，或将鲜嫩的水果榨成可口的果汁或果泥，免去咀嚼的烦忧，尽可能地体贴临终患者一切饮食需求，使临终患者了无遗憾。

2. 进行功能锻炼，加强物理防线　在临终患者卧床时，若病情允许，要帮助患者抬高双下肢，高于心脏平面 20～30 cm，膝关节屈曲 10°～15°，利用重力作用促进下肢静脉血液回流。同时避免在膝下垫软枕，以免引起肢体肿胀。另外，还要帮助临终患者进行下肢主动或被动功能锻炼，如在舒缓的音乐声中，做轻柔的踝部环转、内、外翻运动和跖屈、背伸运动，以及对患者的下肢肌肉进行放松与按摩，由远端到近端，轻轻按揉。或者鼓励及陪伴患者多下床活动，多接触外界环境，获得身体与心灵的宁静。

3. 抚慰情绪，守卫心理防线　临终患者心理压力骤增，且由于对静脉血栓缺乏了解，会加重其紧张、焦虑情绪。因此，应当多与患者交流、沟通，多了解患者关于静脉血栓的知识需求，用简洁、清晰的语言告知患者下肢静脉血栓形成的原因，告诉患者通过有效的防护，完全

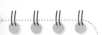

可以避免静脉血栓形成，不用过于担心。同时，还应将患者的关注点向家庭陪伴引导，鼓励患者表达自己未了的心愿，释放沉重的心理负担，鼓励其在家人的陪伴中一起携手完成生命最后旅途中的未尽之事。

第三节　临终患者的心理关怀

面对生命即将终结的现实，临终患者及其家属都要经历一系列复杂的心理过程，如震惊、愤怒、恐惧、不安、痛苦、悲伤等。在陪伴临终患者经受病痛折磨的同时，家属也要经受巨大的心理痛苦与煎熬。此时，心理关怀的重点在于对临终患者、家属予以情感支持和心理疏导，帮助他们以平静的心态接受死亡的事实。

一、临终患者的心理特点

美国医学博士伊丽莎白·库布勒·罗斯（Elisabeth Kübler-Ross）在观察了 400 位临终患者的基础上，将临终患者的心理反应过程分为五个阶段，即否认期、愤怒期、协议期、忧郁期和接受期。

（一）否认期

当得知自己病重、即将走到生命终点时，临终患者通常会表现出震惊和否认，易产生猜疑或侥幸心理。其心理反应常为："不，不可能，一定不会是我！一定是搞错了！"临终患者拒绝接受事实的同时，往往四处求医，希望是误诊。对病情的否认和对后果缺乏思想准备，使临终患者无法处理有关的问题或作出任何决定。这是一个短暂的时期，可能持续数小时或数天，但是也有少数临终患者一直到死亡临近仍然处于否认阶段。

（二）愤怒期

当四处求证之后，残酷的现实推翻了保护性的否认，临终患者通常会生气、愤怒、怨恨、嫉妒，产生"这不公平，为什么是我""你们都健康地活着，而我却要悲惨地死去"之类的心理反应。这种瞬时的内心失衡，使临终患者充满嫉妒与怨恨的心理，常常迁怒于周围的人，向家属、朋友或医护人员等发泄。

（三）协议期

这个阶段的临终患者大多会终止发怒，转而变得和善、宽容，能积极配合治疗，表现出前所未有的求生欲望，希望尽可能延长生命，以完成未了的心愿，并期望奇迹出现，常表示"如果能让我好起来，我一定……"有些人会改变原有的生活轨迹与信念，认为许愿和做善事能扭转死亡的命运，积极的正能量有时会产生戏剧化的效果，有时会在不知不觉中延长生命时限，甚至痊愈。

（四）忧郁期

在积极配合治疗无效，病情进一步恶化，临终患者清楚地意识到即将失去生命和所爱的一切这一事实已经无法避免时，他们往往会产生很强烈的失落感和悲痛感，表现为情绪低落、消沉、退缩、悲伤、哭泣等，甚至产生自杀意念。临终患者常常要求会见亲朋好友，希望有喜爱的人在身边陪伴，并开始交代后事。有些子女不在身边或者丧偶的老人，在这个阶段会存在强烈的孤独感，沉闷、压抑，感到生命无望、前途暗淡，于是就坐以待毙，表现出对一切事物均淡漠、无动于衷、视而不见，并且沉闷、压抑，甚至不愿见任何人。

（五）接受期

经历强烈的挣扎与痛苦后，临终患者基本上已经没有痛苦感和悲痛感，并且做好了接受死亡来临的准备，一切未尽事宜均已处理好。在这一阶段，常出现的心理反应是："好吧，既然是我，那就去面对"。这一时期，临终患者会平和、安静，坦然面对，不再抱怨命运，

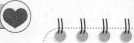

喜欢独处。因精神和肉体极度疲劳和衰弱，临终患者常处于嗜睡状态，情感淡漠，静候死亡的来临。

二、临终患者的心理建设

（一）否认期——正确的病情告知

否认是面对精神创伤的一种自我保护机制。因此，在这个阶段既不能揭穿临终期患者的防卫，也不能对患者撒谎。有时，家属会担心临终患者在得知自己所患疾病无法治愈或病程已达末期时无法承受打击，会失去求生意志而自杀，往往要求隐瞒病情。其实，临终患者选择自杀，并非因为知道实情，而是由于许多心声无人倾听、了解和关心。这一时期的临终患者对医护人员很信任和依赖，对自身的病情变化又非常敏感，使得医护人员往往在病情告知时陷入进退两难的境地。尽管大部分临终患者往往从亲属面颊的泪痕、紧张的表情、闪烁的言辞能够意识到自己即将去世，他们仍然希望别人来告诉他们真相，并帮助他们一起度过艰难的时刻。如果此时家属也持否认的态度，临终患者还要出于保护家属的考虑而回避死亡的话题，就会使临终患者感到更加孤独、焦虑和痛苦。事实上，临终患者对于事实的了解是很重要的，他们有权知道，更要为自己的离世做好准备。

关于病情告知，信愿法师在其所著的《生命的终极关怀》中提出五个要点，即 4 个 W（When，Who，Where，What）和 1 个 H（How）：

1. 告知的时机　一般应该由临终患者主导告知的时机。当他主动询问病情，或要交代遗愿与后事，或病情有变化时，可引导他表达内心的想法和感受，不要打断或岔开话题，以关怀、接纳的态度，使临终患者感受到被尊重、被关心、被理解，从而倾诉出深埋在心底的感觉和想法，释放孤独许久的情结。

2. 告知的人员　告知者必须和临终患者建立起信任、亲善的关系。告知分为主动告知和被动告知。主动告知通常是医护人员出于尊重临终患者的知情权而为之，被动告知则是因临终患者询问，医生与家属不得不为之。除非受家属委托，否则除了医生以外，一般关怀者均不适合作为告知者。

3. 告知的地点　告知病情的地点，应该具有隐秘性，不被干扰，使临终患者感觉舒适、安全。一般而言，前方有空间可供思考远眺的地方（如四下无人的花园、草坪或单人病房）是最理想的地点。创造温馨的环境，可使临终患者身心专注，畅所欲言，尽情表达内心的想法。

4. 告知的内容　不能将实情毫无保留地全部告知临终患者，而是必须依照临终患者的个性，视其反应，根据其需要适当告知。临终患者可能是需要肯定心中的怀疑，或表达对死亡情境的恐惧，或害怕被家人遗弃，或担心给家人造成负担，或害怕承受不了痛苦，或担心家人以后的生活，或对治疗效果有疑虑等。应在仔细聆听临终患者的提问后，针对其问题及需要作出解答。有时是否告知病情，反而不再重要。

5. 告知的方法　告知病情时，应态度中肯，语气温和，表情自然，与临终患者保持大约一只手臂的距离，在其身侧约 45° 的位置坐下，高度比患者稍低，使患者眼睛可轻微朝下不致太疲惫。当临终患者沉默时，不要急着继续交谈，待患者有反应后，再接着下一个话题，谈话时应小心、谨慎。告知过程中应及时观察临终患者的反应，适时采用躯体语言，如表情、眼神、姿势及恰当的身体接触。交流结束应守候临终患者，可以给患者一些独处的空间，但需要限定独处的时间，以确保安全。

（二）愤怒期——理解和安抚情绪

正如库布勒·罗斯博士所说："愤怒和责备可以来自四面八方，并随时随意投射到环境中去。"与临终患者越亲近的人，越会被当成其愤怒和责备的对象。事实上，这些愤怒并不是真

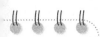

的针对亲近的人，而是源自临终患者的恐惧和悲伤——对即将逝去的恐惧，对身心缺如的恐惧，对预期分离的恐惧，对未知世界的恐惧……只有真正了解临终患者内心的煎熬，才能理解、同情并自然地接受临终患者外在的言行。事实上，临终患者的愤怒和责备是一种健康的适应性反应，对患者自身而言是很有益的。照顾者要让临终患者意识到迈向死亡将带出许多被压抑的情绪，如忧伤、麻木、罪恶感等，甚至会嫉妒那些身体仍然健康的人，出现这些情绪是正常的，所以不需要压抑，要与他们共同承担、面对。当这些情绪逐渐消除后，临终患者会恢复真正属于他们的庄严、宁静和理智。

（三）协议期——达成人生的夙愿

协议期是从否认到接受、从愤怒到平静的过渡时期。这一时期，临终患者会采取妥协的态度，试图与生命磋商，并在心中签署一份"死亡协议"，祈盼延长生命来完成自己的夙愿。此时应鼓励临终患者主动说出内心的感受和希望，运用医疗手段减轻他们的痛苦和症状，尽量满足他们的要求，帮助他们抓住生命的尾巴，去实现梦想、表达自我、修复关系、快乐生活。

（四）忧郁期——有效的倾听与不懈的陪伴

忧郁期的临终患者，有的整日以泪洗面，有的拒绝进食，有的神情淡漠、少言寡语。应鼓励家属多探望和陪伴临终患者，让他们按自己的需要去表达情感，而不应加以阻拦。不离不弃的陪伴本身就是一种强大的力量，相依相偎的倾听更是一种极大的安慰。静静聆听临终患者的怨愁，紧紧握住患者颤抖的双手，轻轻拂去患者脸上的泪痕，与临终患者一起缅怀过去、寄望将来，或是讨论死亡。临终患者可以在诉说中梳理人生，当清楚地认识到自己的生活中充满感恩、真诚、尊重、理解、信任、勇气、自由、富足、分享时，即使离开，也将心安。在临终患者情绪平复的间隙，可以鼓励他们说出最终的愿望，并尽量满足临终患者的需要。此时，临终患者可能会要求独处，让人产生其喜欢独处的感觉。事实上，这种想法正是由于其担心给家人造成情感负担及其对家人的不舍所产生的矛盾心理反应。

（五）接受期——在平静中迎接死亡

临终时，身体已经衰弱到极点，需要依靠他人的帮助。因此，出于对临终患者的真正关爱，应当尊重临终患者的需求。即使临终患者不能在家寿终，至少也要为其营造一种安宁、温暖、平静的家的氛围。当医生已无法挽救临终患者的生命时，在征得临终患者同意后，应该停止一切侵入性的治疗，避免任何附加的刺激及痛苦，使临终患者在死前尽可能保持宁静。当一个人已经非常接近死亡时，需要的是家人的陪伴，而非医护人员一次又一次的抢救。

临终患者心理发展的个体差异很大，部分临终患者只存在一种或几种心理反应。即使五种心理反应都存在，在表现顺序上也可能会有颠倒或反复。所以应根据患者的每一种心理反应给予适当的照护。临终患者五个心理发展阶段的过渡和转变所需的时间也有差异，有的可能只需几天，有的可能需要数月，应根据临终患者心理变化的节奏予以适时的照护。临终患者因性别、年龄、个性、文化背景、经历等的差异，对各个阶段的心理体验也有所不同，应根据每一位临终患者的个体需求予以适度的照护。

三、临终患者家属的心理特点与关怀

生命的终结不仅给临终患者带来许多痛苦，同时也会使临终患者家属产生一系列痛苦的心理反应。正如库布勒·罗斯所说："亲属往往比临终患者本身更难以接受死亡的事实"。一般情况下，医生总是将临终患者临近死亡的预测先告知家属。因此，家属首先要承受精神上的打击，继而出现难以抑制的悲痛的心理过程，并持续到临终患者故去后很长一段时间。国外有调查研究显示，家属会和临终患者一样经历以下相似的心理过程。

1. 震惊 当家属获知临终患者所患疾病无法治愈或病情已经进展至终末期时，会表现出十分震惊、不知所措、惊恐不安，难以接受既成的事实。这种震惊也会发生在临终患者故去后

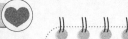

的最初阶段。亲属的言行举止可能会出现一些反常现象，以拒绝自己亲人已经死亡的事实。

2. 否认　临终患者经过一段时间治疗后，病情可能暂时有所缓解。亲属可能会怀疑医生的诊断是否有误，并幻想临终患者的疾病可以治愈，甚至会四处奔波打听，试图否定医生的诊断与预测。

3. 愤怒与怨恨　当临终患者的病情不见好转并日益恶化，确认医治无望时，家属就会产生愤怒或怨恨自己无助的情绪，行为上表现为烦躁不安、照顾临终患者不耐烦。但是，他们同时也开始逐渐接受临终患者即将死亡的事实，情绪有可能变得平稳些。

4. 悲伤与忧郁　这是家属从确认临终患者所患疾病已经无法治愈到临终患者故去后一两年的主要心理反应。他们常会有罪责感、失落与孤独感，陷入往日与临终患者相处的回忆中。故去亲人说过的话或留下的物件，都会引起他们的悲伤。

5. 理智及复原　家属已接受亲人逝去的事实，逐步从精神的痛苦中解脱出来，开始变得理智并努力寻找新的生活方向和方式，如重组家庭等。

上述临终患者亲属的心理发展过程中的各种情绪反应并非必然会发生，也不一定按顺序发展。随着临终过程的进展，多数家属在经历震惊、否认阶段后，逐渐变得冷静，能够尽力克制内心的悲痛、对临终患者的照料在态度和行动上都是积极的、主动的，与医护人员配合较好。但家人即将逝去的现实，仍然会给临终患者家属造成生理、心理和社会方面的压力。临终患者的治疗支出会改变原有的家庭经济状况，对原本平静的家庭生活产生冲击，甚至可能使家庭的精神支柱倒塌。在照顾临终患者期间，家属因情绪悲伤以及体力、精力和财力的消耗而心力交瘁，社交活动减少。隐瞒病情使得家属无法与临终患者分享内心的悲伤、愧疚、愤怒、恐惧、不安等负性情绪，导致身心疲惫。对于临终患者家属，要满足他们照顾临终患者的愿望，教会他们对临终患者予以一些力所能及的看护，如翻身、喂水等，使临终患者心理得到满足，也使家属在护理过程中得到心理慰藉，同时缓解家属在失去亲人之后的悲痛。应积极向家属解释临终患者的各种变化，减轻家属的疑虑，倾听家属的内心感受，并提供情感支持。另外，还应协助家属安排日常的家庭活动，利用有关的社会资源，维持家庭的完整性。

第四节　临终关怀的延续

随着社会的进步，生物—心理—社会医学模式逐渐向大健康模式转变，以家庭为中心的照护（family-centered care，FCC）符合新医学大背景下以健康为中心的照护模式，强调人的生理、心理以及社会的适应性。临终患者在生命弥留之际往往会回归家庭，在熟悉的家庭环境中，与亲人和熟悉的事物告别。因此，人文关怀也应延续到院外，其中对患者和家属的关怀更是临终患者照护工作的主题。

一、出院后关怀的延续

温馨及私密的家庭氛围是临终患者必需的环境条件之一。另外，还应组建以医生、护士、牧师、心理治疗师等组成的安宁疗护团队，在评估患者的需求后，为患者提供医疗护理、康复训练、情感支持等多样性的临终舒适照护服务，履行临终患者的生前预嘱，对家属给予心理疏导及支持，减轻家属的压力感和焦虑情绪等，这些都是关怀内容的延伸。

（一）履行生前预嘱

生前预嘱，是指人们在健康或在意识清楚且具有决策能力时，说明在不可治愈的伤病末期或临终时，是否需要某种医疗护理所做出的医疗照护选择。通过生前预嘱，患者可以明确地表达本人在生命末期希望使用何种医疗照顾，包括是否使用生命支持治疗（包括气管切开、人工呼吸机、除颤器、胸外心脏按压等），以及如何在临终时尽可能地保持尊严。

1. 生前预嘱的——"我的五个愿望" 生前预嘱所包括的这"五个愿望"最早是由美国律师基姆·托维所设计的。20世纪80年代，基姆来到世界著名慈善工作者特雷莎修女所创办的华盛顿特区"艾滋病之家"做全职志愿者。他在那里见到太多人面临死亡时的惊慌失措，又没有尊严，在病痛中苦苦地挣扎，于是想要设计一份生前预嘱，给患者面对死亡时一个选择和解脱。这"五个愿望"分别是：①我是否需要某种医疗服务；②我希望使用或不使用生命支持治疗；③我希望别人怎样对待我；④我想让我的家人和朋友知道什么；⑤我希望谁帮助我。

一般来说，心肺复苏（cardiopulmonary resuscitation，CPR）并非适用于每一位临终患者。心肺复苏通常适用于非预期死亡，如溺水、电击、急性心肌梗死、心律失常或猝死等情况。对疾病进展至终末期无法恢复，且死亡是可预期者，则不适用心肺复苏。因为对于这些临终患者而言，心肺复苏只是暂时使心脏搏动、呼吸恢复，延长数小时或数天的生命而已，但患者却要承受气管切开、除颤、心外按压等痛苦，因此，尊重患者的"五个愿望"，使患者自然地、有尊严地死亡，是生前预嘱的核心要义。

2. 生前预嘱的履行与实施 以人为本、尊重生命的终极延续就是生前预嘱的履行与实施，如果临终患者及家属可以对是否采取急救措施和生命支持措施做出选择，就应该尊重他们的选择，如可以选择不予急救、放弃生命支持措施、拒绝采取侵入性的维持治疗，也可选择心肺复苏、气管插管、机械通气、鼻饲和静脉输液等。临终患者放弃维持生命治疗是在死亡不可避免的情况下，"自觉"或"自我决定"的表现，与自杀或自我毁灭不同。因此，无论出院后患者的状态如何变化，都应履行和实施患者生前预嘱的内容，帮助其实现临终的愿望，使生命的存在价值和意义得到肯定。

（二）给予家属信息支持

以家庭为中心的安宁疗护中的重要环节之一是信息共享。因此，在患者出院后的照护工作中，医护人员可以多与家属面对面沟通或者通过网络社交平台沟通，多关心他们近期生活中的困扰和问题，给予他们足够的信息支持，全方位地感知患者家属最迫切的需求，将沟通化为无形的力量，让家属即使没有医护人员的陪伴也能战胜恐惧以及无助，增加他们参与医疗决策的积极性与信心。

（三）给予患者个体与家庭情感支持

尽管临终患者已经接受疾病诊断的事实，但是在弥留之际，仍然可能会出现越来越强烈的恐惧和煎熬，此时最好的情感支持便是亲人的陪伴。临终患者对亲属陪伴的需求是任何人都不能替代的。陪伴可以使临终患者不需要独自面对死亡的恐惧，使他们有勇气，能够理智地面对即将过世这件事，说出自己的心愿，完成人生道别。此时任何语言可能都是苍白无力的，最好的办法就是静静的陪伴，或是握着他（她）的手，或轻轻地抚摸他（她）的后背，或搂住他（她）的肩，让他（她）尽情地发泄，然后帮助他（她）擦干泪水。

对于临终患者家属，其所承受的压力也是巨大的。他们面对亲人备受折磨，要承受无助与无奈之苦，同时还承受着巨大的经济和社会压力。面对亲人的死亡，要承受的不仅是丧亲之痛，而且意味着可能失去家庭主要的经济来源等。因此，要尽可能了解临终患者家属的想法，教会家属进行一些力所能及的看护，使临终患者得到心理满足和慰藉。虽然我们能为他们做的事情很少，但是倾听和心理疏导会让他们感到放松，帮助分担一些生活照护会让他们恢复体力。另外，还应尽可能去寻找一些社会资源，包括政府和非政府组织为他们提供帮助，解决他们的实际困难。

二、死亡后关怀的延续

（一）尸体料理

尸体料理的操作应在临终患者抢救无数，经医生鉴定确认死亡后才可以进行。如果临终患

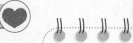

者家属当时没有在场，应该由两名医护人员清点死者的遗物。将死者的贵重物品进行登记，待临终患者家属到达后交给他们。

（二）善后处理

善后处理包括协助家属联系殡仪馆，组织实施遗体告别、追悼会或葬礼等。我国法律规定，殡葬服务由专门机构（民政部门）提供，与医疗机构无直接关联。因此，在预计临终患者即将逝去时，应当根据家属的具体情况给予相关的殡葬事宜辅导，包括殡葬流程、各项手续的办理，以及当地各相关部门的联系方式等。或者在患者离世后，可以帮助家属举办遗体告别仪式和追悼会等特色安宁疗护关怀服务，让亲人在已逝故人的缅怀和追思中放下执念，怀念过去，封存悲伤，让生命的谢幕再温情一点，从此生死两相安。

三、哀伤辅导

亲人的逝去是人生最大的悲哀之一。哀伤辅导就是协助人们在合理时间内抒发正常的悲伤情绪，让他们正常地经历悲伤，并从悲伤中恢复，找到新的生活目标，促进人们重新开始正常的生活。

1. 陪伴聆听，宣泄痛苦　当亲人死亡后，居丧者表现为麻木和不知所措时，成为一个好的听众比说教者更重要。应该紧握着他们的手，静静地陪伴，让他们自由、尽情地哭泣，宣泄内心的痛苦。此时的哭泣不是一种懦弱或束手无策的表现，而是一种很好的舒缓内心忧伤情绪的方法。

2. 协助表达愤怒情绪及罪恶感　当居丧者表现出对命运及医护人员的愤怒时，应鼓励他们以多种方式来发泄悲愤情绪。有时，居丧者会因丧失亲人而产生心虚及罪恶感，常常自责对死者照顾不周，未尽到责任，应协助他们通过具体的问题将自责和内疚表达出来，帮助他们说出因悲伤而产生的非理性的、不符合现实的认识和想法。

3. 鼓励家庭成员相互安慰　要通过观察发现家庭中的"坚强者"，鼓励他们相互安慰，给予那些极度脆弱的居丧者安慰和支持。对死者亲属要进行追踪式服务和照护，医护人员应该清楚哪一位成员最需要帮助，需要哪些方面的照护，并定期访视。家属也要积极配合医护人员的工作，亲属之间相互安慰、相互照顾，尽快消除悲伤，顺利度过居丧期。

4. 尽量满足家属的需求　亲人的眼泪与祈祷并不能避免死亡。经历丧亲之痛时，应尽量满足家属的要求，无法做到的要善言相劝，耐心解释，以取得他们的谅解和合作。应对居丧者进行身心照护，帮助他们以积极的态度去面对现实、面对生活，并提供必要的信息及更多的服务，对某些家属的过激言行应予以容忍和谅解。

5. 协助完成葬礼，解决实际困难　丧葬服务是一种尊重亡者遗愿和生者意愿的表现，也是给予家属的一种心理补偿。国外有一些安宁疗护机构常与殡仪馆合作，提供一系列的丧葬服务、减轻家属为操办丧事所耗费的精力和经济负担，帮助家属接受"亲人已逝"的事实，尽早摆脱悲痛，适应新的生活。天津市鹤童老年公寓安宁照护所近年在此方面也进行了尝试。他们设立了丧葬服务设施：存放尸体的太平间，摆放逝者遗体的灵堂，供轮流守灵的家属使用的休息室等。他们还遵照亡者当地风俗习惯或宗教仪式允许家属进行守灵、吊唁、做法事等活动，陪同家属送死者火化，并进行火化以后的家访工作，这些均得到死者家属的认可和赞扬。良好的丧葬服务将赋予安宁疗护更多的社会学意义，使安宁疗护工作的内涵更加深刻。

6. 亲人去世后，家庭中会有许多实际问题需要处理，应深入了解他们的实际困难，并积极地提供切实的支持和帮助。如生活经济困难问题、家庭分解后子女抚育和受教育问题、遗产分配中的法律问题等，均需通过社会支持等协助解决。家属也应该努力从悲伤中解脱出来，克服各种困难，重建新的生活。

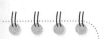

7. 协助生活的重建 对于居丧者而言，应当建立新的人际关系和生活方式，以重新开始和组织自己的生活。协助居丧者对死者做出感情撤离，而与他人形成新的人际关系，这样可以填补其内心的空虚，并使居丧者在新的人际关系中得到慰藉和欢乐，但是要注意切入的时间必须适当。协助居丧者重新建立新的生活方式，去寻求新的经历与感受。要鼓励居丧者参加各种社交活动，因为参加活动本身就是复原，就是治疗。通过与朋友和同事一起看电影、听音乐、聚餐、聊天等，使居丧者得以抒发内心的忧伤，获得心理的快感，从悲伤中解脱出来。在哀伤辅导过程中还应注意居丧者在文化背景、宗教信仰、性格特征、兴趣爱好、悲伤程度、悲伤时间及社会风俗等方面的个体差异。

8. 必要时进行心理治疗 一些家庭成员由于过度哀伤和悲痛，可能造成精神创伤和心理障碍，甚至会诱发其他疾病，所以应予以必要的治疗。家庭哀伤辅导的实施，主要是由安宁疗护工作者或医护人员中的心理医生来进行的。但是家属如果面临居丧期的悲伤问题，也可以在上述原则的指导下，认识到自己悲伤的原因、表现以及缓解方法，从自我的角度对悲伤情绪加以适当的释放。另外，他们还可以对处于悲伤中的其他亲属进行哀伤辅导，共同度过居丧期的悲伤状态，重新面对正常的生活。叙事医学发起人 Rita Charon 曾这样说道："生死之间有一条冥河，医护人员就是穿行于这条河流的摆渡人，摆渡人的工作不是绝地反击，也不是逢凶化吉，而是深情的陪伴、呵护、见证，这将给患者带来灵性的抚慰，让患者在陪伴与抚慰中与死亡和解，陪伴者也会重新发现生命的意义。好的医护人员不是能够彻底击退疾病和死亡的人，而是能够帮助患者在面对疾病与死亡威胁时却仍然充满温情与勇气、能够给患者灵性关怀的人。疾病终末期患者最绝望的不是疾病和病痛本身，而是极为强烈的被抛弃感、无意义感，灵性世界的崩塌让他们感到无比痛苦"。

【案例分析】病逝

潘爷爷是一位医生，一生助人无数，迎接过诸多新生命的到来，"优生"观念深入其心。如今潘爷爷已经 90 岁高龄，然而在生命的最后一段旅程中，潘爷爷却希望能够快速死亡，不为自己选择"善终"。在安宁疗护的抉择上，一直表现出悲观态度，总想要放弃生命，忍受疾病痛苦，拒绝舒缓性治疗。邻居李老师是护理专业的资深教授，一直关心潘爷爷的健康，不仅经常上门看望，关爱潘爷爷和他的家人，而且定期随访，对潘爷爷的照护工作进行指导，以下是李老师与他的几段对话……

对话1

李老师：潘老师（李老师对潘爷爷的称谓）您好！很抱歉，今天接到您爱人蒋老师的电话比较突然，所以没有搞清状况就想给您测血糖，主要担心您血糖低而导致昏迷。听到您的心声，我完全理解您的自尊和心愿，也和您在北京的姐姐沟通了，尊重您的意愿，今天下午和我爱人一起自驾陪女儿去南京师范大学领毕业证，顺便拿回行李，争取 15 号带她去看您。其实，除了肠梗阻，您的其他器官功能还是正常的。如果觉得饿了，就喝一点流质饮食，不要刻意绝食。临终关怀不等于没有对症舒缓，只要不吐，就不要拒绝食物，注意补充电解质。您活着对蒋老师还是安慰哈！多尿可能与前列腺问题有关，所以喝的水还是要放点糖和盐。等等心一，她说要来看您，接受您的指导！白天多闭眼休息吧！能喝，想吃，只要排便还通畅，就尽量吃一点点食物。明天我给您送点鲫鱼豆腐汤过来，通气，补钾！

患者潘爷爷：千万不要，一点东西都吃不下。你太忙，我要吃的我的干女儿宇新都会做。我想尽快解脱，一切都是多余的。

李老师：不能强制自己，死亡也和生存一样要顺其自然，不能强求！您想见见其他亲人吗？我在想是否要帮您联系？

患者潘爷爷：不要告诉他们了，大家都会悲伤。

李老师：好的。

对话2

患者潘爷爷：行善得乐得行善，知足常乐常知足，老有所乐老何乐？自得其乐何来乐？

李老师：这几天您感觉如何？有什么需要的让宇新电话告诉我啊。

患者潘爷爷：谢谢你了，你多保重！

对话3

患者潘爷爷：太阳无声，却让全球光明，花开无声，却点缀四季美景，文字无声，却道出人间真情，惦记无声，却温暖彼此心灵！早上好！

李老师：感恩无声的牵挂和问候，累了发个表情即可，不需要太多文字，早安！

对话4

患者潘爷爷：每天的问候，不是为了感动谁，而是一种甜蜜的牵挂。人与人相处，诚实、善良是根本，你给我一个信任，我给你一份真诚。人生路上，感恩最美的相遇！珍惜最纯朴的友情！朋友！早上好！

李老师：感恩您每天的问候，现在的我觉得，自己学了那么多安宁疗护知识和技术，对您这位大医生却束手无策，很无奈。我带的博士也在做基于中国传统文化仁道基础的安宁疗护理论构建与应用的课题。明后天我想带她去看看您，想让您了解一下为了家人的放弃需要怎样的勇气和毅力，不知您是否同意？主要是在这个过程中构建来自患者对生命和死亡的认识。我的爱徒也很诚实、善良，我想让他看到具有高尚情怀的专业医者，是如何走过生命最后一段旅程的。如果您不同意可以直接告知我，希望最后您始终无痛、宁静！

患者潘爷爷：最好不要来打扰我，我实在很累，于事于我都无益，谢谢了，也谢绝了。

李老师：好的，您累了就闭眼休息一会儿。如果疼痛、肿胀难忍，可以用一些止痛药！我明天送过来！

患者潘爷爷：不需要，家中已备。谢谢了！你忙你的吧！

李老师：好的，您闭目养神吧！

对话5

患者潘爷爷：人活九十年事高，夫妻白首偕老知足！

李老师：潘老师一生助人无数！生命尤为珍贵，只要活着不痛，就不可轻易放弃，感恩您！

患者潘爷爷：人活着很好，开心更好！祝福大家早上好最好！

李老师：活着，不仅为家人，也为自己，更为牵挂的人，如果痛了，就接受药物。新的安宁疗护，不排除减轻痛苦的药物，祈祷您无痛、安宁！

对话6

患者潘爷爷：祝福大家健康快乐！

李老师：宇新在北京也有一大家子需要照顾。看您目前的状态，"阎王"还不肯收您，因为您在人间是送子观音，做了很多善事。我个人觉得去医院临终关怀病房比较合适。他们蒋院长我认识，不会强迫您进行侵入性治疗的。我也会常去关心，蒋老师可以陪在您身边。医院营养餐也不错，如果想吃特殊的食品，我也可以给您做。在医院住多久都没关系，生命最后一公里也要顺其自然。在家里固然好，但人力成本太高。宇新抛开家人悉心照顾您，确实很不容

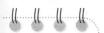

易。减轻她的负担也是您选择善终的目标，珍惜活着的每一天，不刻意、不强求。不当之处见谅！

对话7

患者潘爷爷：炎炎三伏天，绵绵牵挂情；甜甜问候语，句句暖人心；愿一切顺心如意，健康快乐！清凉度伏！早上好！

李老师：多喝水，您可以试着起床站一下是否有头晕。下肢肌肉都萎缩了，让陪护扶着动一动，可以促进肠蠕动！

对话8

李老师：要不今天中午您给潘老师做一点蛋炒饭，放在他床头，试试？满足他的欲望？

潘爷爷家人：好的，没有问题，您放心吧！

对话9

李老师：潘老师好！我已回家，等会儿抽空去看您，几天未收到您的信息了，不知您是否安好，念！

潘爷爷：虚弱，你忙你的吧。

李老师：好的，我一会儿就过来！

对话10

潘爷爷家人：真诚感谢您百忙之中一直挂念着他老人家，谢谢您！我刚才告诉他您送来了鲜肉月饼和白兰花，并让他看了您发给我的微信。他让我转告他对您的谢意！月饼他不想吃就没有吃。这几天他有恶心症状，米汤也没有喝，只喝了些水，看看过两天是否能有好转。只要他自己没有什么痛苦就顺其自然吧！

李老师：是的，白天他想睡就让他睡吧！

经过近2个月的跟踪家访，李老师取得了潘爷爷和他家人的信任，建立了深厚的友谊。潘爷爷无痛、顺心地走完生命的最后一段旅程，了无遗憾，安详、平静地离世。家人的照护负担解除，内心得到宽慰，回归了正常生活。

 思考题

1. 请谈谈你对"优逝"的理解。
2. 与一般患者相比，临终患者的生理及心理有哪些特殊之处，需要如何进行关怀？
3. 临终患者的照护工作中，哪些措施可以体现关怀？

（王亚玲　李惠玲）

第十二章　重大传染病疫情下的医学人文关怀

数字资源

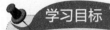
学习目标

通过本章内容的学习，学生应能够：

识记： 能陈述常见传染病的流行病学特点及预后；能复述重大传染病康复期的定义和阶段分期；能描述症状发作期患者隔离关怀的基本概念；能说出危重症期人文关怀的特点。

理解： 能分析无症状病原携带者、症状发作期及危重症患者的心理特点和需求。

运用： 能应用恰当的人文关怀方式和沟通技巧对重大传染病患者进行心理支持及人文关怀。

　　随着科技的进步和医疗水平的提高，我国目前已经在传染病防控、治疗等方面有了极大的进步，但当重大传染病疫情发生时，许多患者仍有各种各样的心理应激问题，包括恐惧、焦虑、抑郁、强迫，以及创伤后应激障碍（post-traumatic stress disorder，PTSD）等。如果患者的心理问题没有得到很好的解决，就有可能导致机体免疫力降低，甚至可能诱发公众的非理智群体行为，不利于疫情的缓解。在 2020 年上半年暴发新型冠状病毒肺炎（Corona Virus Disease 2019，COVID-19）（简称新冠肺炎）疫情期间，由于病毒的快速扩散，同时在初始阶段缺乏有效的治疗方案，人们可能处于各种负

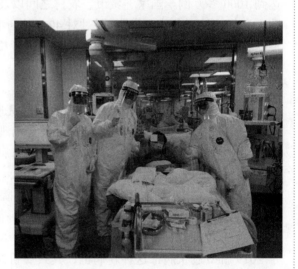

图 12-1　江苏省援武汉黄石抗疫总指挥鲁翔教授团队

面消息的强烈刺激之中，对于疫情发展事态无法进行科学的评判，导致一些患者出现不安、担忧、焦虑、抑郁、无助、恐惧、愤怒等表现，严重者可能同时伴有晕眩、呼吸不畅、心动过速、厌食、入睡困难或突然惊醒等症状，对患者的身心健康产生了极大的损害。因此，医务人员在重大传染病疫情期间，对患者和家属提供及时、有效、恰当的心理支持和人文关怀是十分重要的。

第一节　无症状病原携带者的诊疗与医学人文关怀

　　感染是病原体和人体之间相互作用、相互斗争的过程。在一定的环境条件影响下，根据人体防御功能的强弱和病原体数量及毒力的强弱感染过程可出现五种不同的感染形式，即清除病

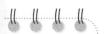

原体、隐性感染、显性感染、病原携带状态和潜伏性感染。其中，病原携带状态是指病原体侵入人体后在体内继续生长繁殖，而人体不出现任何疾病状态，这是人体防御能力与病原体的一种相持状态的表现，因此，在这种状态下，人体携带病原体并能排出病原体，成为传染病流行的传染源。

一、COVID-19 等急性传染病病原携带者的诊疗与医学人文关怀

新型冠状病毒肺炎（COVID-19）是在 2019 年末开始流行并迅速威胁全球人类健康的新发传染病，疫情暴发仅三个月内即引起全球 100 多个国家，超过 60 万人感染。因此，发病人数的迅速增加以及越来越多的人际传播证据表明，2019 新型冠状病毒（2019 new coronavirus，2019-nCoV）比严重急性呼吸综合征冠状病毒（severe acute respiratory syndrome coronavirus，SARS-CoV）和中东呼吸综合征冠状病毒（Middle East respiratory syndrome coronavirus，MERS-CoV）具有更强的传染性。新型冠状病毒感染患者和无症状携带者是 COVID-19 的主要传染源。新型冠状病毒携带者是指新型冠状病毒核酸检测呈阳性且无临床症状、影像学检查未见肺炎等异常的人群。

（一）流行病学

世界卫生组织（WHO）在 2020 年 10 月 5 日的通报中指出，根据"最确切推算"表明，全球约有 10% 的人口可能已感染新型冠状病毒，是确诊病例数的 20 倍以上。流行病学调查数据曲线显示，新冠肺炎大流行仍在发展，北半球疫情呈上升趋势，截至目前死亡病例数量达到 1000 多万例。国家、城市、农村之间以及不同群体之间疫情形势各不相同，"世界大多数人口仍然处于危险之中"。通过对 40% 的新型冠状病毒携带者的调查研究发现，无症状病毒携带者的病毒载量与 2019-nCoV 感染患者相似。无症状携带者虽没有发病，但仍有可能传播疾病。

（二）预后

新型冠状病毒携带者核酸检测呈阳性，无临床症状及影像学改变，但是在病毒复制水平及机体免疫力等发生变化的情况下可能会出现临床症状，成为新型冠状病毒感染患者。因此，疾病的发生与否取决于机体免疫功能和病毒致病力两者之间的一种较量。武汉大学中南医院发表在《JAMA》杂志上的文章指出，有 4 例 COVID-19 患者经抗病毒治疗后连续 2 次 RT-PCR 检测结果均为阴性出院，但在出院 5 ~ 13 天 RT-PCR 检测结果再次为阳性，而患者无症状，胸部 CT 无变化，表明至少有一部分康复患者仍然可能是病原携带者。但出院"复阳"患者没有再发生传染其他人的现象，有一部分患者再检测时又转为阴性。因此，对于 2019 新型冠状病毒这种新病毒，其致病机制、疾病的全貌和病程特点还有待进一步深入研究。

（三）治疗

2019-nCoV 无症状携带者可以不接受抗病毒治疗。有研究表明，对无症状携带者进行抗病毒治疗后，病毒核酸检测仍未转为阴性，同时还有出现药物性肝损伤等风险。因此，在患者出现临床症状前进行药物干预可能更加安全。但考虑到患者可能没有意识到携带病毒，他们可以在不改变原本生活方式的情况下感染更多的人群，因此，早期识别聚集性疫情，及时隔离，密切观察是管理好病原携带者的重要策略。

（四）人文关怀

新冠肺炎疫情来势凶猛，已造成的灾难远远超出人们的预期。不断上升的确诊人数和死亡人数，隔离时间的不确定性，治疗结果的不可预知性以及人们工作、生活等方面的不便利，使大多数人出现应激反应，恐慌情绪也随之而来。随着时间的推移，人们开始出现焦虑、愤怒、抑郁、孤独、安全感缺乏甚至完全失控的状态。对新型冠状病毒携带者而言，由于疾病的特

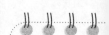

点，多数患者更担心在免疫功能下降等情况下转化为有临床症状的新冠肺炎患者，因此病原携带者内心的煎熬和心理危机更为突出，更需要予以积极的心理指导和建设。耐心地倾听并鼓励当事者表达内心的感受，对其情绪的宣泄表示理解和同情，使其培养兴趣，转化内心危机，也是保持乐观精神、鼓励其积极面对的好方法。

二、HIV 感染者 /AIDS 患者的诊治与医学人文关怀

获得性免疫缺陷综合征（acquired immunodeficiency syndrome，AIDS）简称艾滋病，其病原体为人类免疫缺陷病毒（human immunodeficiency virus，HIV），亦称艾滋病病毒。目前，人类免疫缺陷病毒（HIV）感染者（HIV 感染者）和 AIDS 患者逐年增多，已成为严重威胁我国公民健康的重要公共卫生问题和社会问题。

（一）流行病学

联合国艾滋病联合规划署（The Joint United Nations Programme on HIV/AIDS，UNAIDS）统计显示，截至 2020 年底，全球存活 HIV 感染者 /AIDS 患者 3770 万人，当年新发 HIV 感染者为 150 万人，有 2750 万人正在接受高效联合抗反转录病毒治疗（highly active anti-retroviral therapy，HAART）（又称鸡尾酒疗法），在继续推行综合强化干预措施的基础上，提出"90-90-90 策略"，即存活的 HIV 感染者 /AIDS 患者 90% 被检测出，确诊的 HIV 感染者 /AIDS 患者 90% 接受规范的 HAART，接受治疗的 HIV 感染者 /AIDS 患者 90% 达到病毒被抑制。我国截至 2020 年 10 月底，报告的现存活 HIV 感染者 /AIDS 患者 1045 000 人，当年新发现 HIV 感染者 /AIDS 患者 112 000 人（其中 95% 以上都是通过性途径感染），2019 年报告死亡 20 999 例。

（二）预后

HIV 主要侵犯人体免疫系统，包括 $CD4^+T$ 淋巴细胞、单核巨噬细胞和树突状细胞等，主要表现为 $CD4^+T$ 淋巴细胞数量不断减少，最终导致人体细胞免疫功能缺陷，引起各种机会性感染和肿瘤的发生。从 HIV 初始感染到疾病终末期是一个较为漫长、复杂的过程。在这一过程的不同阶段，与 HIV 相关的临床表现也是多种多样的。根据感染后临床表现及症状、体征，可以将 HIV 感染的全过程分为急性期、无症状期和艾滋病期。急性期通常发生在初次感染 HIV 后 2 ~ 4 周。大多数患者临床症状轻微，持续 1 ~ 3 周后缓解。临床表现以发热最为常见，可伴有咽痛、盗汗、恶心、呕吐、腹泻、皮疹、关节疼痛、淋巴结肿大及神经系统症状。若机体免疫系统不能完全清除病毒，将转为慢性感染，进入无症状感染期，一般为 6 ~ 8 年。由于 HIV 在感染者体内不断复制，使机体免疫系统受损，$CD4^+T$ 淋巴细胞计数逐渐下降。艾滋病期为感染 HIV 后的终末阶段。患者 $CD4^+T$ 淋巴细胞计数通常小于 < 200 个 / μl，血浆病毒载量明显升高。此期主要临床表现为 HIV 感染相关症状、体征及各种机会性感染和肿瘤。

（三）诊治

HIV 感染者 /AIDS 患者的诊断需结合病史（包括不安全性生活史、静脉注射毒品史、输入未经抗 HIV 抗体检测的血液或血液制品、HIV 抗体阳性者所生子女或职业暴露史等），同时需结合临床表现和实验室检查等进行综合分析，慎重做出诊断。对于成人、青少年及 > 18 月龄的儿童，符合下列任意一项者即可诊断 HIV 感染：① HIV 抗体筛查试验呈阳性和 HIV 补充试验呈阳性（抗体补充试验呈阳性或核酸定性检测呈阳性，或核酸定量检测 > 5000 U/ml）；② HIV 分离试验呈阳性。对 HIV 感染者 /AIDS 患者的治疗是希望降低 HIV 感染的发生率和HIV 感染者病死率，降低 /AIDS 相关疾病的发病率和病死率，使患者获得正常的期望寿命，提高生活质量；最大限度地抑制病毒复制，使病毒载量降低至检测下限并减少病毒变异；重建或者改善机体免疫功能；减少异常的免疫激活；减少 HIV 的传播，预防母婴传播。因此，一旦确诊 HIV 感染，无论 $CD4^+T$ 淋巴细胞水平高低，均建议取得 HIV 感染者 /AIDS 患者或家属

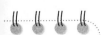

知情同意后立即开始进行 HAART 治疗，并加强依从性管理，终生治疗。

（四）HIV 感染者 /AIDS 患者的人文关怀

HIV 新发感染者的心理问题表现尤其突出，主要是由于诊断、治疗、预后，以及家庭和社会歧视等方面因素对他们造成的压力，包括以下几方面：①疾病本身，HIV 感染者对疾病的认识不足，因此处于对自身健康担忧的状态，一旦确诊，便会对患者造成极大的心理压力。同时，AIDS 目前尚无法治愈，属于一种慢性疾病，需要终生服药。此外，该病具有传染性，HIV 感染者担心将疾病传染给家人，希望得到亲人、朋友的理解和支持，却又不敢靠得太近的心理，也给他们造成了很大的困扰。②歧视，HIV 感染者容易遭到来自社会和家庭等方面的歧视，心理上产生强烈的不确定感，甚至出现严重的心理问题，给治疗与关怀带来极大障碍，给防治工作造成很多负面影响。只有加强对 AIDS 的正确认识，消除歧视，才能从根本上缓解 HIV 感染者的心理问题。③其他方面，HIV 感染者可能面临失去亲人、家庭经济状况下降、自身工作受影响等多方面的巨大压力。得不到足够的情感支持，疾病对工作、经济和物质生活产生极大的的影响，也是造成 HIV 感染者 /AIDS 患者不健康心理问题的普遍因素。

因此，临床医护团队需要对 HIV 感染者 /AIDS 患者予以药物治疗、人文关怀、心理咨询等社会心理综合关怀，为他们提供全方位支持，有利于促进疾病恢复，尤其对于帮助患者树立正确的人生观，提高生活质量，具有不可替代的作用。同时，随着 HIV 感染者生存期的延长，需要特别关注年龄对 HIV 感染者的影响，需要注重评估老年综合征的发生，警惕各种非 AIDS 相关疾病（如代谢综合征、心脑血管疾病、慢性肝病和骨骼系统疾病等）的发生，以多学科的视角和团队协作，建立全程综合诊治和服务关怀的管理模式。

三、乙肝病毒携带者的诊治与医学人文关怀

乙肝病毒携带者是指感染乙型肝炎病毒后，机体内存在病毒，但无临床相关症状、体征、无相关的生化改变，仅在检查时才能发现的人群。乙型肝炎病毒携带者有两个临床特点：①病毒相关指标检测呈阳性，如乙型肝炎表面抗原（hepatitis B surface antigen，HBsAg）呈阳性；②肝功能处于正常范围。

根据乙型肝炎病毒复制的活跃程度，可以将乙肝病毒携带者分为 HBV DNA 阴性的乙肝病毒携带者和 HBV DNA 阳性的乙肝病毒携带者。HBV DNA 阴性的乙肝病毒携带者乙型肝炎表面抗原（HBsAg）呈阳性，一般情况下，HBeAg 也呈阴性。HBV DNA 阳性的乙肝病毒携带者 HBsAg 呈阳性，HBeAg 呈阳性，但也可以由于病毒变异导致 HBeAg 呈阴性。

（一）流行病学

乙型肝炎病毒感染是全球性问题。世界卫生组织报道，全球约有 2.57 亿感染者。目前，我国一般人群乙型肝炎病毒感染发生率为 5%～6%，约有 7000 万个乙型肝炎病毒感染者，其中，无症状携带者约有 5000 万个，这是一个庞大的人群。

（二）预后

1. HBV DNA 阳性的乙肝病毒携带者　虽然此类人群肝功能正常，但当病毒复制水平、机体免疫力等发生变化时，可能会出现肝功能异常，成为慢性乙型肝炎患者。婴幼儿感染乙型肝炎病毒后，90% 表现为乙肝病毒携带者，病毒复制活跃，由于机体免疫系统对病毒清除功能不足，所以这个阶段肝功能基本正常。但随着患儿的生长、发育，免疫功能逐步增强，开始出现免疫识别，并清除乙型肝炎病毒，患儿即开始出现肝功能异常，并逐渐演化成慢性肝炎。因此，对于 HBV DNA 阳性的乙肝病毒携带者必须定期进行肝功能、B 超等检查，对少数患者怀疑有隐匿性肝炎时还应该行肝穿刺术取肝组织行病理学检查，关注乙肝病毒携带者是否向慢性乙型肝炎转化。有肝癌家族史的乙肝病毒携带者长期高病毒载量肝癌发生率是正常人群的 20 倍，因

此，应严格进行病毒学、肝功能、肿瘤学等各项指标检测，进行综合判断。

2. HBV DNA 阴性的乙肝病毒携带者　此类人群一般由 HBV DNA 阳性的乙肝病毒感染者经过自发性的免疫清除或药物治疗后，HBV DNA 由阳性转为阴性，HBeAg 阳性也转为阴性。这种病原携带者体内对乙型肝炎病毒免疫清除功能相对较强，病毒复制微弱，外周血测不出完整的病毒颗粒，肝功能往往正常。甚至极少数病原携带者可以发生 HBeAg 转阴，而恢复健康。

（三）诊治

对乙肝病毒携带者，一般不需要进行抗病毒治疗，但一些特殊情况下，也需要考虑抗病毒治疗。

1. 乙型肝炎表面抗原（HBsAg）低水平携带者的抗病毒治疗　可以考虑增强携带者免疫力，促使 HBsAg 转阴，达到临床治愈。临床实践表明，HBsAg < 1500 IU/ml 时，维持 1 年的长效干扰素治疗可以促使 40% 的携带者 HBsAg 转阴，并且治疗前 HBsAg 水平越低，疗效越好。

2. 特殊人群的抗病毒治疗

（1）有肝癌家族史的 HBV DNA 阳性的乙肝病毒携带者：发现后应予以抗病毒治疗，常规应用恩替卡韦、替诺福韦或干扰素。

（2）孕妇：HBV DNA 阳性的孕妇有发生母婴传播的风险，必须接受安全、有效的抗病毒治疗。一般选择替诺福韦或替比夫定等抗病毒治疗，治疗时机目前推荐为妊娠满 3 个月至分娩后。分娩 24 小时内对新生儿注射乙肝免疫球蛋白和乙肝疫苗。

（四）人文关怀

大量研究表明，尽管乙肝病毒携带者的生存环境已显著改善，但仍存在一些明显的问题：①隐形的就业歧视，尽管《中华人民共和国劳动法》规定不得对一般职业设定乙肝病毒携带者限制，但仍有一些中小企业违反法律规定，对求职者筛查乙型肝炎表面抗原，以其他理由给乙肝病毒携带者设置就业障碍。②社交压力，乙肝病毒携带者在工作、生活中常会感到周围人群刻意与自己保持距离，就像一层无形的屏障，阻隔乙肝病毒携带者与同事、朋友间的深入交流。③婚姻、家庭的压力，这是非常普遍的现象。普通人群对乙肝病毒携带者的远期预后、乙型肝炎病毒传播途径等存在误区，回避与乙肝病毒携带者结婚、组建家庭，因婚前检查发现对方携带乙型肝炎病毒而分手的现象屡见不鲜。另外，乙肝病毒携带者的夫妻间亲密行为、性生活因害怕传播病毒而终止，夫妻分餐、分房居住等现象也很常见，严重影响了乙肝病毒携带者的婚姻和家庭的稳定性。

上述现象不仅是乙肝病毒携带者的个人问题，更是社会问题，影响个人的生存和发展，个体及家庭的幸福，社会的和谐、稳定。除了国家层面出台各项保护乙肝病毒携带者的法律、法规外，人文关怀对于改善乙肝病毒携带者的生活状态和生活质量也非常重要。

尊重乙肝病毒携带者的隐私权是最基本的人文关怀。由于文化背景、教育水平的差异，虽然不能消除所有对乙肝病毒携带者的歧视和恐惧，但应保护病原携带者的隐私权，让其周围的人群不产生上述反应，避免病原携带者被歧视和孤立。

引导正确、和谐的社会舆论，以平常心和态度对待乙肝病毒携带者。不刻意回避，也不刻意强调保护，过分强调保护实际上也会间接使得乙肝病毒携带者处于被孤立的局面。

对乙肝病毒携带者及时予以心理疏导是重要的关怀措施。心理障碍的出现有多种原因，所以心理疏导要注意其针对性。应当引导乙肝病毒携带者勇敢面对现实、面对社会。学会宽容和理解别人的误会，求同存异，不刻意要求每个人都能理解自己，对他人宽容也是对自己的宽容。以携带乙型肝炎病毒的杰出人物为榜样，引导乙肝病毒携带者确立积极向上的人生目标，把兴趣从关注自身健康部分转移到实现人生目标，在不断进步中逐渐恢复心理健康

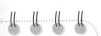

状态。

第二节　症状发作期的隔离与医学人文关怀

传染病不仅会造成患者机体损伤，还会使其心理备受煎熬，尤其是处于症状发作期的传染病患者需要自行隔离治疗，常会伴有巨大的精神压力及各种心理问题，如孤独、无助，渴望亲情；恐惧、焦虑及抑郁；担心传染病被污名化，产生负罪感等，从而导致患者对治疗的依从性差，使诊治难度增大，影响患者的治疗及预后。因此，医护人员在对症状发作期患者进行积极治疗的同时，也应关注患者的心理变化，将人文关怀融入患者的诊疗方案中，关心、尊重患者，增强其战胜疾病的信心，从而加速身心康复，以达到更好的临床治疗效果。

一、概念

（一）隔离

严格意义上的隔离，是指采用科学方法和有效措施，把处于传染期的患者、可疑患者或病原携带者与其他人群分开，防止病原体从患者及携带者传播给他人。

（二）症状发作期的关怀

医护人员运用专业知识对症状发作期的隔离患者提供积极治疗的同时，还应尊重患者的唯一性、独特性，满足患者作为人所具有的生理、心理、精神和社会需求而自觉采取的各种积极的关怀态度、行为，从而提高患者的配合度，增强患者战胜疾病的信心，促进患者早康复。

二、症状发作期患者的心理特点

（一）孤独、无助

患者孤身一人与外界隔离，家属既不能陪护，也无法探视，可使患者感到被抛弃，产生孤独、无助的感受。有研究显示，这种孤独、无助常见于被隔离或住院1周之内，如果不能得到有效的缓解，往往会诱发严重的焦虑和抑郁，并严重影响患者对治疗的依从性。

（二）悲观、敏感

传染性疾病具有病程长、难根治的特点，且症状发作期患者正处在治疗的关键时期，易产生悲观情绪和敏感、猜疑等心理。他们往往因病情不能迅速好转而感到悲观，也常因病情反复发作而苦恼。由于治病心切，有些患者会像海绵吸水一样搜集与疾病有关的信息，对周围的事物特别敏感，经常揣度他人尤其是医生或护士谈话的含义。

（三）焦虑、抑郁

症状发作期患者由于担心疾病的转归，害怕疾病无法治愈，加之对亲人的思念和牵挂，导致精神压力较大，容易出现恐惧、焦虑，甚至抑郁心理。主要表现为少言寡语，行为孤僻，抑郁、苦闷，经常被失望、无援及孤立、凄凉的情感所困扰，对事业和生活失去信心，精神上感到非常痛苦。

（四）负罪感

由于传染病具有很强的传染性，所以人们对患者总是望而生畏。患者会感受到旁人对自己的恐惧，或想象他人的非议，担心邻居、同事甚至亲人对自己或家庭成员产生歧视、偏见和疏远，并产生自卑心理，以至于很多患者出院后长时间不敢出门，害怕被社会所关注。同时，患者对被自己传染或被隔离观察的亲人、朋友的担心也会与日俱增，从而产生强烈的负罪感，可能会诱发更严重的心理问题。

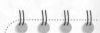

四、症状发作期人文关怀的要点

（一）尊重患者，富有同理心

处于症状发作期的患者承受着病痛的折磨，心理较为敏感、脆弱，渴望专业的救助与安慰。因此，医护人员的关怀对这一时期的患者具有十分重要的意义。对症状发作期的患者，医护人员应富有同理心，充分尊重和理解患者，带给他们温暖，给予他们希望。

（二）积极沟通，要耐心、细心

医护人员应耐心、详细地为患者讲解疾病相关知识，引导患者正确对待疾病，尽量满足患者的需求，拉近医患之间的距离。医护人员的言行要使患者感到真诚、温暖、可信、可敬，密切的医患关系，会使他们感到医护人员是精神上的依靠。

（三）敏锐观察，满足需求

医护人员要有相应的心理学知识和敏锐的观察力，及时了解患者的思想动态，掌握其病情变化。针对患者在住院期间不同的心理特点，应当采取不同的方法和手段，解除患者的思想顾虑，给予患者心理安慰，使患者树立战胜疾病的信心，以愉快的心情接受治疗，才能在治疗过程中取得最佳效果，促进早日康复。

五、症状发作期人文关怀的实施

对于孤独、无助的患者，医护人员应该主动亲近，多与患者交谈，多问候，多关怀。患者家人不能在身边，医护人员就要了解患者的思想状况及其所想、所需、所求，做好心理疏导工作。可组织一些有益于身心健康的活动，如读书、看报、听音乐或散步等。在条件允许的情况下，可通知家人多来看望。对于悲观、敏感的患者，忌谈论各种不良预后以及其他患者因此病去世等。应当向患者介绍传染病的发生、发展过程，隔离时间及隔离治疗的意义，使患者意识到治疗期间采取隔离防护措施的必要性，而非冷淡与歧视。用通俗的语言引导患者正确认识疾病，使患者消除自卑感，积极配合治疗。对于焦虑、抑郁的患者，要经常与其进行沟通，使其了解疾病的传染性、传播途径以及预防措施。劝导患者真正接纳疾病并且正确地对待。针对不同患者的具体情

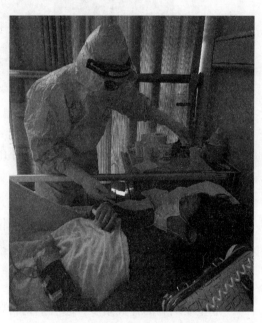

图 12-2　苏州大学附属第一医院援鄂护士钱红英

况，要使其理解传染病并不可怕，只要积极配合治疗是可以治愈的，从而增强患者战胜疾病的信心。对于担心传染病被污名化而产生负罪感的症状发作期患者，医护人员应充分了解其心理活动特点及其情绪变化，并给予理解和尊重，同时做好家属及单位的工作，妥善解决患者所担心的人和事，尽量消除患者的顾虑，减轻和消除患者的负罪感，使其能安心接受治疗和护理，促进疾病早日康复。

第三节　危重期的救治与医学人文关怀

随着医学技术的发展，医疗服务逐渐一体化、系统化，对服务对象表现为多维度、多层次、全过程的关注和关爱，特别是对危重期患者，主要以挽救生命、提高抢救成功率、促进患

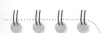

者康复、减低伤残率、提高生命质量为目的。急危重症患者随时可能有生命危险，如果医务人员只关注患者的生命体征、脏器功能以及诊疗方案，则很容易忽略患者精神和心理层面的需求，从而造成一系列新的临床问题及心理问题。

一、概念

危重期是指患者病情处于紧急、危险的时期，生理功能不稳定。医护人员应通过的专业和技能，以人性、人道的观念对生理功能处于不稳定的危重期患者实施救治，敬畏、尊重并关爱患者、患者的生命及身心健康，最大限度地为危重患者着想，并在临床工作中体现人文关怀。

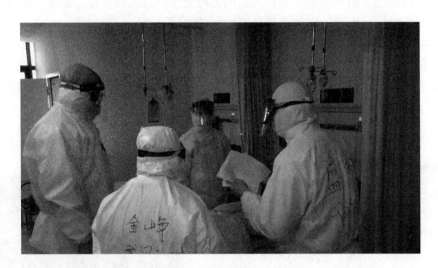

图 12-3　苏州大学附属第一医院援鄂专家陈祖涛主任床边查房

二、危重期救治与医学人文关怀的特点

（一）个性化

不同的患病群体和个人，因其价值观念、思维方式、生活环境不同，各有自己疾病特点和心理特点，尤其是处于危重期的患者，病情变化快，个体反应差异大，这就要求提供医疗护理服务时，应充分考虑每个患者所处的社会环境、家庭环境、文化背景及心理状态，注重个性与共性的有机结合。

（二）特殊性

危重症疾病的种类繁多，患者病情特殊，有处于清醒状态的，也有处于昏迷状态的；有的患外科疾病，也有的患内科疾病；有积极配合治疗的，也有消极对待病情的。因此，对危重期患者所提供的人文关怀和个性化医疗护理内容也应各不相同。

（三）综合性

危重期患者在医疗护理单元内要接受多种治疗、护理操作，实施各项操作时应做好充分的沟通和解释，因此人文关怀的内容也是综合性的。

（四）主观能动性

患者不是被动接受医疗服务的对象，而是主动寻求救治与帮助的人。医护人员一定要重视患者的主观能动性，要懂得给予患者情感上的支持，发挥他们的主观能动性，通过与患者的积极配合共同战胜疾病。

（五）社会属性

社会属性是人的本质特性。医护人员要重视并充分了解患者的需求，尤其是对危重期不能表达的患者，应尽可能满足其需求。

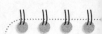

三、危重期患者的心理问题

（一）焦虑、烦躁

由于突然发病，饱受躯体疼痛折磨，伴随症状明显，无形中使患者感到焦虑。对于一些必要的辅助检查，患者却表现为不耐烦、不合作。若治疗时稍有不慎，患者就会有很多抱怨、脾气暴躁。

（二）极度恐惧和紧张

由于病情危重、生理功能严重紊乱，同时面对陌生的环境，忙碌的医护人员，以及仪器设备多、报警声嘈杂等因素；时间观念丧失，缺少与外界的信息交流，这些均会使患者产生恐惧和紧张心理。

（三）否认

否认是一种比较原始而简单的心理防御机制。有些患者不承认现实中已发生的事实，通过否认缓解突然的打击，减轻或逃避心理上的痛苦，稳定情绪和恢复心理平衡。在治疗、检查时，患者不愿提供相关信息，甚至隐瞒部分既往史，进而影响治疗效果。

（四）愤怒、敌对

突如其来的病痛或伤残，使患者过度悲伤和失望，对生活失去信心。这类患者一般表现为冷漠、消极，目光呆滞，对医护人员的询问不予理睬，对家属的陪伴也难以忍受，拒绝正常的救治措施，如拒绝输液，自行拔除吸氧管、胃管等，甚至有些极端患者会出现自杀意念。

（五）孤独、忧郁

危重期患者认识到疾病形势已成定局，被限制探视、无陪护，常会感到孤独。另外，由于气管切开、呼吸机应用等，使患者语言表达和体位变动受限，还会影响其意愿的表达，所以患者担心生活自理能力丧失，无法重返社会。

（六）依赖、期待

危重期患者由于生活自理能力不足，非常依赖医护人员，并且非常期待康复。

四、医护人员在危重期救治中应具备的人文修养

（一）伦理道德修养

医护人员要应当具有正确的医疗道德观，按照制度和规范对患者提供医疗护理救治，以患者为中心，尊重患者，无论服务对象的性别、年龄、贫富、职业、生活背景等有何差别，均应予以平等对待。

（二）社会学修养

医护人员要学习社会学知识，了解社会关系，熟悉社会群体特征，明确自己的社会角色，提高社会适应能力。

（三）人际关系修养

医护人员应认真履行各自的岗位职责，与患者保持良好的沟通与交流，建立医护患命运共同体。另外，医护人员还要主动践行医学人文实践，特别在危重时期，患者无法获得家人的陪伴和支持，所以医护人员不仅要照顾患者身体，更要关注其心理、情绪变化，给予安抚、疏导和鼓励，帮助其树立战胜疾病的信心。同时，医护人员也应关注危重期患者家属的心理状态，并及时给予心理疏导。

（四）语言文字修养

医疗服务语言是诊疗过程中实现治愈和传达关爱最重要的途径之一，是医学的核心，也是医学中的艺术。医护人员应把医学术语解释得通俗易懂，要做到医疗用语的"传情"和"达

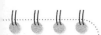

意"，使患者明白相关的医学内容，不发生误解。同时，在交谈时，应注意减轻患者的心理压力，拉近与患者的情感距离。

五、医护人员对危重期患者的关怀与沟通方式

医护人员可通过观察法、会谈法、调查法和心理测试法，全面收集患者的各种信息，并对其心理状态进行客观的评估，根据患者心理问题的性质和强度做出正确的诊断，从而进一步分析不良心理反应的主要原因和影响因素，选择恰当的关怀与沟通方式。

（一）人文关怀方式

1. 尊重患者，了解患者的需求　患者处于危重期，医护人员要迅速了解患者的各种信息，既要尊重患者的知情权，又要根据实际情况做好保护性医疗制度。应当迅速、主动、准确地向患者介绍环境及治疗情况，减轻患者的孤独感、恐惧感。另外，医护人员应持续陪在患者身边，消除患者的恐惧心理等。

2. 不断强化医护人员人性化服务的理念　由于病情处于危重期的特殊性，需要大量特殊的医疗护理，并且各种侵入性操作会增加患者的痛苦。因此，医护人员必须要有较强的专科护理知识和技术，使患者以最小的痛苦、最小的损伤得到最好的治疗效果。

3. 维护患者的尊严　应当尊重患者的人格，维护患者的权利，在日常医疗护理服务中时时处处做到尊重患者。

4. 学会共情　医护人员应把个人的价值观、信仰、文化观作为行为标准，同时也需要抛开个人偏见，以中性的态度、开放的思想进入患者的感觉世界中，与患者一同感受疾病经历，同时还应保持专业人员的理智。

5. 帮助患者提高时间、空间定向力　患者处于急危重症时期，对昼夜、日期、星期等时间要素失去辨别力，变得迟钝、麻木，对回归家庭和社会失去信心。医护人员在查房时需要和他们沟通类似话题。每个病房均设有挂钟，护士应定时告知患者时间和地点，并反复强调，帮助患者恢复时间、空间定向力。

6. 减少噪声，促进睡眠　应当营造安静的环境氛围，通过降低噪声、夜间调暗灯光等方式营造睡眠氛围。医护人员说话和进行各项操作时应保持轻柔。

7. 避免不必要的约束　危重期约束是避免患者误拔管、自我伤害的有效措施，但会给患者带来心理创伤，医护人员应做好充分沟通，合理予以镇痛、镇静，并且注意避免不必要的约束。

8. 重视与家属的沟通　因患者病情严重，家属会出现焦虑、不安等负面情绪，因此医护人员在探视时间要及时向家属交代病情，对家属提出的疑问进行合理解答，嘱其耐心等候，减轻其焦虑和恐惧心理。

（二）与患者的沟通方式

1. 语言沟通　语言是情感交流的重要工具，是心灵沟通的纽带，经常、适当、有效的沟通是护患相互信任的桥梁。对意识清醒的患者，应抓住时机，用准确的语言和恰当的副语言进行安慰、鼓励及暗示性沟通。

（1）行气管插管机械通气的危重症患者，不能够进行语言交流，医务人员需要耐心设计话题，使患者通过点头或者摇头进行沟通。

（2）应用叙事护理实践模式：叙事护理模式是指医护人员通过倾听患者的故事，提取关键信息，发现医疗护理要点，对患者实施针对性干预的一种实践模式。国外研究者对叙事护理做了大量探索，发现其对降低重症患者的焦虑、抑郁水平有显著效果。医护人员通过应用叙事护理模式可提升患者的身心健康水平，促进疾病早日康复。

（3）信息化健康教育：医护人员在实施健康教育时采用视频教学，可以使患者或家属直

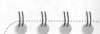

观、形象地了解危重期患者的医院管理规范和制度，了解疾病的注意事项，提升人文关怀品质。

2. 非语言沟通　危重期患者因疾病或治疗（气管插管或气管切开）引起的暂时失语，不能进行正常的语言沟通，需要制订切实可行的沟通计划。

（1）书面沟通：对具备书写能力的危重期患者，可每张病床放置写字白板和笔，让患者书写，表达自己的想法，便于医护人员了解其心理状态。

（2）图示卡沟通：对无书写能力又不能进行语言表达的危重期患者，可选择简单易懂、贴近生活、便于识别的图示卡与患者进行沟通，图示卡上有饮水、排便、排便等图像，尤其便于高龄患者表达需求。

（3）目光交流，保持微笑：目光交流和友好的微笑是传递信息十分有效的途径和方法。医护人员可通过目光接触，传达自己对患者的关心、鼓励、同情、安慰，使患者产生安全感和信任感。

（4）适当应用触摸：由于医护人员工作繁忙和卫生人力缺乏，所以很多危重期患者会感到恐惧、不安。医护人员适当地与患者进行肢体触摸交流，如握手、轻拍肩背、拥抱等，可以使危重期患者很快产生安全感和被关注的感觉，同时可以很快拉近与患者之间的距离，使患者产生亲切、温暖的感觉。

第四节　急性传染病康复期患者的评估

急性传染病的发生、发展和转归，通常可以分为四个阶段，即潜伏期、前驱期、症状明显期和恢复期。当机体免疫力增强至一定程度，体内病理生理过程基本终止，患者的症状及体征基本消失，临床上即认为患者进入恢复期（康复期）。在此期间，患者体内可能还残余病理改变或生化改变，病原体尚未被完全清除，但食欲和体力逐渐恢复，血清中的抗体效价亦逐渐上升至最高水平。因此，可以采集患者急性期及恢复期双份血清检测抗体水平，若其由阴性转为阳性或滴度升高4倍以上，则可判定患者已处于恢复期（康复期）。

2020年印发的《新型冠状病毒肺炎诊疗方案》（试行第八版）中指出，患者达到以下标准，可予以出院：体温恢复正常3天以上；呼吸道症状明显好转；肺部影像学检查显示急性渗出性病变明显改善；连续两次痰液、鼻咽拭子等呼吸道标本核酸检测呈阴性（采样时间至少间隔24小时）。

大部分传染病患者进入到恢复期后，症状及体征基本消失，达到出院标准。然而，在临床工作中，也有一部分恢复期患者，病情已稳定一段时间，但由于体内残存的病原体再度繁殖，使发热等临床表现再度出现，称为复发。因此，对恢复期患者进行身体状况的评估与随访具有重要的流行病学意义。

第五节　急性传染病康复期患者心理状况的评估与医学人文关怀

随着社会、医学的发展，现代社会医学模式逐渐转变为生物—心理—社会医学模式，更体现出心理治疗和关怀在疾病综合治疗中的作用。传染性疾病特别是突发的重大急性传染病，由于其传播速度快，传播方式多样，发生时无明显特异性，难以在第一时间内被察觉，使疾病的控制与治愈难度系数变得更高，对患者产生的心理创伤也会更明显。《中华人民共和国传染病防治法》第六十五条规定，要求建立重大传染病疫情心理援助制度。各级人民政府应当组织专业力量，定期开展培训和演练，发生重大传染病后能够针对患者和隔离人员、病亡者家属、相关工作人员等重点人群以及社会公众，及时提供心理疏导和心理干预等服务。

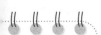
2019年底暴发的新型冠状病毒肺炎（COVID-19）在短时间内迅速传播并造成全球范围的播散感染，造成全球2亿多万人感染新型冠状病毒，其中死亡人数超过400万，对人类健康造成极大的危害。虽经通过全球全社会的努力，使大部分患者治愈康复，但对于新冠肺炎康复期患者来说，容易出现诸多心理问题：脑海中会不由自主地闪现突发感染时有关的情景和画面，恐慌、迷茫等负面情绪随之而来；主动回避，主要表现为对相关的事件、人物和情境的选择性遗忘，不能或不敢回忆与创伤相关的事件；警觉性明显增高，表现为过度紧张，容易被惊吓，对周围人的言行过度敏感，注意力不集中，易激惹；焦虑和迷茫，由于一些"复阳"事件的报道，使得康复期患者担心疾病复发，担心家庭成员等感染，内心充满焦虑。同时，此类人群的生活仿佛突然暂停，经历过长时间的隔离，找不到未来工作和生活的方向。另外，长期不确定性也使其迷茫，进一步加重焦虑情绪，甚至产生绝望感。

《新型冠状病毒肺炎诊疗方案》（试行第八版）中也强调，因患者常存在焦虑、恐惧情绪，所以应当加强心理疏导。同时，国家也因时制宜地发布了《新冠肺炎疫情防控常态化下治愈患者心理疏导工作方案》，希望整合多部门的心理服务资源，充分发挥精神科医师、心理治疗师、心理咨询师、社会工作者等不同专业队伍的力量，为患者提供心理疏导、心理干预服务，以此更好地普及疫情相关心理行为问题的预防及应对知识，提高治愈患者的自我心理调适能力，努力减少疫情相关心理健康问题的发生，促进治愈患者身心全面健康。

在实际工作中，可以开展以下措施：

1. 加强关爱帮扶　心理治疗师、志愿者、社会工作者等组成基层服务团队，定期对辖区治愈患者家庭进行走访慰问，加强人文关怀，了解治愈患者的康复情况、家庭经济状况等，协调落实救助康复等政策，帮助其解决实际困难。

2. 加大宣传力度，科学认识疫情防控　以老百姓喜闻乐见的形式开展新冠肺炎相关知识的科普宣传，使大众客观、理性地认识疫情，减少对治愈患者的歧视和排挤，共同营造理解、关爱、帮助、团结的良好氛围。

3. 完善健康信息　卫生健康行政部门应当依托健康信息平台建立新冠肺炎治愈患者数据库，整合患者在院及出院后健康管理等随访信息，并共享给基层医疗卫生机构，真实、有效地对康复期患者进行持续管理和心理关怀。

4. 开展心理测评　按照知情同意和自愿原则，采用心理评估量表或心理软件对治愈患者的心理状态进行测查和评估，帮助康复期患者正视负面情绪的影响，学习觉察和评估自己所处的情绪状态，学习管理情绪的方法，如放松活动、交流沟通、适宜运动等，保持心态平和，以积极、乐观的心态看待疫情、看待生活。

5. 加强心理疏导和随访管理　通过整合精神医疗机构、心理咨询中心、社会心理服务机构等组建心理疏导服务团队，根据患者及家属意愿实施针对性的心理干预。发放心理健康手册、服务资源宣传页等心理健康工具包，提高患者及家属对心理治疗的接受程度。

6. 重点人群危机干预　对有心理行为异常的患者进行一对一的干预，对存在严重心理行为问题或明显自杀、自伤风险的个体，及时收治入院，并纳入网络化服务管理。

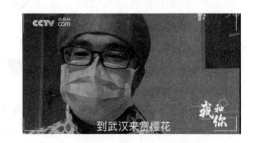

图12-4　苏州大学护理学院毕业学子赵志

7. 推动心理热线网络平台服务　加强心理援助热线、网络心理服务平台的建设，提高心理疏导服务的可及性，使患者在需要时能够便捷地获得第一时间的帮助。

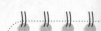

第六节 案例分享

重症新冠肺炎患者老张，男，50岁，于2020年2月11日入住重症病房，情绪稳定，乐观、积极。2月16日10：58，患者主诉心悸、胸闷，SpO_2 97%，予以吸氧。其间老张多次按铃求助，医生小钱和护士小李一直守在床边，监测患者生命体征。

老张："钱医生，我的病情是不是加重了，会不会好不了啦？"

钱医生："老张，放心啊，别怕，这个疾病就是会有心悸、胸闷的，别担心，我们就在这里，我们会尽力救治您的。"

11：30，患者主诉胸闷缓解，SpO_2 99%。患者情绪稳定，一直积极配合治疗。

2月19日10：00，患者情绪低落，不言不语。

责任护士小李发现后，问道："老张，今天怎么了呀，有什么不开心的吗？"

老张："今天不想说话，我心情不好。"

护士："您今天怎么了，没关系的，您可以跟我一起分享您的心里话。我是小李啊，我最近一直都是您的床位护士。"

老张："小李啊，我今天过生日，但是家里人也都在隔离，我一个人在这住院。刚才电话视频过了，我很难过，孩子们很担心我。"

护士："老张，别难过啊，您有我们呢，祝您生日快乐！"

老张："谢谢小李，我想家想孩子。"话说着，老张流泪了。

过了片刻，护士小李手里拿着有生日蛋糕图案的卡片走到患者老张前面。钱医生带领所有医生、护士手捧巧克力，排着队唱着"老张，祝您生日快乐，祝您生日快乐……"，邻床的患者也一起唱歌祝福。患者老张瞬间流下眼泪，医护人员纷纷与他拥抱。钱医生说："老张，有我们在，我们现在就是您的家人，祝福您早日康复，早日与家人团聚！"病房内欢声笑语……

 思考题

1. 简述急性传染病无症状携带者和症状发作期患者的心理问题的异同点。

2. 案例分析：小张，19岁，今年不幸感染了新型冠状病毒，经治疗后康复出院。小张出院后仍偶尔有胸闷、咳嗽，并时常会回忆起当时感染病毒后的情景和症状。他为此很苦恼，情绪低落。

请问，医护人员应当如何运用医学人文关怀技能缓解小张的不良心理反应？

（罗二平 陈祖涛 黄 燕 秦 霞 赵 志 吴燕铭）

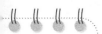

数字资源

第十三章　基础疾病诊疗中的医学人文关怀

学习目标

通过本章内容的学习，学生应能够：

识记： 能复述原发性高血压、糖尿病、脑卒中的临床表现及不良生活方式的特点。

理解： 能解释并掌握高血压、糖尿病、脑卒中患者在诊疗过程中的生理和心理需求。

运用： 能运用医学人文关怀技能关爱慢性病患者，劝诫其远离不良生活方式。

　　基础疾病是指患者原本就患有的影响基础代谢、免疫功能和重要器官功能的长期慢性并存疾病，可能的原因有遗传因素、不良生活方式和社会环境等。基础疾病主要分为两大类：非传染性慢性疾病和不良生活方式相关疾病。

　　在医学不断进步的今天，治疗躯体疾病的同时，也要注重患者的心理治疗，所以在诊疗过程中也要注重对患者的人文关怀，使患者真正感受到全方位的医疗服务和关注，使疾病得到更高层次的治愈。

第一节　非传染性慢性疾病诊疗中的医学人文关怀

　　世界卫生组织对非传染性慢性疾病（non-communicable chronic disease，NCD）的定义是，一类长期的、无自愈性，也几乎不能被治愈的疾病。此类疾病具有发病率高，病程长，致死、致残率高等特点，是影响人类健康和寿命的主要疾病。无论是在农村还是在城市，我国非传染性慢性疾病的发病率都呈现持续上升的趋势。非传染性慢性疾病已成为我国城乡居民常见的基础疾病，其中发病率较高的有高血压、糖尿病、脑卒中等。英国科学史学家斯蒂芬·梅森在《自然科学史》中提到："医学是人道主义思想最早产生的地方"。人文关怀在非传染性慢性疾病诊治中的实践运用，可以满足患者各方面层次的需求，缓解患者的紧张、焦虑、绝望等负性情绪。通过与患者讨论情绪和疾病的关系，可以使情绪稳定。良好的精神状态有助于增强治疗效果，促进患者康复。

一、原发性高血压

　　原发性高血压是以血压升高为主要临床表现，伴或不伴有多种心血管危险因素的综合征，通常简称为高血压。高血压是多种心脏、脑血管疾病的主要病因和危险因素，能够影响心脏、脑、肾的结构与功能，最终导致这些器官功能衰竭，目前仍是心血管疾病患者死亡的主要原因之一。

　　国内、外学者认为，高血压是典型的心身疾病，在生物—心理—社会医学模式下，社会心理因素的影响日益受到重视。血压升高作为一个长期慢性的应激源，可使患者发生生理健康、社会生活等各方面的转变，这将对其心理产生极大的影响。其中，影响高血压患者最主要的负

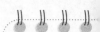

性情绪是焦虑和抑郁。长期处于焦虑、抑郁状态，也会导致高血压的发生和发展。与非高血压者相比，负性情绪严重的高血压患者受相同应激源刺激时血液中肾上腺素及去甲肾上腺素的分泌水平更高，因而有更高的收缩压和舒张压。大量研究显示，伴有焦虑、抑郁等心理障碍的高血压患者，心肌梗死、脑卒中等严重心脏及脑血管事件的发生率和病死率均增高。伴随中至重度抑郁情绪的高血压患者比无抑郁情绪的患者发生心源性猝死的概率高69%。

高血压作为一种常见的慢性基础疾病，对患者健康和医务人员的诊治具有不可忽视的影响。过度焦虑、有意无意地忽视或者不正确地对待疾病，都会造成明显的负面影响。因此，对于伴随高血压的患者积极开展人文关怀，应重视患者的心理健康状况，并及时提供个性化的人文关怀，使患者学会自我调节情绪，提高治疗效果。

实践表明，心理健康的患者往往能够更好地适应高血压带来的不良后果，积极面对疾病，保持心理平衡和协调；出现焦虑、抑郁等心理问题的患者则往往表现为对长期治疗不关心、不配合，对医护人员易产生不信任感。可以通过开展以下几方面措施对高血压患者进行人文关怀：

1. 积极开展心理健康宣传教育工作　针对高血压相关知识，采取多种健康教育形式，如高血压专题讲座、演示操作或医患座谈会等。每次选择的教育内容要少而精、讲解要深入浅出，多提问、多答疑，使患者掌握有关高血压的知识，增强自我管理能力，消除对疾病的紧张、恐惧心理。向高血压患者讲解心理健康知识，对缓解心理压力的方法进行宣传教育，宣传心理疏导的方法，改变患者对心理咨询的看法，使患者在需要心理疏导时能主动寻求帮助。

2. 加强患者的社会支持　家人是患者最亲密接触的群体，是患者最主要的社会支持。家人对患者的支持和理解至关重要。应当鼓励患者家庭成员积极、主动地提供家庭照顾，为患者创造和谐的家庭氛围，对患者的情感予以回应，及时缓解患者的心理压力，提供精神支持。同时，还应鼓励患者家属也参加高血压讲座等健康教育活动，使家属学习高血压相关知识，以便为患者提供心理支持及家庭护理。

3. 给予专业的心理指导，缓解负性情绪　从心理治疗个性化的角度出发，观察患者的情绪变化，帮助患者树立顺应自然的人生观，增强治疗信心，积极配合治疗。例如，森田疗法主张自己没有能力消除的思想情绪，就不要强迫自己将其消除，应该带着这种不能消除的思想情绪积极做好日常生活中必须做的事情，顺应自然，通过行为消除症状，实现生活正常化，逐步回到健康的生活状态。另外，还可以采用音乐疗法，以音乐活动作为治疗的媒介，增进个体身心健康。优美的乐曲可以消除精神紧张，减轻烦躁、不安、忧虑和抑郁情绪。研究表明，使用音乐疗法后，高血压患者收缩压可明显降低，紧张、焦虑情绪可以得到改善。

以下分别介绍无症状性高血压、无并发症高血压和难治性高血压及高血压危象诊疗中的人文关怀。

（一）无症状性高血压诊疗中的人文关怀

此类高血压患者大多起病缓慢，缺乏特异性临床表现，部分患者可以表现为头晕、头痛、疲劳、颈部发紧、心悸等，也可有视物模糊、鼻出血等症状。此外，高血压患者中也有部分人群无任何自觉症状，仅在测量血压时或发生心脏、脑、肾等并发症时才被发现，称为无症状性高血压。此类患者因临床症状不典型，对疾病认识不深，往往不予重视，有些患者甚至不愿意改变不良生活方式或者不愿意服用抗高血压药，因此，无症状性高血压患者的潜在危险性更大。

对于无症状性高血压，最好的方法是尽早预防。应当向全民普及预防高血压的相关知识，增强人们预防为主的保健意识，充分认识原发性高血压对身体的危害。正常人群要定期体检、定期测量血压，无论任何原因就诊，每次都必须测量血压。建议对35岁以上人群每年至少测1次血压。对于35岁以下的年轻人，如果其父母有高血压，则应每年测1次血压。另外，正常高值血压人群比其他人更易发展成高血压。对这类人群要适当关注，尤其是正常高值血压的青少年，建议每年至少测 1 次血压。具有高龄、血脂异常、肥胖、心脏病等高危因素的人群，建议应在家中常备血压计，每个月或每 2 个月测 1 次血压。

无症状性高血压患者的治疗方案基本同原发性高血压患者，主要包括以下几个方面：

（1）改善生活方式：减轻并控制体重；减少钠盐摄入；补充钙和钾盐；减少脂肪摄入；适当加强运动；戒烟、限制饮酒；减轻精神压力，保持心理平衡。

（2）定期监测血压：评定高血压分级，血压控制标准应当个体化。

（3）选择适合的口服抗高血压药：对多重心血管危险因素进行协同控制。对于抗高血压药的选择，应使用推荐起始与维持治疗的抗高血压药，特别是每日给药 1 次能控制 24 小时血压并达标的药物。具体应遵循 4 项原则，即小剂量开始，优先选择长效制剂，联合用药及个体化用药。

（4）排除继发性原因：主要针对原发病进行治疗。

（5）针对患者发病症状，对症处理。

对于此类患者，人文关怀的重点在于使患者接受并面对患病的事实，配合医务人员的专业治疗。首先，要使患者明白，高血压可以完全不引起症状，甚至部分患者出现卒中前都无明显的临床表现。其次，高血压的诊断确立主要是依靠血压的物理测量值，而不是有无症状出现。最后，要强调患高血压不可怕，可怕的是患病而不治疗。只有经过规范且合理的治疗，才能尽可能减少靶器官损害的风险，达到最大的获益。

（二）无并发症高血压诊疗中的人文关怀

此类高血压为体循环动脉压增高。其危害在于如果高血压患者的血压控制不良，则易发生脑卒中、冠心病、视网膜病变以及慢性肾病等并发症，并且具有发病率高、致残率高、致死率高等特征。同时，长期高血压可导致越来越多的组织器官受到影响，严重威胁高血压患者的身心健康。

基于"上医治未病"的理念，避免患者发生并发症，积极进行二级预防成为医务人员、社区工作者甚至整个社会的重要任务。其重要意义在于降低病残率和病死率，减少庞大的医疗开支。

因此，需要对无并发症高血压患者进行规范的诊疗，并开展有效的人文关怀。规范的诊疗需要通过医疗机构宣传、社会和家庭的关爱和正规的治疗。人文关怀的重点是，对尚未出现并发症的高血压患者，主要任务是加强预防高血压的危险因素，若已经发生高血压，则应常规监测血压，密切随访，嘱患者规律服药，积极防治高血压并发症，从而降低高血压造成的危害。其中一个必要的环节是鼓励建立良好的医患关系，通过医患合作的方式完成上述目标。

对于已经不幸发生脑卒中、心肌梗死等并发症的患者，需要注意防止新的并发症出现。这更为重要，难度也更高。

（三）难治性高血压及高血压危象诊疗中的人文关怀

难治性高血压又称顽固性高血压，是指在改善生活方式的基础上，已足量应用合理搭配的最佳及可耐受剂量的 3 种或 3 种以上抗高血压药（包括利尿药）后，在一定时间内（至少 1 个月）仍不能将收缩压和舒张压控制在目标水平的高血压，或应用 4 种或 4 种以上抗高血压药，才能有效控制的高血压。

难治性高血压的临床表现并无特异性，患者可出现头晕、头痛、颈部发紧、视物模糊、鼻出血等临床表现，也可无明显症状。但是，长期的难治性高血压可导致靶器官损害，使患者出现心悸、胸闷、胸痛等心脏损伤的表现，蛋白尿、水肿、肾功能减退等肾损伤的表现。同时还可导致脑缺血、脑卒中的发生率增高。

诊治方面，首先应排除假性难治性高血压，以诊室测量血压作为主要诊断依据，以家庭血压测量及动态血压监测作为难治性高血压的辅助诊断方法。通过这些检测方法可以排除白大衣

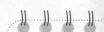

高血压和假性高血压。此外，还应寻找影响血压控制不良的原因，如不良的生活方式、患者依从性差、存在继发性高血压的疾病因素、药物治疗方案不合理或存在其他药物干扰等。纠正不良的生活方式，合理应用药物治疗是控制难治性高血压的重要手段。近年来，外科手段（如肾动脉交感神经射频消融术）的应用也为难治性高血压的治疗提供了新的选择。

高血压危象是指原发性高血压和继发性高血压在疾病发展过程中，在某些诱因作用下，使外周小动脉发生暂时性强烈痉挛而引起血压急剧升高、病情急剧恶化，以及由高血压引起的心脏、脑、肾等主要靶器官功能严重受损的并发症。高血压危象是需要快速降低动脉血压治疗的临床紧急情况，可以分为高血压急症和高血压亚急症。高血压急症是指原发性或继发性高血压患者，在某些诱因作用下，血压突然或明显升高（一般超过 180/120 mmHg），同时伴有进行性心脏、脑、肾等重要靶器官功能不全的表现。高血压急症包括高血压脑病、颅内出血（脑出血和蛛网膜下腔出血）、脑梗死、急性心力衰竭、肺水肿、急性冠状动脉综合征（不稳定型心绞痛、急性非 ST 段抬高型心肌梗死和 ST 段抬高型心肌梗死）、主动脉夹层、子痫等，应注意血压水平的高低与急性靶器官损害的程度并非呈正比。一部分高血压急症患者并不伴有特别高的血压值，如并发于妊娠期或某些急性肾小球肾炎的患者，但若不及时将血压控制在合理范围内，则会对脏器功能造成严重影响，甚至危及生命，处理过程中需要高度重视。并发急性肺水肿、主动脉夹层、心肌梗死者，即使血压仅为中度升高，也应视为高血压急症。

高血压亚急症是指血压明显升高但不伴靶器官损害。患者可以有血压明显升高造成的症状，如头痛、胸闷、鼻出血和烦躁不安等。相当多的患者有服药顺从性差或治疗不足的问题。需要注意的是，血压升高的程度不是区分高血压急症与高血压亚急症的标准，鉴别两者的唯一标准是有无新近发生的急性进行性严重靶器官损害。

高血压急症的处理原则以防止或减轻心脏、脑、肾等重要脏器损害为目的，早期对患者进行评估、危险分层，针对患者的具体情况制订个体化的血压控制目标和用药方案，迅速、恰当地将患者血压控制在目标范围内。其中，采取紧急措施保护靶器官是高血压急症治疗的首要任务。降压治疗的目标值：除特殊情况外（缺血性脑卒中、主动脉夹层），建议第 1 ~ 2 h 内使平均动脉血压迅速下降但不超过 25%，在后续 2 ~ 6 h 内将血压降至 160/100 ~ 110 mmHg。如果患者可耐受，临床情况稳定，则在之后 24 ~ 48 h 逐步降低血压达到正常水平。如果降压后发现患者有重要器官缺血表现，血压降低幅度应更小，在随后的 1 ~ 2 周内，再逐步将血压降至正常水平。根据高血压危象的不同类型选择疗效最佳、起效迅速，作用时间短，停药后作用消失快，不良反应少的药物，常用药物有硝普钠、硝酸甘油、尼卡地平、乌拉地尔、拉贝洛尔等。

患者血压升高对短期预后无明显影响，而血压突然下降则会伴随严重的神经系统并发症并影响预后，且初始阶段快速降压并不能改善长期的血压控制效果，因此，初始治疗应在患者休息的前提下，持续观察并逐渐给予口服抗高血压药治疗，以期在数天内将血压逐渐控制在目标水平。在降压监测中，如果患者血压数值仍然维持较高，且出现靶器官损害征象，则需要按照高血压急症进行治疗。

对于难治性高血压及高血压危象患者，人文关怀的重点在于安慰和鼓励。安慰的意义是使患者感觉到被重视，无论是家庭、朋友还是社会，都在关心他，即使在与病魔斗争的环境中，也有积极生存的意义。鼓励的意义是使患者积极配合医务人员的治疗和护理，避免不良情绪的负面影响，从而增加战胜疾病的信心，促进治疗和康复。

二、糖尿病

糖尿病（diabetes mellitus，DM）是因胰岛素缺乏或机体对胰岛素抵抗而引发的以糖及脂质代谢障碍为主要表现的代谢性疾病，以血糖升高为基本特征。按照发病人群年龄段分类，可将糖尿病分为儿童及青少年糖尿病（幼年型糖尿病）、妊娠糖尿病、成年型糖尿病及老年糖尿病。根据发病机制，可将糖尿病分为1型糖尿病和2型糖尿病。其中，2型糖尿病多在35岁以后发病，占糖尿病患者的90%以上，诊疗手段及方法较为成熟。以下主要介绍按糖尿病的特殊人群分类的诊疗与人文关怀。

（一）儿童及青少年糖尿病诊疗中的人文关怀

儿童及青少年糖尿病主要包括1型糖尿病（type 1 diabetes，T1DM）、2型糖尿病（type 2 diabetes，T2DM）、青少年起病的成年型糖尿病（maturity onset diabetes of the young，MODY），以及其他特殊类型糖尿病。绝大多数患者为1型糖尿病，但近年儿童及青少年2型糖尿病随着儿童肥胖发生率增高而呈明显上升趋势。以下主要介绍常见的1型糖尿病和2型糖尿病。

1. 临床表现与特点

（1）1型糖尿病：约占儿童及青少年糖尿病的90%，6月龄至儿童、青少年期间均可发病，2%～4%的患者有家族史。此型糖尿病为多基因遗传，患者多存在自身免疫异常，常因感染、饮食不当等诱发，起病急，血糖水平高。临床表现典型者可出现"三多一少"症状，即多尿、多饮、多食、消瘦。临床表现不典型者常隐匿起病，可表现为夜尿增多或已经能够控制排尿的儿童又重新出现夜间遗尿、食欲正常或减低，20%～40%的患者以糖尿病酮症酸中毒首次就诊。

（2）2型糖尿病：约占儿童及青少年糖尿病的10%，通常于青春期或更晚时间发病，约80%的患者有家族史。此型糖尿病为多基因遗传，85%的患者合并超重或肥胖病史，部分患者可见与胰岛素抵抗有关的多囊卵巢综合征、脂代谢紊乱、高血压等，血糖水平差异较大。患者通常无典型的"三多一少"表现，多因偶然发现尿糖或血糖升高而就诊，5%～25%的患者以糖尿病酮症酸中毒首次就诊。

2. 诊断与治疗

（1）诊断：以静脉血浆葡萄糖为依据，诊断标准同成人，即典型的"三多一少"表现＋空腹血糖≥7 mmol/L 或随机血糖≥11.1 mmol/L 或口服葡萄糖耐量试验（oral glucose tolerance test，OGTT）2 h≥11.1 mmol/L。其中，对可疑糖尿病者应行 OGTT。

（2）治疗

1）药物治疗：①胰岛素治疗，是儿童及青少年糖尿病最主要的治疗手段，其中，1型糖尿病一经确诊，就需要终生应用外源性胰岛素替代。2型糖尿病早期，应用胰岛素强化治疗可显著缓解葡萄糖毒性，并延缓胰岛β细胞功能损害。②二甲双胍，对于儿童及青少年2型糖尿病患者是安全、有效的，但肝、肾功能异常及心脏、肺功能不全者需慎用或禁用，尤其需要注意胃肠道不良反应。

2）营养治疗：患者的饮食需要注意科学的营养搭配和三餐分配，尤其要注意不适宜糖尿病患儿的饮食，包括高脂饮食（如肥肉、油炸食物），高糖饮食（如糖果、含糖量高的饮料和水果），纯淀粉饮食（如粉丝、凉粉等）。需要注意，即使是无糖食品，也有一定的热量，食用后需要减去相应主食。

3）运动治疗。

4）糖尿病监测：可采用微量血糖仪、动态血糖仪、糖化血红蛋白测定，需要定期监测糖尿病急性、慢性并发症和相关合并症（如血压、血脂异常），建议对患者每年测定1次甲状腺功能和其他自身免疫抗体。

5）健康教育和心理治疗：1型糖尿病的儿童和青少年患者常出现焦虑、抑郁等情绪障碍，需要和谐的亲子关系、良好的医患关系共同支持，促进患者身心全面改善。

儿童和青少年处于生理和心理快速发展变化的时期，除了需要应对成长的烦恼之外，还需

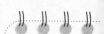

要经受糖尿病带来的各种治疗和管理上的痛苦，心理上极易受外界因素干扰。与同龄儿童和青少年相比，糖尿病患者抑郁的发生率较高，并且可以影响其代谢水平及生活质量。

对于儿童及青少年糖尿病患者的人文关怀应聚焦于糖尿病自我管理、如何提高治疗依从性、糖尿病相关问题的解决能力、家庭功能和应对技巧等方面，尤其是糖尿病发病初期，这是干预的关键时期，应采取多种方式，针对糖尿病的自我管理和生活方式进行综合干预。建议以家庭为单位，重视家庭成员的共同参与，对家庭成员同时进行宣传教育，有助于提高糖尿病相关问题的解决能力，进而有利于血糖的控制。内容包括目标设定、自我监测、积极强化、支持性家庭沟通等。家庭系统治疗有助于缓解家庭冲突，增强家庭成员之间的行为和情感支持。除以家庭为单位的干预外，同龄患儿团体形式的干预也非常适合儿童及青少年糖尿病患者，包括压力管理、问题解决和应对技巧训练等团体训练，可以提高患者自我管理能力，帮助患者更好地进行血糖控制，改善生活质量，同时也能培养儿童和青少年的人际交往能力。

（二）妊娠糖尿病诊疗中的人文关怀

妊娠期糖尿病包括糖尿病合并妊娠与妊娠糖尿病两种，前者在妊娠前已确诊为糖尿病，后者是妊娠期间首次发现不同程度的葡萄糖耐量异常（部分患者可能在妊娠前已存在葡萄糖耐量异常，但是孕期首次确诊）。其中，妊娠糖尿病占80%以上。目前，由于糖尿病患病率上升、高龄初产妇比例增加及计划生育政策开放，使妊娠糖尿病的患病率均随之增高。妊娠与糖尿病相互影响，可对母儿造成难以估量的不利后果。

1. 妊娠对糖尿病的影响　妊娠本身可促进糖尿病的形成，妊娠过程可加重孕前糖尿病的严重程度。

（1）妊娠早期：如果出现早孕反应，由于恶心、呕吐、食欲差，可导致孕妇血糖过低，甚至出现酮症酸中毒、低血糖昏迷等。

（2）妊娠中、晚期：机体对胰岛素的需求量增加而敏感性下降。

（3）分娩期：进食不足、能量消耗增加可导致血糖偏低，临产后剧烈疼痛及精神紧张可导致血糖波动偏大，胰岛素用量不易掌握。

（4）产褥期：因胎盘娩出，拮抗胰岛素的激素水平骤降，若不及时调整胰岛素剂量，则易诱发低血糖昏迷。

2. 糖尿病对妊娠的影响

（1）对孕妇的影响：可导致酮症酸中毒、子痫前期、子痫、羊水过多、自然流产、胎膜早破及早产、难产及产后出血、感染、围生期死亡率增高等。

（2）对胎儿的影响：可导致胎儿高血糖及高胰岛素血症、巨大胎儿、胎儿畸形、早产、围产儿损伤和窒息，甚至死亡等。

（3）对新生儿的影响：可导致新生儿呼吸窘迫综合征、新生儿低血糖、新生儿肥厚型心肌病、高胆红素血症、低钙及低镁血症、红细胞增多症，以及子代远期发生糖代谢异常和代谢综合征风险增高等。

3. 诊断与治疗

（1）诊断

1）高危因素：①糖尿病家族史；②不明原因死胎、死产、流产史，巨大胎儿分娩史，胎儿畸形史，羊水过多史，妊娠糖尿病病史；③孕妇年龄≥35岁，孕前超重或肥胖，糖耐量异常史，多囊卵巢综合征病史；④本次妊娠发现胎儿大于孕周，羊水过多，反复外阴阴道假丝酵母菌病。

2）临床表现：多数患者无自觉症状，以下情况应怀疑为糖尿病：出现"三多"症状、体重＞90 kg或超过正常体重的20%以上、本次妊娠伴羊水过多或巨大胎儿、两次空腹晨尿尿糖检测呈阳性、反复发作外阴阴道假丝酵母菌病。

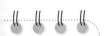

3）诊断标准：患者空腹血糖大多正常，仅依靠空腹血糖作为诊断依据易导致漏诊。首次产检时应使用普通糖尿病的诊断标准筛查妊娠前糖尿病，若初次筛查正常，则可在孕 24 ~ 28 周做 OGTT 筛查妊娠糖尿病：①空腹血糖 ≥ 5.1 mmol/L；②服糖后 1 h ≥ 10 mmol/L；③服糖后 2 h ≥ 8.5 mmol/L。美国糖尿病学会将 HbA_{1c} ≥ 6.5% 纳入妊娠糖尿病的诊断标准，但我国因标准化不足尚不予以推荐。

（2）治疗：门诊确诊妊娠糖尿病后，建议患者入院接受治疗。控制目标：①空腹血糖 3.3 ~ 5.6 mmol/L；②餐后 1 h < 7.8 mmol/L；③餐后 2 h < 6.7 mmol/L；④无低血糖及酮症酸中毒。

1）饮食疗法：多数患者仅通过饮食控制即可将血糖水平维持在正常范围。饮食要求既要满足孕妇及胎儿的需求，又能将血糖水平控制正常范围，且不发生酮症酸中毒。

2）运动疗法：可于餐后 10 min 开始，每天至少进行 30 min 中等强度的有氧运动，如快走、跳舞，但不建议剧烈运动。另外，先兆流产或合并其他严重并发症的患者不适宜运动。

3）胰岛素治疗：妊娠糖尿病胰岛素治疗的适应证包括①确诊后经饮食治疗 3 ~ 5 d 空腹血糖 ≥ 5.6 mmol/L；②治疗开始时间较晚。胰岛素不通过胎盘，是控制妊娠糖尿病的最佳选择，建议选用不易产生抗体的人工合成人胰岛素及其类似物，其中，门冬胰岛素是目前唯一被 FDA 和 SDA 批准用于妊娠期妇女的人胰岛素类似物，需要注意剂量和用法个体化，从小剂量开始（总量的 1/3 ~ 2/3）进行试探性治疗。

4）口服降血糖药治疗：口服降血糖药对孕妇及胎儿的远期影响还有待进一步研究。

5）糖尿病监测：包括孕妇血糖、尿酮体、糖化血红蛋白、血脂等监测，超声检查、胎儿成熟度评价等监测，关注分娩时机及分娩方式、新生儿低血糖等处理。

6）产后随访：妊娠糖尿病患者未来发展为 2 型糖尿病的风险明显增高，再次妊娠时复发率高达 52% ~ 69%，且多在妊娠 24 周以前发病。美国糖尿病学会建议，对患者在产后 6 ~ 12 周筛查糖尿病，并且对于筛查正常者至少每 3 年再筛查 1 次，对空腹血糖受损或糖耐量减低者至少每年检测 1 次血糖。

4. 糖尿病合并妊娠的诊断与治疗　糖尿病合并妊娠较妊娠糖尿病对母儿的影响更大。

（1）诊断

1）高危因素：①糖尿病家族史；②妊娠糖尿病病史或大于胎龄儿分娩史；③反复尿糖检测呈阳性；④肥胖。

2）诊断标准：孕前已诊断为糖尿病。对于孕前未确诊糖尿病但具有糖尿病高危因素的孕妇，需在确认妊娠后第一次孕期保健检查时筛查糖尿病，符合以下条件之一即可诊断为糖尿病合并妊娠。①空腹血糖 ≥ 7 mmol/L；② OGTT 2 h 血糖 ≥ 11.1 mmol/L；③ HbA_{1c} ≥ 6.5%（我国因标准化不足尚不推荐此项）；④伴典型高血糖症状或高血糖危象症状，且任意血糖 ≥ 11.1 mmol/L。其中，如无明确高血糖症状或高血糖危象症状，仅符合前三项中的任意一项，则需要另改一天重新检测核实确诊。

（2）治疗

1）糖尿病患者计划妊娠前咨询与管理：应加强孕前糖尿病相关知识健康教育。计划妊娠前要进行全面体检，已并发严重心血管疾病、肾病、眼底增生性视网膜病变者应避孕或尽早终止妊娠。并发肾病但肾功能正常且孕前尿蛋白 < 1 g/d、视网膜病变在妊娠前已接受激光治疗者可以妊娠。妊娠前应停用口服降血糖药，改用胰岛素控制血糖，血糖控制达到或接近正常水平后方可妊娠。

2）糖尿病合并妊娠的孕期管理：包括将餐前、睡前、夜间血糖控制在 3.3 ~ 5.4 mmol/L，餐后血糖 5.4 ~ 7.1 mmol/L，HbA_{1c} < 6%。妊娠早、中、晚期分别进行血脂、尿蛋白及肾功能检查，眼底检查，心电图、超声检查，胎儿成熟度评估等，关注分娩时机及方式、新生儿低

血糖处理等。

3）糖尿病合并妊娠患者产后管理：根据患者产后血糖水平调整胰岛素用量，通常减量至产前的 1/3 ～ 1/2，并提倡母乳喂养，以进一步减少产后胰岛素用量。另外，还应定期筛查糖尿病急、慢性并发症及合并症。

妊娠期糖尿病患者受外部影响因素较多，孕妇非常容易出现烦躁、抑郁、焦虑等不良情绪，从而引起血糖水平上升。如果血糖水平不能够控制在目标范围内，则孕妇易发生流产、羊水过多、早产、妊娠高血压、感染等，围产儿易发生胎儿宫内窘迫、新生儿窒息、新生儿低血糖、新生儿高胆红素血症，甚至会出现母婴死亡等一系列不良妊娠结局。

对妊娠期糖尿病患者提供人文关怀时，除了为其提供必需的医疗、护理服务外，还要为其提供精神和情感支持，以满足患者的健康需求，使医患关系更加个体化。在饮食指导方面，以控制血糖水平稳定为前提，适当加强营养，严密监测血糖，并定期做胎心监护。确定患者每天饮食总热量，然后确定各营养素的比例，指导合理分配热量摄入，少吃多餐，可以每天进食 5 ～ 6 餐，选择恰当的烹调方式，如蒸、煮等，减少高脂肪、高胆固醇食物（如肥肉、浓肉汤、蟹黄等）的摄入。在心理关怀方面，应尽量减轻患者的顾虑，使患者更好地执行科学的饮食指导，配合治疗。通过科学的指导可以较好地控制患者的血糖水平，进而减轻孕妇的心理负担和顾虑。消除患者的焦虑、抑郁情绪有利于更好地控制血糖，血糖水平控制良好又有利于减少并发症的发生，因此可以使患者达到最佳的治疗效果。另外，运动也可以缓解孕期体重增长速度过快，抵消部分由于肥胖引起的胰岛素抵抗，控制血糖水平快速增加，减少血糖波动。同时，运动还有助于降低细胞因子、C 反应蛋白及肿瘤坏死因子浓度，并有助于改善心血管系统，延缓血压增高。进行运动指导时，应充分体现个体化及安全性的特点，指导孕妇结合自身身体状况，科学控制运动的时间和强度，避免在空腹或胰岛素剂量过大的情况下运动，避免做剧烈运动（如球类运动等），可以选择瑜伽、散步、孕妇操等运动量适宜的运动方式。运动强度以孕妇自身能够耐受为原则。运动持续时间不宜过长或过短，运动量不宜过大，一般以餐后 90 min 开始活动为宜，时间控制在半小时左右，最好每天一次。活动时以身体微出汗、心率不超过目标心率为宜。不宜下床活动的孕妇，可选择在床上活动，如做上肢运动。运动可促进消化功能、增进食欲，因此应适当配合饮食控制，否则会影响运动干预的效果。

（三）老年糖尿病诊疗中的人文关怀

老年糖尿病是指 60 岁以后发生的糖尿病或者是 60 岁以前发病而延续到 60 岁以后的糖尿病。。由于人口老龄化和遗传因素、不健康生活方式、药物影响、睡眠障碍等，老年糖尿病患者明显多于非老年糖尿病患者，且约有 95% 的患者为 2 型糖尿病。

（1）临床表现与特点

1）由于老年人肾糖阈升高、口渴中枢敏感性降低，老年 2 型糖尿病患者"三多一少"典型症状少见，非特异性症状较多见，如疲乏、餐前低血糖反应、轻度口渴、尿频、多汗、皮肤瘙痒、易感染等。

2）老年 2 型糖尿病患者常以餐后血糖升高为主，空腹血糖往往正常。

3）出现急性并发症者死亡率高，并发症包括低血糖症、糖尿病酮症酸中毒、高血糖高渗状态、乳酸性酸中毒。

4）慢性并发症多且病情较严重，包括心血管病变、肾病、眼病、糖尿病足、感染、胃肠动力改变等。

（2）诊断与治疗

1）诊断：以静脉血浆葡萄糖测量值为诊断依据，即出现典型的"三多一少"表现＋空腹血糖 ≥ 7 mmol/L，或随机血糖 ≥ 11.1 mmol/L，或 OGTT 2 h ≥ 11.1 mmol/L。其中，对可疑糖尿病者应行口服葡萄糖耐量试验（OGTT）。另外，还应注意排除药物、感染等因素的影响，

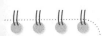

同时对糖尿病急、慢性并发症及合并症进行早期筛查诊断。

2）治疗：治疗原则为"五驾马车"，应同时考虑到患者的预期寿命、是否合并糖尿病慢性并发症或合并症及其程度、对治疗方案的接受能力和依从性、与家庭成员的关系及家庭或个人经济承受能力、心理因素等。①心理及健康教育：如戒烟、戒酒。②饮食疗法：根据标准体重及活动情况计算总热量，选择适当的糖类（占总热量的 55%～60%）、低脂（占总热量的 20%～25%）、适量蛋白质（占总热量的 10%～20%）、低盐（每日摄入量＜6 g/d）及免糖的清淡、易消化饮食结构，注意增加膳食纤维、微量元素等摄入。③运动疗法：适当进行适量的有氧运动（如打太极拳、步行等轻体力活动）有利于控制血糖、血压、血脂，并使相关并发症好转，但有严重心肺疾病、高血压控制不良或过度运动时，可能加重心、脑血管疾病和肾负荷等。④应用降血糖药：包括口服降血糖药和皮下注射药物（胰岛素及其类似物、胰高血糖素样肽-1类似物）。降血糖药的用药原则是：安全第一原则，避免发生严重低血糖和不良反应，如使用胰岛素促分泌剂时选择半衰期短、排泄快的药物，以减少低血糖的发生；从应从小剂量开始，使用非老年患者药物时，从治疗剂量的一半开始，逐渐加量，必要时联合应用2～3种小剂量药物；注意多种药物的相互影响；选择服用次数少，不受进餐时间影响的药物，并提高患者服药的依从性；对符合胰岛素治疗适应证的患者或精神抑郁的老年患者可加用或更换胰岛素治疗。⑤注意监测患者病情。

与普通成年糖尿病患者相比，老年糖尿病患者更容易出现并发症，治疗更为复杂，并且患者经济能力更弱，更需要社会和家庭的支持。因此，人文关怀的重点在于加强老年糖尿病的宣传，提高老年患者的高血糖意识。同时，还要加强对糖尿病患者家属的健康教育，使其掌握糖尿病相关的基本常识和护理知识，如老年糖尿病的病因、诱因的形成、临床表现及自我管理方法等，使患者及其家属正确使用药物，减少差错。指导患者养成良好的饮食习惯，做好心理护理，引导患者积极配合治疗，提高控制疾病的主动性，从而更好地控制血糖，纠正代谢紊乱，预防并发症，延长生命。

在健康教育方面，可以采取个性化、主题式、看图对话、微信、家人参与等方式。健康教育的内容包括糖尿病的诊断、饮食、运动等方面，授课和互动相结合的形式有助于提高老年糖尿病患者对疾病知识的了解和掌握程度，使患者认识到自我管理的重要性，对其主观能动性的调动具有积极意义，有利于将健康利益最大化。

适当的饮食控制可以减轻胰岛细胞的负担，应该提倡患者严格控制主食，规律、定量进食，同时还要保持营养均衡，将体重稳定在标准体重的5%以内。老年人不宜多吃水果，应选择含糖量少、纤维素含量高的水果，如柚子。光照和蔬菜摄入是老年糖尿病患者血脂异常的保护因素。研究表明，蔬菜中的纤维素有助于缓解胰岛素抵抗，蔬菜中富含维生素C和膳食纤维，有助于达到抗氧化作用。高龄糖尿病患者应保持排便通畅，多进食粗粮、豆类、菠菜、低糖水果等高纤维素食物。纤维素含量高的食物可以加快食物经肠道的运送，从而延缓和减少糖类食物在肠道内的吸收，使老年患者餐后血糖下降，并增加肠蠕动，从而使排便通畅。

运动对于老年糖尿病患者是不可缺少的，有助于帮助患者以最少的药物达到最佳的疗效，因此，老年糖尿病患者应主动参加体育运动。散步、上楼梯、跳舞、骑自行车、园艺劳动及慢跑等属于中、低强度运动项目，适当地进行这些运动有益于提高老年糖尿病患者的运动耐力。但老年糖尿病患者由于肌力和运动耐力逐渐减低、缺乏专业人员的有效指导，常出现运动锻炼方法不当，从而引起不良反应。目前公认的运动疗法方式主要有躯干、四肢的有氧运动，如健身气功，对于老年糖尿病患者有很好的疗效，同时还可以改善患者的精神状态。

三、脑卒中

脑卒中（stroke）又称中风、脑血管意外（cerebrovascular accident, CVA），是一种急性

脑血管疾病，是由于脑部血管突然破裂或因脑血管阻塞导致血液不能流入大脑而引起脑组织损伤的一组疾病，包括缺血性脑卒中和出血性脑卒中，临床上主要以猝然晕倒、不省人事或突然发生口眼歪斜、半身不遂、语言和智力障碍为主要特征。脑卒中是全球第二大致死原因，患者死亡人数占全世界死亡总人数的 11.8%。近年来，我国脑卒中发病率不断增高，已列为我国成年人致死原因的首位。

（一）住院患者脑卒中的诊断与治疗

对于脑卒中患者，首先应诊断脑卒中的类型，明确是出血性脑卒中还是出血性脑卒中。在到达急诊室后 60 min 内完成脑部 CT 等检查与评估。根据脑卒中发生的时间窗，选择不同的治疗方案。

1. 缺血性脑卒中的急性期内科治疗　缺血性脑卒中的诊断流程应包括以下步骤：第一步，判断是否为脑卒中。第二步，判断是否为脑缺血并进行脑部 CT 或 MRI 检查，以明确诊断。第三步，判断缺血性脑卒中的严重程度，可根据格拉斯哥昏迷量表（Glasgow coma scale，GCS）或美国国立卫生研究院卒中量表（NIH Stroke Scale，NIHSS）等进行评估。第四步，判断是否需要进行溶栓治疗；第五步，进行病因分型。

（1）一般治疗：在缺血性脑卒中急性期，处理时应控制好患者的血压及血糖。脑卒中发生后，缺血性半暗带的脑血管自动调节机制缺失。因此，理论上可以通过升高血压和增加血容量来增加半暗带血流。适当升高血压对提高脑卒中后缺血性半暗带的血流灌注是有益的，从而有利于预后。关于是否应该早期控制血压的争论，大部分学者认为，在脑卒中（包括急性缺血性和出血性卒中）急性期行降压治疗是有益的。但对重度急性脑卒中患者、颅内血流动力学不稳定的患者而言，则需依据具体病情予以个体化治疗。在控制血压的同时，对急性缺血性卒中患者还应尽快测量并监测血糖，当血糖 > 10.0 mmol/L 时，应该予以降血糖治疗，将血糖值控制在 7.7 mmol/L 左右。对于血糖 < 3.3 mmol/L 的患者，应该给予补糖治疗，将血糖目标值纠正至正常血糖水平即可，须注意避免血糖过高。

（2）脑梗死早期溶栓治疗：溶栓治疗的进行，与患者病死率及其以后的生活质量直接相关。组织型纤溶酶原激活物（tissue plasminogen activator，t-PA）再灌注仍然是治疗缺血性卒中的金标准。然而，t-PA 只在一定的时间窗内有效，且对再灌注损伤无效。

2. 出血性脑卒中的治疗　出血性脑卒中又称自发性脑出血，是指非创伤性脑内血管破裂导致血液在脑实质内聚积。脑出血的发病率为（12 ~ 15）/10 万，在西方国家，出血性脑卒中患者约占所有脑卒中患者的 15%，占所有住院脑卒中患者的 10% ~ 30%。我国出血性脑卒中的发病率更高，占脑卒中的 18.8% ~ 47.6%。出血性脑卒中发病凶险，发病 30 天患者病死率高达 35% ~ 52%，仅有约 20% 的患者在 6 个月后能够恢复生活自理能力，给社会和家庭都带来了沉重的负担。

出血性脑卒中的治疗包括内科治疗和外科治疗，对大多数患者均以内科治疗为主。对于病情危重或发现有继发原因，且有手术适应证者，则应进行外科治疗。

（二）脑卒中患者的康复治疗

现代康复理论和实践表明，脑卒中发生后进行有效的康复治疗能够加速康复的进程，减轻患者功能残疾，帮助患者重返社会。脑卒中早期康复治疗的根本目的是预防并发症，最大限度地减轻功能障碍或改善功能，提高日常生活能力，从而改善患者的生活状态，帮助脑卒中患者恢复和重建原有的生活和自尊。

住院康复机构在患者机体能够耐受的情况下，开展每天 3 h、每周 5 天的康复训练是可行的，包括物理治疗、作业疗法、言语训练以及必要的康复护理。

1. 推荐治疗方案

（1）待脑卒中患者病情稳定（生命体征稳定，症状和体征不再进展）后，应尽早进行介入

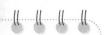

康复治疗。

轻到中度脑卒中患者，在发病24 h后可以进行床边康复、早期离床康复训练，康复训练应以循序渐进的方式进行，必要时在监护条件下进行。

（2）康复训练的强度和方法：康复训练的强度要考虑患者的体力、运动耐力和心肺功能情况，在条件允许的情况下，开始阶段每天进行至少45 min的康复训练，能够改善患者的功能障碍。适当增加训练强度是有益的。锻炼方法包括功能障碍、感觉障碍、认知障碍、卒中后情绪障碍、语言和言语障碍、吞咽障碍、排泄障碍、心肺功能障碍的锻炼等。

2. 脑卒中单元中患者的主动运动

（1）Bobarth握手：协助患者将患侧手五指分开，健侧手拇指压在患侧手拇指下面，双手其余4指对应交叉，并尽量向前伸展肘关节，以坚持健侧手带动患侧手上举，分别在30°、60°、90°、120°时，可视患者病情要求其上举5～15 min，要求患者不要晃动手部，也不要憋气或过度用力。

（2）桥式运动：嘱患者平卧，双手平放于身体两侧，双足抵于床边，助手压住患者双侧膝关节，尽量使其臀部抬离床面，并保持不摇晃，双侧关节尽量靠拢。做此动作时，臀部抬高的高度以患者的最大能力为限。嘱患者保持平静呼吸，时间从5 s开始，逐渐延长至1～2 min，每天2～3次，每次做5组动作，这对腰背部肌肉、臀肌、股四头肌均有锻炼意义，有助于防止甩髋、拖步等不良步态。

（3）床上移行：教会患者以健侧手为着力点，健侧肢体为支点在床上进行上下移行。健侧手握紧床栏，以健侧肢体协助患肢直立于床面，呈桥式运动状，臀部抬离床面时顺势向上或向下移动，即可自行完成床上移动。若健侧手力量达到5级，则可教患者用手抓住床边护栏，健侧足插入患肢膝关节下翻身。

3. 家庭康复 家庭康复是最主要的康复形式之一，需要患者家属参与，良好的社会支持可以提高脑卒中偏瘫患者的生活质量。据统计，约80%的卒中患者都在家中由家属照顾，故家庭康复具有十分重要的作用。掌握正确的训练方法，可预防复发并减少并发症的发生，提高患者的自理能力。良好的家庭康复治疗可以提高患者的生活质量，减轻家庭和社会的负担。

（三）脑卒中患者的常见心理反应与人文关怀

1. 脑卒中患者常见的心理反应

（1）恐惧、悲观：由于脑卒中起病急，病情重，所以患者及家属起初会恐惧不安。运动障碍的患者，因为自理能力下降，需要依赖他人生活，从而容易产生自卑情绪。言语障碍或感觉障碍的患者，由于出现沟通障碍、感觉异常而容易感到烦躁、忧郁，出现悲观情绪，甚至会产生放弃自己的想法。

（2）焦虑、急躁：特别是复发的住院患者及残留肢体障碍的患者，对住院治疗效果及预后缺乏信心，表现出急躁情绪，可能对医务人员及家属态度粗暴，甚至不认同。

（3）丧失信心：脑卒中患者常对治疗丧失信心，有自罪感，认为自己患病给家庭和社会造成负担，顾虑自己今后的生活支持和状态。成年期患者则会对工作、家庭生活、子女教育、老人赡养等问题产生忧虑。老年患者会担心子女将怎样看待自己，对今后生活的保障缺乏信心。

脑卒中患者对自身病情的心理反应阶段通常分为：否认期、抑郁期、反对独立期和适应期。

2. 脑卒中患者的人文关怀 脑卒中是一种心身疾病，虽然其病因至今尚未完全清楚，但一旦患病，很大一部分患者就会残留功能障碍，所以患者的心理压力是非常大的。作为医务人员，应该设身处地为患者着想，在利用现代医疗技术减轻患者病痛的同时，还应善于把人文关怀融入疾病的诊疗过程中，通过医患之间的良好沟通使患者感受到爱，从而产生安全感、信任感，树立战胜疾病的信心。同时，医护人员还应充分调动患者自身的康复能力，为患者的及时

诊断、恰当治疗和早日康复提供有力的保证。医护人员应牢记以人为本的思想，抱大医精诚之心，怀济世活人之志，尽力为患者提供满意的医疗服务。

（1）评估患者：患者病情越严重，越容易并发焦虑、抑郁状态。轻度脑卒中患者经积极治疗后，通常较少遗留后遗症，大部分能完全重返家庭和社会，因此心理状况也能较快恢复正常。而中、重度脑卒中患者的脑部结构往往受到广泛破坏，造成严重的功能障碍，遗留明显的后遗症，从而给患者造成巨大的躯体和精神创伤。另外，家庭环境与患者的康复和预后也有很大的关系。家庭关系融洽的患者发病后能得到家人的关爱和鼓励，故患者通常情绪稳定，能够很快进入心理适应期，展开积极的治疗和康复；而家庭关系差的患者发病后缺乏家庭支持，甚至会遭到家属虐待或遗弃，极易诱发情绪障碍。因此，应帮助患者缓解家庭关系，指导患者建立良好的生活习惯，克服消极情绪，从而提高患者的生活质量，改善患者的预后。在药物治疗与功能康复的同时，还必须重视心理康复，注重人文关怀。

（2）健康教育及指导：应当重视脑卒中患者的康复知识健康教育，倡导养成良好的生活习惯和控制基础疾病，从而降低脑卒中发病风险。创造和睦的家庭环境，增强患者自我保健能力，使患者心情舒畅地面对未来的生活。

1）控制已知危险因素：患者如有短暂性脑缺血发作、心脏病、糖尿病、高血压等疾病，则应予以积极治疗。

2）警惕脑卒中的诱因：避免紧张、兴奋、忧虑、过度进行脑力或体力劳动等因素，并注意气候突然变好和生活习惯改变等客观环境因素的影响。

3）养成合理的饮食习惯：提倡中老年人以低钠、低胆固醇和低脂食物为主，副食品宜多样化。在食量上不宜过饱或过饥，要改变不良的烟、酒嗜好。

4）进行适当的药物治疗和体育锻炼：坚持以活血化瘀的中、西药物治疗为主，促进血液的正常流动，以防止发生脑卒中。

5）注意脑卒中的前兆：如头痛、半侧面部麻木、一侧肢体无力或活动不灵、持物不稳等。

（四）案例分析

患者，男，45岁，农民，因"突发口角歪斜，步态不稳6小时"以被诊断为脑梗死于2019年7月19日15：30经急诊收入ICU。患者10：00左右突然发作口角歪斜，11：30被同事发现步态不稳，无四肢抽搐，无排尿、排便失禁，遂立即被送至医院急诊。12：00至急诊时，患者神志清楚，步态不稳，口角流涎，言语不清，无胸闷、心悸，血压225/150 mmHg。完善头颅CT检查显示：双侧半卵圆中心多发低密度影，右侧尾状核头小片状低密度影，考虑软化灶。立即请神经内科会诊，考虑存在脑梗死，予以乌拉地尔静脉滴注行降压治疗，并建议控制血压后进行溶栓治疗。将相关风险告知家属后，家属商议认为溶栓风险大，签字拒绝溶栓治疗。为进一步治疗，急诊行CTA检查，颅脑血管CTA未见明显异常，颈动脉CTA未见明显异常，神经内科医师表示不需取栓治疗。患者病情重，联合应用乌拉地尔和艾司洛尔控制血压，血压控制不佳。为进一步诊治，将患者由急诊以"脑梗死"收入ICU。患者病情稳定，现转入专科继续治疗。住院期间，床位医生对患者及家属告知相关的病情和预后，鼓励患者坚持用药并进行康复锻炼。床位护士指导患者饮食，告知生活起居等注意事项，鼓励并帮助患者更好地回归生活。在患者出院时记录患者联系方式，对患者出院后的心理状况及康复情况进行随访了解，提出针对性的指导意见。

本案例中对于患者可能有更好的治疗方案，但是家属的意见是决定性因素，可能对患者的预后产生一定的影响。作为医务人员，在全面告知患者治疗风险和收益的同时，也需要关注患者的家庭经济情况，为患者提供更佳的治疗方案供家属考虑。在患者家属决定后，应立即采取治疗措施。住院期间做好疾病的诊疗工作，了解患者的家庭、工作情况，给予患者心理支持，出院后进行阶段性随访及信息反馈收集工作，做到延续性医疗和人文关怀。

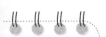

第二节　不良生活方式相关疾病的诊疗与医学人文关怀

一、与吸烟高度相关的基础疾病

吸烟是指人体通过口腔将烟草燃烧时产生的烟雾吸入体内的行为，被认为是一种解除压力的不良生活习惯。烟草中的有害物质，可刺激并损伤呼吸道，抑制支气管黏膜的纤毛运动，使黏液和炎症渗出物在支气管内潴留，引起慢性支气管炎。长期吸烟可导致支气管平滑肌及弹性纤维受到破坏，使支气管腔狭窄，引起通气受阻，严重时可发展为阻塞性肺气肿。多数吸烟者认为吸烟只影响呼吸系统，然而吸烟对人体的伤害涉及机体各个系统。吸烟已被公认为是导致肺癌最重要的危险因素，烟草中有七千多种化学物质，几百种有害物质，明确的致癌物质有69种，也是其他系统肿瘤（如喉癌、咽癌、舌癌、口腔癌、鼻咽癌和唇癌等）发生的促发剂。另外，吸烟还可导致脂质代谢异常，单纯吸烟可使冠心病的发病风险增高1倍。烟草中的尼古丁可能加速脂肪分解和（或）诱发胰岛素抵抗，在导致血脂、血糖异常的同时，还可引起血液黏滞度增高，促进血管内凝血，加速血栓形成。因此，吸烟与多种动脉粥样硬化性疾病相关。此外，烟草中的有害物质还可刺激胃液分泌，间接抑制胰腺碳酸氢盐的分泌，导致胃、十二指肠溃疡和胃肠功能紊乱的发生。同时，吸烟还可损伤骨骼系统，导致关节炎及背部疼痛等。吸烟可影响精子活力，对生殖系统也有一定的影响，故备孕夫妇需戒烟3~6个月。

被动吸烟对机体造成的危害不比主动吸烟小，特别是对儿童和青少年的危害尤其严重。侧流烟雾中的一些有害物质比主流烟雾中的含量更高，如一氧化碳在侧流烟雾中的含量是主流烟雾中的5倍；焦油和烟碱是3倍；氨是46倍；亚硝胺（强烈致癌物）是50倍。因此，戒烟不仅是对自己负责，也是对家庭负责。

二、与酗酒相关的基础疾病

酗酒问题是社会关注的热点问题。酒精滥用已成为导致伤残的第三大危险因素，可导致人体出现一系列疾病。全球约有3.6%的癌症（包括上呼吸道肿瘤、消化道肿瘤、肝癌、结直肠癌和乳腺癌等）患者，其肿瘤的发生与酗酒有一定的关系。这主要是因为乙醇在代谢过程中产生具有毒性的致癌物质，对机体器官组织产生负面影响。研究表明，不良的饮酒行为与记忆力减退有明显的间接关系。酗酒对人体最直接的损伤是胃肠道黏膜损伤及肝损害。酒精可导致黏膜充血、肿胀和糜烂，导致溃疡和胃肠道炎症。随即酒精进入肝进行代谢，对肝有直接毒性作用，可干扰肝的正常代谢。在我国，酒精性肝病的发病率呈逐年阶梯式上升，其中，酒精性肝炎患者占28.8%，酒精性肝硬化患者占37.4%。酒精代谢后可产生乙酸，乙酸蓄积可导致尿酸排出减少，使酗酒人群患高尿酸血症及痛风的概率增加。酒是纯热能食物之一，在体内可分解产生热量，且不产生任何营养素，所以长期饮酒还可以导致体内多种营养素缺乏。

三、与运动不足相关的基础疾病

体育锻炼是一种公认的促进身体健康的手段，同时也是一种积极的生活方式。运动不足已成为导致心血管疾病、糖尿病、结肠癌、肥胖症、骨关节疾病等慢性基础疾病高发的重要诱因之一。运动量与脑血管疾病的发生呈负相关，可以积极地预防结肠癌和肠道癌前息肉等疾病，同时还可降低2型糖尿病的发生率。中国疾病预防控制中心的专家表示，一个积极参加体育锻炼的80岁老人的死亡风险要比一个缺乏身体活动的60岁老人低。同时，运动可以使乳腺癌的发病风险降低50%、结肠癌发病风险降低60%、痴呆发病风险降低40%、心脏病和高血压发病风险降低40%、2型糖尿病发病风险降低58%。但在我国，医疗机构普遍缺乏对运动康复的热衷，医生缺乏开具运动处方的动力、技能和能力，患者缺乏对运动处方的认识和信任。

四、与日照不足相关的基础疾病

皮肤通过获取阳光中的紫外线来制造维生素 D_3，机体将维生素 D_3 转化为活性维生素 D。维生素 D 有助于促进钙、磷的吸收，促进骨骼形成，所以缺乏维生素 D 容易造成佝偻病或者软骨病。低水平维生素 D 可诱发甲状旁腺激素水平升高，促进溶骨过程，导致骨质疏松。

适当接受紫外线照射，可以有效杀灭葡萄球菌、链球菌、结核分枝杆菌、肺炎球菌等多种致病菌，并能杀灭大量病毒，对人体健康具有一定的保护作用，可增强机体免疫功能、增加吞噬细胞数量。

同时，光照不足，也可给大众的情绪带来"阴天"，影响脑内松果体褪黑素的分泌，导致情绪低落，甚至抑郁。在冬季时间较长的北半球，由于光照不足，有冬季抑郁症的说法。日光浴疗法可以促进人体的血液循环、增强人体新陈代谢的能力、调节中枢神经系统功能，从而使人体感到舒展而舒适，减少不良情绪。

五、不良生活方式相关基础疾病患者的心理变化与人文关怀

世界卫生组织在"维多利亚宣言"中提出健康的四大基石：合理膳食、适量运动、戒烟、限酒，这集中体现了对健康生活方式的核心要求。从生活方式着眼，健康问题在很大程度上可以通过个体自身努力以及借助心理和社会资源而得以减轻、预防甚至避免。因而，把握不健康生活方式及其与身心健康的关系，能够为更好地发现身心健康问题的先导因素提供更多、更全面的可用信息。

基础疾病的种类是心理症状出现的主要影响因素。疾病种类越多，心理健康状况越差。躯体疾病作为很强的负性心理应激，可影响患者的心理健康。基础疾病患者往往对疾病的认识较局限且片面，会担心病情，易产生焦虑、不安心理。有研究表明，身体状况较差的患者更易产生孤独感，出现更多的心理问题，幸福感及生活满意度较低。由于受到疾病的长期折磨，患者生理功能退化，导致躯体功能出现障碍，身体不舒适可严重限制患者的活动能力和自理能力，因此易导致患者出现孤独感和负性情绪。

仅仅依靠被动的药物治疗是无法从根本上解决不良生活方式相关基础疾病的。人文关怀的重点在于：社会和家庭的关怀、培养新的"好"的爱好和医务人员专业的指导。具体包括：科学的健康教育和行为干预，通过彻底扭转此类患者的健康观念，督促并帮助他们养成良好的个人生活习惯，这样才能降低生活习惯相关基础疾病的发生风险，维护患者的健康。可以采用综合健康管理关怀措施，通过加强教育与心理治疗、饮食疗法、运动疗法、药物治疗和监测"五架马车"，是患者了解良好的生活方式和行为习惯是治疗不良生活方式相关疾病的基础。应指导患者坚持做到低糖、低脂和高蛋白饮食，降低钠盐的摄入，增加食物种类，减少能量摄入，戒烟、限酒，加强身体锻炼，不断提高防治知识的知晓率，主动采取健康生活方式，有效增强自我保健能力，最大限度地降低不良生活方式对患者造成的危害，降低患者发病率和延缓病程进展，提高患者生活质量。

（方 晨 邬 青 高 嘉）

思考题

一名长期吸烟的患者，体检时发现肺部支气管壁增厚。患者很担心，询问体检医生处理办法。作为医生，应该给患者怎样的建议和指导，使患者更好地接受戒烟？

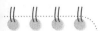

第十四章　灾害救援与医学人文关怀

在人类经济社会发展过程中，地震、洪水等自然灾害频发，以及战争、恐怖袭击、传染病流行等，使人们的生命和财产遭到严重的威胁。联合国"国际减灾十年"专家组对灾害的定义是，灾害是一种超出受影响社区现有资源承受能力的人类生态环境的破坏，必须具备两个要素：灾害是自然灾害或人为事故造成的灾害性损伤，具有突发性；灾害的规模和强度超出受灾社区的自身应对能力。如印度尼西亚海啸、"9·11"恐怖袭击事件、汶川地震、福岛核事故等一系列灾害事件，给人类健康造成巨大的损害，阻碍社会的发展。灾害导致大批伤员出现，救护人员在临时的、非常艰苦的、缺少相关设备和药品甚至是冒着生命危险的环境中进行紧急救援活动，以挽救伤员生命，降低残障率。突发灾害不仅严重影响人们的生命财产安全，还严重威胁着人们的精神心理健康，正确认识、处理伤员的情绪、认知、行为异常改变及情感紊乱等心理问题，对开展有效的救援工作具有非常重要的作用。

我国平均每年由于自然灾害造成的死亡人数有 20 000 人。随着经济社会的快速发展和人类活动的日益增多，灾难事件不断增多，对社会和人民造成越来越严重的影响。减少灾难事件造成的人员伤亡与财产损失，最有效的措施就是开展灾难救援，将其危害降至最低。在灾难救援的各个环节中对伤员的心理支持和人文关怀也必不可少。

第一节　地震救护中的医学人文关怀

地震灾害是指由于地震造成的人员伤亡、财产损失、环境和社会功能的破坏。

一、地震的灾情特点

1. **突发性强，持续时间长** 地震灾害瞬时发生，十分突然，一次地震持续的时间往往只有几十秒，在短暂的时间内即可造成大量的房屋倒塌、人员伤亡。地震之前没有明显的预兆，以至来不及逃避，造成大规模的灾难。通常，一次主震之后的余震会持续很长一段时间，虽然余震的强度没有主震那么大，但是也会造成不同程度的破坏。

2. **破坏性大，次生灾害多** 地震波到达地面以后可造成大面积的房屋和工程设施的破坏，若发生在人口稠密、经济发达的地区，则往往会造成大量的人员伤亡和巨大的经济损失，尤其是发生在城市。地震不仅可以造成严重的直接灾害，而且会不可避免的产生次生灾害。有的次生灾害严重程度甚至显著超过直接灾害造成的影响，如火灾、水灾、泥石流、滑坡、瘟疫等。

3. 社会影响深远　地震由于突发性强、人员伤亡惨重、经济损失巨大，其所产生的社会影响也比其他类型的自然灾害更为广泛、强烈，并且往往会产生一系列的连锁反应，对于一个地区甚至一个国家的社会和经济活动可造成巨大的冲击。地震波及范围通常较广，对人们的心理影响也较大，这些都可能产生较大的社会影响。

二、地震伤员的伤情特点

地震造成的人员伤亡、财产损失、环境及社会功能的破坏较大，其中，伤员的创伤类型大致可以分为以下几种：

（一）机械性损伤

如坍塌的建筑物等砸伤和掩埋导致窒息等，以四肢骨折和软组织损伤较为常见，其次是脊柱损伤和胸、腹部损伤。

（二）高处坠落伤

高处坠落伤多为受困人员在地震发生时跳楼所致。

1. 挤压综合征　受灾人员长时间被坍塌的建筑物或重物挤压，局部肌肉组织缺血坏死，释放大量有害物质，可导致急性肾衰竭和休克。

2. 完全性饥饿　受灾人员长时间被困于坍塌废墟中，断水、断食，代谢紊乱、全身虚脱，极度衰竭而濒临死亡。

3. 其他伤害　主要是指地震引发的次生灾害导致的伤害，如溺水、烧伤、蛇咬伤等。

三、地震伤员的心理特点

1. 惊吓、恐惧　地震灾害是偶然的，突发性很强，发生的时间并不确定，可能是白天，也可能是深夜。地震发生后，人们由于逃生准备不足，往往会有惊慌失措、担心和恐惧表现。

2. 情绪失控　地震灾害具有很强的破坏性，使处于地震发生区域的人民生命受到威胁。地震可能夺走部分伤员亲人或朋友的生命。面对突如其来的灾害，伤员在接受救治的过程中往往会出现情绪失控。

3. 精神失常　地震发生之后，部分伤员由于受到过度的刺激和惊吓，精神创伤非常严重，进而在接受救治的过程中，表现为精神恍惚、目光呆滞、沉默少语，并出现创伤后应激障碍。

4. 生存信念问题　地震发生之后，有部分伤员伤情比较严重，生命收到严重威胁，并且其中一部分伤员可能需要行截肢等手术，否则极有可能死亡。面对这样的情况，伤员可能一时无法接受，导致生存信念出现问题。

四、地震废墟中伤员的生命支持及人文关怀

1. 救援现场的安全评估　封锁现场并保证现场的秩序和安全，注意积极改善受困局部某些封闭空间的空气质量，尽可能利用金属管道沟通封闭空间与外界的联系，改善空气质量，避免受困人员因局部氧浓度低而导致心悸、头晕、头痛甚至意识不清等反应。

2. 心理安慰　与被困人员取得联系后，可以先予以心理安慰，同时积极开展救援和医疗救护行动。

3. 初步伤情评估与紧急处理　首先评估气道和颈椎，保证呼吸道通畅，固定颈椎，避免进一步损伤；使用夹板对骨折部位进行固定，对外出血处进行止血、包扎；对脱水伤员尽快建立静脉通路予以输液；对低体温伤员可用毛毯等被服盖住其头部并输入加热后的液体，注意从身体中央开始复温，避免从皮肤外周开始快速复温引起外周血管扩张而致暖休克。快速进行初

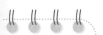

步评估和进一步评估，以免遗漏伤情。如伤员情况不稳定，则应把伤员固定于脊柱板并快速转运到现场救治中心。

（一）心理急救与人文关怀

1. 心理急救的"4L"原则　Look，查看周围环境是否安全；Listen，倾听受助者需求，包括生理和心理需求；Lend a Hand，给予即时的帮助，如提供食物、衣物等；Link，转介受助者至各类社会支持系统。

2. 人文关怀的措施　注意伤员的身体安全，包括处理创伤、给予伤员饮料及保暖衣物等。在救援过程中要使用适当的语言激励伤员的求生意志并稳定伤员情绪，但注意避免与伤员过多交谈。在无禁忌证的情况下，可适当给予适量镇静药、镇痛药，使伤员入睡，以避免无端的体力消耗，缓解紧张情绪。保持镇定的态度，有同理心，留意伤员的心理和生理反应。当伤员感到焦虑、紧张时，其呼吸会变得急促，此时可引导伤员做深呼吸。鼓励伤员说出自己的感受并加以安慰。在条件允许的情况下，尽量满足伤员的需求。指导伤员运用放松疗法缓解焦虑、抑郁情绪，如腹式呼吸松弛法、肌肉松弛法和意象松弛法等。

五、残疾伤员的康复及人文关怀

灾后康复是灾害救援工作中不可缺少的部分。康复开始得越早，伤残部位的功能恢复效果就越好。灾后伤员在康复训练过程中常出现紧张、焦虑、不知所措、希望迫切恢复健康等现象，医护人员应在饮食、起居、训练、活动等方面给予伤员无微不至的关怀和照顾，同时要充分考虑伤员内心的感受并进行耐心、详尽的解答，还要讲解康复的重要性和必要性，以消除其紧张、焦虑情绪，使伤员对康复训练有正确的认识，以最佳状态配合治疗。

六、失去亲人伤员的人文关怀

在地震灾害中，伤员除了自己受伤外，同行的朋友和亲人也可能在意外中受伤甚至死亡，伤员会责怪自己不能及时挽救亲人或朋友的生命，或因伤势、环境等因素限制无法对亲人或朋友实施任何帮助，导致内疚感更加强烈。因此，在告知伤员失去亲人的噩耗前，一定要确认两点：①信息是准确的，②自己是告知噩耗的适当人选。应及时安抚伤员，满足其基本的精神需求，帮助其稳定情绪，提供殡葬信息，以同理心陪伴其应对创伤性哀伤。可以陪着伤员默默悼念，也可以在他（她）想一个人静静哀思时默默陪在一旁，给予真诚的拥抱和安抚。鼓励伤员说出自己的感受，不要中途打断伤员说话，也不要说"你还幸运地活着""这都不是太坏""我知道你的感受"等。

第二节　火灾救护中的医学人文关怀

火灾是最常见的严重威胁公众安全的主要灾害之一。随着社会的不断发展，导致火灾发生的危险因素也在增多。近年来，我国每年发生火灾约 12 万起，约有 3000 人死于火灾。这些事故数据表明，火灾不仅可造成巨大的财产损失，而且会造成严重的人员伤亡。火灾是不受时间和空间限制，并且危害最持久、最剧烈的灾害。在火灾救治过程中，救援者遵循"先救命后治伤""先重后轻，先急后缓"的原则，很容易忽略患者精神、心理层面的需求，导致火灾受困人员或火灾伤员出现灾后心理危机。

一、火灾的灾情特点

1. 火焰烟雾蔓延迅速　在热传导、热对流和热辐射的作用下，火灾一旦发生，火势就很容易蔓延扩大，给受困人员逃生和灭火救助造成极大的困难。

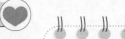

2. 空气污染，通气不畅，视野不良　火灾发生后，火焰烟雾可导致受困人员视野受到很大影响，加大灭火救人的难度。污染的空气中含有毒物质，可对人体造成伤害。

3. 人、物集聚，杂乱拥挤　火灾突发性强，救援形势紧迫，现场常出现人员、交通、指挥等的混乱局面，给有效施救造成人为阻碍，降低救援效率。

二、火灾伤员的伤情特点

1. 直接损伤　大火中火焰表面的温度可达 800℃ 以上，而人体所能耐受的温度为 65℃。火焰、辐射高温、热烟气流、灼热物质等作用于人体，可导致烧伤。同时，火灾通常伴有火焰烟雾，吸入后可导致呼吸道灼伤。

2. 间接损伤　火灾中伴随燃烧会产生大量烟气，当人体吸入高浓度烟气后，大量的烟尘微粒可通过吸附作用导致呼吸道阻塞，造成窒息。同时，火焰烟雾还含有有毒气体，可刺激呼吸中枢和影响肺功能，引起中毒而致死。另外，火灾现场建筑物坍塌还可造成砸伤、压埋等；煤气爆炸可引起冲击伤等。

三、火灾伤员的心理特点

1. 极度紧张　身处火场环境中，火灾作为强烈应激源，可激发受困人员求生的原始本能，同时由于缺乏火场逃生常识，常会导致拥挤、混乱。在烈火浓烟的环境中，受困人员往往处于极度的紧张状态。紧张的心理可使思维简单，导致受困人员出现判断力减弱和行为错乱，出现盲目聚集、重返、不听劝阻甚至跳楼等行为。

2. 恐惧　火灾现场伤员多，伤情复杂，对伤情的不可预期和不可确定感，可使人产生身处绝境的感觉和极大的恐惧感。同时，救治现场医患比例失调，药品和器材需求量瞬间增加，导致后勤保障难度大，救治现场拥挤、混乱，从而加重现场人员的心理负担。

四、火灾伤员的现场救护和人文关怀

火灾现场救护是指火灾发生后，对被救伤员在转送医院前进行的现场救治与护理。医护人员到达现场后，应迅速对伤员进行检伤，根据烧伤面积，有无合并吸入性损伤、骨折等对伤员进行分类，强调救命第一的原则，及时采取救护手段，防止伤员伤情扩大或加重。

（一）使伤员迅速撤离火场

在将伤员脱离现场的同时，须尽快灭火或使伤员身体脱离灼热物质。对心搏骤停、呼吸停止的伤员，应就地进行胸外心脏按压和人工呼吸。在转送过程中，动作要轻柔，行进要平稳，以减轻伤员痛苦。

（二）防治休克

烧伤休克是烧伤患者早期主要的并发症和死亡原因之一，因此，在火灾现场应尽快评估烧伤面积，识别烧伤深度，要特别注意烧伤患者有无口渴、多饮、烦躁、少尿等症状，尤其是老年人、儿童和头颈部严重烧伤的伤员。可协助伤员口服淡盐水，以少量多次饮用为宜。注意避免使伤员单独饮水或者糖溶液，以免引起脑水肿等并发症，必要时应迅速开放静脉通道补液。

（三）止痛

烧伤对机体强烈的刺激和疼痛，可导致神经内分泌系统功能紊乱，加速休克的发展。因此，对烧伤后创面疼痛，难以忍受者，应及时进行安慰和鼓励，保持其情绪稳定，并予以有效的镇静、止痛措施，酌情使用地西泮或哌替啶肌内注射，或口服止痛药。对有颅脑外伤或者严重呼吸道烧伤者注意禁用吗啡。

（四）心理支持

应注意把握心理干预的时机，正确处理好生命救援和心理干预的关系。在救援的同时可以

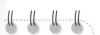

给予伤员必要的心理安慰和支持。针对伤员极度焦虑、恐惧甚至绝望的心理，可给予情感支持，通过解释、鼓励、指导、促进环境改善等方法缓解伤员的不良情绪。但在伤员生命受到严重威胁的情况下，应遵循挽救生命优先的原则，集中全力抢救生命。

1. 放松疗法　当伤员处于紧张状态时，应选择安静的环境和舒适的体位，配合舒缓的音乐，鼓励其循序渐进地放松肌肉，最后达到全身放松状态。

2. 稳定伤员情绪　对灾后伤员需要多倾听和理解，并做出相应的回应。减少伤员的不确定感，增加其安全感。对伤员提出的问题应予以关注、解释及确认，使伤员心情平复，恐惧感减轻。

3. 建立良好的护患关系　经常与伤员沟通、交流，给予伤员精神支持和生活指导，对伤员的伤情进行适当的告知和解释，帮助伤员正确认识伤情、治疗及预后，从而减轻其焦虑、不安等情绪。

4. 加强生活护理　伤员获救后，全身遍布污渍，应帮助清洁身体的污垢、血渍等，使伤员仪容整洁，有利于改善伤员的精神状态。

5. 家庭与社会支持　应当对伤员家属进行心理疏导，通过家属帮助伤员去适应、面对灾害带来的影响，给予患者心理支持和关怀。

6. 调动和发挥伤员的自我护理能力　如果伤员的所有生活护理均由护理人员协助完成，则会导致伤员产生消极情绪。因此，在护理过程中，应充分调动伤员的积极性和主观能动性，鼓励伤员做些力所能及的事情，避免过度依赖护理人员及家属，从而提高伤员自尊。

第三节　暴雨灾害后的救护与医学人文关怀

暴雨是指短时的或连续的强降水过程。在地势低洼、地形封闭的地区，雨水不能迅速宣泄，可造成农田积水和土壤水分过度饱和，给农业造成灾害性的破坏，甚至可引起山洪暴发、江河泛滥、堤坝决口，给人类生活、生产与生命财产造成极大的危害与损失。暴雨灾害的发生不仅有自然的原因，也有社会和人为的因素。能够导致洪水灾害的暴雨称为致洪暴雨。

一、暴雨灾害的灾情特点

（一）季节性、相似性

我国地处欧亚大陆东南部，东临太平洋，西部深入亚洲内陆，地势西高东低，呈三级阶梯状。南北地区则跨越热带、亚热带和温带三个气候带，最基本、最突出的气候特征是大陆性季风气候。春、夏之交季节，我国华南地区暴雨开始增多，受其影响，珠江流域的东江、北江，在5—6月易发生洪水；6—7月主雨带北移，长江流域易发生洪水；7—8月为淮河流域、黄河流域、海河流域和辽河流域的主要洪水期；松花江流域洪水一般出现在8—9月；浙江和福建等地因受台风影响，其雨期及易发生洪水时间为6—7月。全国发生的多次特大洪水，在历史上都可以找到与其成因和分布极为相似的特大洪水记录。

（二）普遍性、区域性和破坏性

我国地域辽阔，不同地区自然环境差异较大，具有发生多种类型洪水和严重洪水灾害的自然条件和社会经济条件。我国洪水灾害以暴雨为主要原因。我国暴雨主要发生在青藏高原和东部平原之间的第二阶梯地带。从古至今，洪水威胁对我国社会和经济的发展都具有重大影响，大江、大河的特大洪水灾害，甚至可造成全国范围的严重后果。

（三）可防御性

人们不能彻底消除洪水灾害，但可以缩小洪水灾害的影响程度和空间范围，减少灾害损失。通过采取相应的措施，可以把小范围的灾害损失分散到更大区域，减轻受灾地区的经济负担，通过社会保障和救济增强区域抗灾能力。

二、暴雨灾害伤员的伤情特点

暴雨受灾人员的伤情多以溺水为主，也可出现机械性损伤、电击伤、蛇咬伤等。如长时间浸泡在低于正常体温的水中，则可导致低体温。未被困在水中的灾民也可因风雨天气、室外环境、缺衣少食而出现低体温。暴雨灾害发生后，蚊蝇滋生、人畜尸体腐烂、水源污染严重，可导致细菌性痢疾、伤寒等传染病的暴发流行。

三、暴雨灾害伤员的心理特点

失去亲人、财产损失、疲劳、受伤及环境改变、疾病威胁等，可导致受灾人员情绪不稳定，甚至导致使用暴力、抑郁及创伤后应激障碍。

四、暴雨灾害伤员的人文关怀

（一）切实解决受灾人员的生活问题

应积极改善受灾人员生活环境，保持环境卫生，保证食物、饮用水的供给，给予御寒物资，满足受灾人员的基本生理需求。

（二）关注受灾人员的健康问题

应当积极、主动了解受灾人员的患病情况。对外伤伤员的伤口予以日常消毒和换药。早期识别重点人群，为慢性病患者提供药物和健康指导。在力所能及的范围内为受灾人员协调相应的资源，并给予相应的支持和照护。

（三）预防传染病的发生及流行

大力宣传卫生防疫知识，教育受灾人员注意饮水、饮食安全，主动配合相关卫生防疫工作。

（四）加强心理干预

1. 稳定情绪　对灾后伤员多倾听和理解，并做出相应的回应。减少伤员的不确定感，增加其安全感。对伤员提出的问题予以关注、解释及确认。协助伤员调整和接受因灾害所致的生活环境改变及当前状态，协助伤员解决目前面临的现实困难。运用语言及行为上的支持，帮助重点人群适当缓解不良情绪，恢复正常心理状态。帮助伤员与其支持者或其他社会支持系统建立联系。

2. 放松训练　组织伤员交流心得体会，通过健康讲座等形式宣传心理健康知识，提高受灾人员的心理适应能力。对出现焦虑、失眠等创伤后应激障碍的受灾人员，及时进行积极、有效的疏导。可调动家属及其他社会支持系统共同参与，重新树立积极生活的信心。

3. 心理辅导　引导伤员说出在受灾过程中的感受、恐惧或经验，使伤员确认自己的社会支持网络，明确自己能够从哪里得到相应的支持与帮助，如情感支持、建议或信息咨询、物质支援等。鼓励伤员有目的地选择有效的应对策略，提高个人的控制感和适应能力。

第四节　爆炸伤后的救护与医学人文关怀

爆炸事故是指爆炸失控及其给人们带来的生命和健康损害及财产损失。多数情况下，爆炸事故是指突然发生伴随爆炸声响、空气冲击波及火焰而导致设备设施、产品等物质财富破坏和人员生命与健康受损的预料之外的现象。爆炸分为物理性爆炸和化学性爆炸。爆炸伤是指爆炸引起的冲击和高温造成的人体损伤。

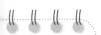

一、爆炸事故的灾情特点

（一）突发性
爆炸事故发生的时间和地点通常难以预料。一旦发生爆炸事故，就会使人们措手不及。

（二）复杂性
爆炸事故发生的原因、灾害范围及后果因具体事故性质不同而存在较大的差异。

（三）严重性
爆炸事故对受灾单位的破坏往往是毁灭性的，可造成人员和财产等方面的重大损失。

二、爆炸事故伤员的伤情特点

（一）冲击伤
冲击伤又称爆震伤，是指冲击波直接作用于人体引起的损伤，发生在爆炸中心 1.0 m 以外，是爆炸伤害中最为严重的一种损伤。爆炸物在爆炸的瞬间产生高速、高压，形成冲击波，作用于人体即导致冲击伤。冲击波比正常大气压强度大若干倍，作用于人体可造成全身多个器官损伤，同时又因高速气流形成的动压，可使人跌倒受伤，甚至导致肢体断离。爆震伤的常见致伤类型有：听器冲击伤（发生率为 3.1% ~ 55%）、肺冲击伤（发生率为 8.2% ~ 47%）、腹部冲击伤和颅脑冲击伤等。

（二）爆烧伤
爆烧伤实质上是烧伤和冲击伤的复合伤，发生在距爆炸中心 1 ~ 2 m 范围内，由爆炸时产生的高温气体和火焰造成，严重程度取决于烧伤的程度。

（三）爆碎伤
爆炸物爆炸后直接作用于人体或由于人体靠近爆炸中心，造成人体组织破裂、内脏破裂、肢体破裂，失去完整形态。另外，还有一部分是由于爆炸物穿透体腔，形成热穿通伤，导致大出血、骨折。

（四）有害气体中毒
爆炸后的烟雾及有害气体可造成人体中毒。常见的有害气体有一氧化碳、二氧化碳、氮氧化合物。

三、爆炸事故伤员的心理特点

（一）急性应激反应
急性应激反应是由爆炸事故直接导致的心理问题，伤员精神症状在遭受爆炸刺激后数分钟或数小时出现。病程历时较短，可在数天至 1 周内恢复，以完全缓解结束，预后良好。临床表现主要包括：

1. 意识障碍　伤员可出现不同程度的意识障碍，但以精神错乱状态常见，表现为定向力障碍、注意力不集中，难以进行言语交流，常自言自语，语句零乱或不连贯，偶尔有冲动行为。

2. 精神障碍　伤员可出现伴随有强烈情感体验的精神运动性兴奋或抑制。精神运动性兴奋表现为易激惹、叫喊、乱动，言语内容与爆炸事件相关因素或个人经历有关，有时表现为情感爆发、四肢抽搐，与癔症表现类似。精神运动性抑制较少见，表现为退缩、缄默少语、情感淡漠、呆若木鸡。

3. 内疚　发生爆炸事故后，伤员除了自己受伤外，其朋友、亲人也可能在意外中受伤甚至死亡。伤员会责怪自己未能及时挽救朋友或亲人的生命，产生内疚感。

（二）创伤后应激障碍
爆炸伤所致创伤后应激障碍是与战争创伤或爆炸损伤相关的精神行为障碍。核心症状包括：病理性再现（闯入）、回避和警觉性增高，社会职业功能、人际交往能力、生活自理能力和娱乐消遣能力存在不同程度的减退。

爆炸引起的非头部创伤所致创伤后应激障碍，临床表现为反复的创伤性体验，反复出现与爆炸相关的梦境和噩梦，不愿与他人接触，对周围环境无反应，愉快感缺失，回避对既往爆炸事故相关的处境或活动的回忆。具有高度警觉状态、惊跳反应，伴失眠、焦虑或抑郁。

四、爆炸事故伤员的现场救护和人文关怀

（一）识别冲击伤

询问伤员有无耳鸣、耳聋、耳痛、头痛、眩晕等症状。如伤员出现胸闷、胸痛、咯血、呼吸困难、窒息等表现，则应立即予以呼吸道处理。如伤员出现腹痛、恶心、呕吐，甚至因肝、脾破裂大出血而导致休克，则应积极予以抗休克治疗。如伤员出现神志不清或嗜睡、失眠、记忆力减退，伴有剧烈头痛、呕吐、呼吸不规则等，则应关注是否存在头部冲击伤，并予以积极处理。

（二）识别有毒气体伤害

应注意询问伤员爆炸后眼部、呼吸道有无异常感觉。如伤员发生休克或肺水肿，则应积极处理。

（三）止血、包扎及止痛

如有出血，迅速判断出血部位进行止血。对于任何部位的伤口，去除污染物之后用无菌纱布覆盖包扎。对有严重疼痛的伤员给予镇静镇痛措施。

（四）心理支持

爆炸伤救护过程中，应注意把握心理干预的时机，正确处理好生命救援与心理干预的关系。在保证伤员身体安全的同时，应给予必要的心理安慰和支持。保持不急不躁的态度，留意伤员的生理和心理反应。针对伤员极度焦虑、恐惧甚至绝望的心理，鼓励伤员说出自己的感受并加以安慰。在条件允许的情况下，应尽量满足伤员的需求。但在伤员生命收到严重威胁的情况下，应遵循挽救生命优先的原则，集中全力抢救生命。

1. 心理疏导　接诊医生需要与伤员建立良好的关系，与患者一起分析事故经过，指导伤员如何正确对待爆炸刺激，向伤员解释生活中的强烈应激源无时不在，关键是如何正确地应对。同时，应给予有力的社会支持，积极调动伤员的主观能动性，尽快摆脱困境，树立战胜疾病的信心，促进病情的康复。

2. 环境治疗　尽可能离开或者改变使伤员感到不安的环境，对伤员今后的生活和工作提供指导和帮助，帮助重新建立生活规律，重拾对工作的兴趣，并帮助伤员改善人际关系等。

3. 药物治疗　保证良好的睡眠，对焦虑、烦躁不安者可应用抗焦虑药或催眠药，以改善睡眠，缓解焦虑。

4. 其他治疗　如娱乐治疗、生物反馈等，对稳定情绪、改善睡眠、消除躯体不适等有一定益处。对不能主动进食或者饮食量过少者，可给予积极的支持治疗。

第五节　交通事故伤后的救护与医学人文关怀

交通事故伤是指交通事故时机械力作用于机体造成的组织损伤和功能障碍。交通事故伤有多种类型，如撞击伤、烧伤、碾压伤、爆炸伤等。

一、交通事故伤的灾情特点

（一）发生率、死亡率和致残率高

交通事故的发生与公众日常安全和生活息息相关，对家庭和社会造成的损失大，后果严重。

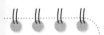

（二）影响因素多

1. 驾驶人员因素　疲劳驾驶、超速驾驶、酒后驾驶、违规驾驶等。

2. 车辆因素　机械故障、设计缺陷等。

3. 道路环境因素　道路设计施工缺陷、恶劣天气等。

（三）可预防

可以通过提高驾驶人员素质，严格执行相关法律、法规，改善道路条件等，减少交通事故的发生。也可以通过加强急救体系建设，提高救援能力和救护水平，提高交通事故伤员的救治成功率。

二、交通事故伤的伤情特点

（一）机械性损伤

机械性损伤包括人体各部位的擦伤、挫伤、撕裂伤与撕脱伤，以及脱位、骨折、肢体离断、贯通伤等。其中，以头面部及四肢损伤比例最高，其次为胸、腹部损伤和脊柱伤。交通伤骨折发生率高，其次为多发伤、复合伤。严重颅脑外伤、胸部损伤及大出血为伤员的主要死亡原因。

（二）非机械性损伤

非机械性损伤是指在交通事故中由于非机械原因所致的机体损伤，如溺水、烧伤等。

三、交通事故伤员的心理特点

（一）应激反应

道路重大交通事故幸存者在没有思想准备的情况下，突然遭受巨大的生理、心理打击，且伴有躯体多发损伤，通常难以接受这一现实，主要表现为呆滞、言语失去控制、行为失去目的，有的伤员感到动弹不能，有濒死感，有的伤员表现为精神高度紧张，也有的伤员表现为极度兴奋。

（二）恐惧

重大交通事故幸存者面对突如其来的交通意外、同行人员的离世、开放性损伤者的伤口，普遍会有心率加快、血压升高、面色发白、肌肉紧张甚至肌震颤等交感神经亢进表现。同时由于伤员迫切希望尽快得到诊治，对伤情也不完全了解，所以容易产生恐惧心理。

（三）焦虑

伤员突然住院，可导致角色适应不良。交通事故发生前，伤员可能是家庭的主要经济来源，往往会过重估计病情而加重焦虑、不安情绪，主要是由于对家庭、工作的担忧以及对不能承担许多原本的社会角色的担忧而引起。

（四）抑郁、自卑

部分脊柱损伤者可能合并不完全性截瘫，失去行动能力，出现排尿、排便失禁，给生活带来许多不便，年轻伤员会担心婚姻破裂、年长的伤员则会担心给家人增加负担或子女不肯赡养，从而产生抑郁、自卑心理，甚至对生活失去信心。

（五）孤独、烦躁

伤员由于住院时间较长，家属或医务人员的关注度有所下降，与伤员的交流机会及时间相对减少，导致伤员容易产生孤独感，甚至烦躁、易怒。

（六）继发性获益心理

个别交通事故幸存者入院时为了获得大额赔偿，往往会夸大病情或症状。表现为与客观病情不符的主诉，哭闹、喊叫，以期望得到肇事方或医护人员的重视。

四、交通事故伤员的现场救护与人文关怀

（一）止血

发生外出血时，应及时对伤口进行加压、包扎止血，注意伤口内的碎骨片、玻璃碎片或插入的异物、腹腔脏器脱出的情况等。对四肢出血伤员。可使用止血带临时止血。若为深部组织出血，则可采用敷料填塞，加压包扎止血。若为内出血，则应迅速开放静脉通道补液，同时立即将伤员送往附近医院进行手术止血。

（二）损伤性窒息

保持伤员呼吸道通畅，清除口腔内的血块与异物。伤员发生舌后坠时，使用口咽通气道，必要时可在现场进行环甲膜穿刺或气管切开、给氧。

（三）处理局部损伤

注意观察伤员有无颅内出血及颅骨骨折等情况。注意危及生命的伤情的处理，如出血性休克、血气胸、脏器破裂等。对开放性气胸伤员用厚敷料封闭，并加压包扎。

（四）根据伤员病情和心理特点进行护理

1. 对于昏迷、休克、颅脑外伤、多脏器复合伤者，应迅速了解病情，分清轻重缓急，并予以妥善处理。所有抢救操作必须做到稳、准、轻、快，并能够保持冷静，通过亲切、自然的言行，果断有序地进行处理，使伤员在救治过程中获得安全感。

2. 对于极度恐惧的伤员，应主动、耐心地向其说明疾病的发展过程，使其对自己的病情进展有一定了解，在心理上有所准备。

3. 对于急躁、焦虑的伤员，医护人员应对其进行安抚、镇静，注意情感交流，鼓励其宣泄不良情绪，向其说明保持良好心态的重要性，鼓励其积极面对现实。

4. 对于抑郁、自卑的伤员，医护人员要加倍关心、体贴，尤其对脊柱损伤导致截瘫的伤员，非言语沟通非常重要，如握住患者的手、点头等。与伤员共同讨论所面临的问题及可能的解决方法，帮助其认识自身力量和资源，提高战胜疾病的信心。加强社会支持，鼓励亲人与伤员加强情感交流，全面提供心理支持。

5. 对于孤独、易怒、烦躁的伤员，鼓励其通过手机或视频等方式与外界交流，以获取更多信息。病房配备电视机等，可以转移伤员的注意力。鼓励伤员之间相互交流，指导伤员合理进行运动锻炼，调节心理状态。

（李小勤　吴　茵　胡化刚　眭文洁）

 思考题

1. 地震发生后，伤员会出现哪些心理变化？
2. 地震发生后，心理急救的"4L"原则是指什么？
3. 爆炸伤发生后的心理支持方法有哪些？

第十五章　医患沟通案例分享

1

经颅多普勒检查情景会话

Conversations during a transcranial Doppler Ultrasonic Examination

短暂性脑缺血发作

Transient Cerebral Ischemic Attack，TIA

惠品晶

背景：

患者，66岁，教授，突发失语和右手无力。患者的妻子和一位朋友将其送入医院。体格检查显示 Broca's 失语和右侧轻偏瘫。患者症状于 20 小时内消退。

Background：

A 66-year old professor suddenly developed aphasia and weakness in his right hand. His wife and a friend took him to the hospital. The physical examination indicated Broca's aphasia and right hemiparesis. Both were resolved within 20 hours.

交流：

Interactions：

检查者：您感觉怎么样？

Examiner：How do you feel?

患者：我之前无法说话，右手无力。

Patient：I could not speak and my right hand was weak.

检查者：那是什么时候？

Examiner：When did it happen?

患者：20 小时前。

Patient：About twenty hours ago.

检查者：来，我扶您慢慢躺在检查床上。

Examiner：Let me help you to lie down slowly on the examination bed.

患者：好的。这是什么检查？

Patient：Ok. What is this examination?

检查者：经颅多普勒超声。

Examiner：A Transcranial Doppler Ultrasonogram.

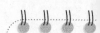

患者：这能检查哪些血管？

Patient：Which cerebral vessels can it detect?

检查者：主要颅内大血管。

Examiner：The main intracranial cerebral arteries.

检查者：您打算做点什么？

Examiner：What are you going to do?

患者：哦，我只想休息一会儿。

Patient：Oh，I just want to take a rest.

检查者：这是您的检查报告，现在可以请医生看一下。

Examiner：Here's your report. You should give it to your physician right away.

患者：非常感谢。

Patient：Thank you very much.

点评：

由于患者的病情可能会发生变化，因此必须说明有关检查的时间和症状发生的时间。因为观察时间不同，患者的病情也不同。发病特点，包括活动情况、如何起病、起病时的体位及功能障碍进展到最严重程度的速度等，均有助于判断脑卒中是否已发生，也有助于判断其类型。例如，如果既往有过短暂性脑缺血发作症状，则脑梗死引起卒中的可能性比出血更大。发病时的意识改变、剧烈头痛或呕吐及发病后的体征演变都很重要，有助于判定卒中的类型、定位和预后。

Comments：

Since the patient's status may be changing，it should be stated in relation to the time of assessment and the time of onset of the symptoms. At various times during observation，the patient's status may different. The characteristics at onset，including activity，how the onset was noted，body position at onset，and the rapidity with which maximal deficit developed are helpful in determining whether a stroke has occurred as well as the type of the stroke. For example，condition such as preceding TIA which increase the likelihood of stroke by infarction as opposed to by hemorrhage. Changes in the level of consciousness at onset，the presence of severe headache or vomit，and the signs after onset are all very important since they can help to determine the type of stroke，its location，and the prognosis.

2

经颅多普勒检查情景会话

Conversations during a Transcranial Doppler Ultrasonic Examination

偏头痛

Migraine

惠品晶

背景：

患者王女士，30岁，因头痛、头晕2周来院检查。

Background：

Patient Ms. Wang，30 years old，came to the hospital to have an examination because she had headaches and dizziness for 2 weeks.

交流：

Interactions：

检查者：您感觉有些累吧？先坐下休息片刻。

Examiner：Are you feeling tired? Please sit down and rest for a moment.

患者：这是什么检查？

Patient：What kind of examination is this?

检查者：这是经颅超声多普勒。您有什么不舒服吗？

Examiner：It's a Transcranial Doppler Ultrasonogram（TCD）. Are you not feeling well?

患者：我感到头晕、头痛。

Patient：I feel dizzy and have a headache.

检查者：以前有过这种头痛经历吗？

Examiner：Have you ever had this kind of headache before?

患者：是的，但没这么严重。

Patient：Yes，but not as severe.

检查者：以前做过什么检查吗？

Examiner：What kind of examination did you have before?

患者：CT.

Patient：CT.

检查者：CT 检查结果如何？

Examiner：What was the result of your CT examination?

患者：正常。

Patient：Normal.

检查者：请躺在检查床上，我给您检查一下。

Examiner：Please lie down on the bed. I will examine you right away.

患者：好的。

Patient：OK.

检查者：疼痛是间歇性还是持续性的？

Examiner：What kind of pain do you have? Is it intermittent or persistent?

病：是间歇性的。我是左侧头痛，您要检查这边。

Patient：Intermittent. The headache is in my left side and you should examine there.

检查者：您放心，主要血管都需要检测。您现在起身坐到这边，接下来检测椎基底动脉。

Examiner：Don't worry. The main brain vessels will all be examined. Please get up and sit down for the vertebrobasilar artery examination.

患者：我有什么问题吗？

Patient：Do I have a problem?

检查者：目前是脑供血不足。

Examiner：The blood supply to your brain is not sufficient.

患者：那我的头痛是怎么回事？

Patient：What causes my headache?

检查者：这是脑血管痉挛所致的相对供血不足，是功能性的改变。

Examiner：The blood supply is relatively insufficient because of the cerebral vasospasm. It is the functional change of the blood vessels.

患者：我明白了。

Patient：I see.

检查者：这是您的检查报告，请给医生看一下。

Examiner：Here's your report. Show this to your doctor.

3

经颅多普勒检查情景会话

Conversations during a Transcranial Doppler Ultrasonic Examination

椎基底动脉供血不足

Vertebro-Basilar Artery Insufficiency

惠品晶

背景：

男性，56岁，近2天出现头晕，体位改变时明显。

Background：

A 56-year old male patient felt dizziness especially while changing body positions in the last couple of days.

交流：

Interactions：

检查者：您有什么不舒服的吗？

Examiner：What kind of discomfort do you have?

患者：我头晕，尤其是体位改变时比较明显。

Patient：I feel dizzy especially when changing body positions.

检查者：这种情况大概持续有多久了？

Examiner：How long have you been like this?

患者：有两三天了。

Patient：Two or three days.

检查者：请躺在检查床上，我给您检查一下。

Examiner：Lie down on the bed please. I'll examine you.

患者：我的情况怎样？

Patient：What's my condition?

检查者：您的颈内动脉系统检查结果正常。您慢慢起身坐到这里，加下来再检查椎基底动脉。

Examiner：Your internal carotid artery system is normal. Get up slowly and sit down please. Let me check your vertebrobasilar artery.

患者：哦，我现在正头晕呢。

Patient：Oh，I'm feeling dizzy now.

检查者：别紧张，我扶您一下。

Examiner：Take it easy. Let me help you.

检查者：现在感觉好些了吗？

Examiner：Do you feel better now?

患者：好些了。谢谢您。

Patient：Yes. Thanks.

检查者：我要给您进行转颈试验。

Examiner：I will give you a neck rotation test.

患者：我该怎么做呢？

Patient：What should I do?

检查者：您放松，别紧张。

Examiner：Relax. Don't be nervous.

患者：检查结果如何？

Patient：What's the result?

检查者：目前是椎动脉供血不足。

Examiner：It's the insufficiency of blood supply from the vertebral artery（VA）.

患者：谢谢您。

Patient：Thank you.

检查者：不客气。请医生看一下，接受治疗，祝您早日康复。

Examiner：You are welcome. Please see a doctor for treatment. I hope you have a quick recovery.

点评：

颈部椎动脉起始部、颅内椎动脉近端和基底动脉近端动脉粥样硬化病变部位新发血栓形成，这三处是大脑后循环发生动脉粥样硬化最常见的部位。体位相关性椎动脉内血栓形成常在颈部处于特殊位置时发生。目前已证实，游泳、健身操、射箭和摔跤等易引发椎动脉内血栓形成。

Comments：

Most thrombosis of atherosclerotic lesions occurs at the origin of the VAs in the neck，the proximal intracranial VAs，and the proximal basilar artery. Positional related thrombi in the VA may happen during periods of unusual neck posturing. It has been documented that thrombus is easy to form in vertebral artery when swimming，doing fitness exercises，practicing archery，and wrestling.

4

消化性溃疡患者用药指导

Medication Instructions for a Patient with Peptic Ulcer

胡秀英

背景：

患者李某，女，32岁，外企职员，因剑突下疼痛1周入院。患者既往有夜间痛史。胃镜检查结果显示：胃、十二指肠复合性溃疡。患者由于对疾病不了解，同时又担心工作问题，出现焦虑情绪，常对医务人员抱怨治疗效果不佳，对治愈疾病缺乏信心。此时，床位护士顾某来到床边进行护理。

Background：

Patient Ms. Li is a 32-year old foreign-owned corporation employee.She was admitted to the hospital because of epigastric pain for a week. She has a history of night pain. The gastroscopy examination indicates that she has a gastric-duodenum complex ulcer. Because she does not know much about the disease and is worried about her job, the patient is anxious and often complains to the medical staff that the treatment is not effective. She is not confident of her recovery. Miss Gu, the nurse in charge of her, goes to care for her.

交流：

Interactions：

护士：李女士，您好。经过 5 天的治疗，您现在感觉好些了吗？

Nurse：Hello, Ms. Li. Are you feeling better after five days of treatment?

患者：好一点儿了，但我觉得治疗速度太慢，是不是你们给我用的药不对啊？

Patient：A little better. But, I feel the results of the treatment are coming too slow. Have you been giving me the right medicine?

护士：李女士，现在我们给您使用的都是针对您病情的抗酸药和保护胃黏膜的药物。

Nurse：Ms. Li, the medications we've given you are for gastric acid control and to protect the gastric mucous membrane. They are appropriate for your illness.

患者：那为什么治疗得这么慢？

Patient：Why am I recovering so slowly?

护士：李女士，您所患的疾病是由于胃肠黏膜被消化液自身消化而造成的溃疡，是一种慢性病，需要坚持长期治疗才能使溃疡面逐渐修复愈合，疼痛才能完全缓解。现在才刚治疗 5 天，不可能这么快疾病就治愈了。

Nurse：Ms. Li, you are suffering from a peptic ulcer, which is caused by the digestion of the gastric mucous membrane by your own gastric acid. It's a chronic disease. Healing the ulcer and completely relieving the pain can only be achieved after lengthy treatment. You have only been treated for five days. This is not enough time to completely recover yet.

患者：可我已经住院 5 天了，公司还有一大堆事情等着我去处理。你们再给我用一些效果好的药，让我尽快痊愈出院。

Patient：But I have stayed in the hospital for five days and there are so many things my company is waiting for me to do. Please prescribe some better medicines for meso that I can be discharged sooner.

护士：我们现在给您用的已经是适合您的药了。您不要着急，焦虑情绪对疾病的治疗和恢复不利，反而会刺激胃酸分泌增加而加重病情。

Nurse：The medicines we are using are the best. Relax. Anxiety is not good for recovery. It stimulates the secretion of gastric acid and makes your illness even worse.

患者：照您这么说，我的病很难治愈了？

Patient：According to what you have said, it's difficult to cure my illness.

护士：不是的，您不要对治疗这么没信心。我们病房现在正好住着一位和您同样疾病的先生，他经过治疗已经基本痊愈，准备择期出院。等会儿我介绍他和您认识，你们可以交流一下治疗的情况，好吗？

Nurse：No, don't be so pessimistic. Currently there is a patient in our ward who has the same disease as you. He has almost recovered completely and is preparing for discharge. I will introduce him to you later, and you can talk to him about the treatment. Is that all right?

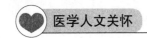

患者：好吧。他真的痊愈了吗？

Patient：OK. Has he really recovered?

护士：嗯，是真的。您现在最主要的是放松心情，保持愉快的情绪，我这有一本笑话书给您看，希望能对您有所帮助。我一会儿再来看您，有什么不舒服可以告诉我或者直接按铃呼叫我，好吗？

Nurse：Really. Now the most important thing for you to do is to relax and try to be cheerful. I have a comic book. I'll let you read it and hope it will help you relax. I'll come back to see you after awhile. If you feel uncomfortable，please tell me or press the call button. OK?

患者：好的。

Patient：Ok.

点评：

在对慢性疾病患者的护理过程中，最为重要的是深切理解和同情患者的痛苦和不幸，体谅他们因病魔缠身而出现的异常情绪和行为，同时还要使他们认识到坚持并配合治疗的重要性。当患者言语不周，对护理人员缺乏信任时，护理人员不能感情用事，要以理解和真诚来感化他们。就像顾护士那样，巧妙地应用解释说明、举例、转移注意力等方法，因势利导地转化矛盾。

Comments：

When nursing care of patients with chronic illness，the most important thing is to understand and sympathize with the patients' pain and misfortune. We must be considerate about the patients' abnormal mood and behavior caused by the illness，and at the same time try to make them realize the importance of persistence and cooperation with the treatment. The more difficult and pessimistic the patient，the more consideration and sincerity we should display. The methods we may use，such as those Miss Gu applied，include explanation，illustration，and transferring attention，can help to minimize the conflict between the nurses and the patients.

5

糖尿病患者的饮食指导

Dietary Instructions for a Patient with Diabetes Mellitus

李惠玲

背景：

李先生，70岁，糖尿病合并白内障，嗜酒。患者入院后仍偷偷饮酒及吃甜食。责任护士发现后来到李先生床边，开始了他们的谈话。

Background：

Mr. Li，70 years old，has diabetes complicated with cataracts and likes to drink alcohol. He continues to drink alcohol and eat desserts even after admission to the hospital. The nurse in charge came to Mr. Li's bedside and had the following conversation.

交流：

Interactions：

护士：李先生，我听说您很爱甜食和饮酒，是吗？

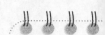

Nurse：Mr. Li，I've heard that you are fond of desserts and alcohol，right?

患者：是的，不喝酒我就没办法入睡。我知道患糖尿病不能喝酒，但我就是抵挡不住酒精的诱惑。

Patient：Yes，I can't go to sleep without a drink. I know that diabetes patients should not drink，but I just can't resist the temptation of wine.

护士：您现在的血糖水平较高，又并发了白内障，如果再不禁酒，不控制甜食，并发症会更多、更重。我们能否想个办法共同努力控制饮酒和甜食呢？

Nurse：Right now your blood glucose is high and you also have cataracts. If you don't give up drinking and don't stop eating desserts，complications will become worse. Why don't we find a way together to curb your desire for wine and sugar?

患者：好的，我正需要您的指导和帮助。

Patient：That's fine. What I need is your instructions and help.

护士：那好，我们可以找一些有兴趣的事情做，如听音乐、下棋、看小说等，分散您对饮酒和甜食的注意力。然后，我们为您制订一份合理的食谱，请营养师为您烹饪得色香味俱全，刺激您对食物的欲望，相信您能控制饮酒和甜食的。

Nurse：Then let's do some interesting things like listening to music，playing chess or reading novels to divert your attention from alcohol and desserts. We can plan an appropriate diet menu for you. We can also request that the nutritionist prepare food with good color, aroma, and flavor for you to stimulate your appetite. I'm sure you are capable of controlling wine and dessert intake.

患者：行，我一定努力合作。另外，还有一个问题想请教一下，我的双眼都患白内障，左眼几乎完全看不见了，右眼的视力也很差，这导致我行动非常不便，不知能否治愈？

Patient：Sure，I'll do my best to cooperate with you. Another question is that I have cataracts in both of my eyes. My left eye is almost totally blind and the eyesight of my right eye is very poor. This makes it very inconvenient for me to get around. Can they be treated?

护士：嗯，这是可以治疗的。等血糖水平控制正常了，我们可以请眼科医师来给您会诊。一般只需要作一个简单手术（激光或超声雾化），就能帮助您重见光明。

Nurse：They can be treated. We can ask the eye doctor to see you after your blood glucose level becomes normal. A simple operation（laser beam or ultrasonic therapy）will enable you to see again.

患者：太好了，我一定好好配合你们尽快控制血糖，争取早日安排眼科手术。

Patient：That's great. I'll cooperate with you to have my blood glucose controlled and then schedule for the eye operation as soon as possible.

护士：好，让我们共同努力。

Nurse：Fine. Let's work hard together.

结果：

李先生的周后血糖降至正常，并转至眼科顺利接受白内障手术，术后1周出院。

Result：

Mr. Li's blood glucose became normal after two weeks. He was transferred to the ophthalmology department，and was discharged one week after successful cataract surgery.

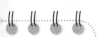

6

患者脊柱手术前的要求

A Patient's Request before a Spinal Surgery

王莉　宋良铮　秦长喻　殷雪群

背景：

离休干部老童，战争年代脊柱负伤。由于当时医疗条件差，手术效果很不理想。几十年过去了，老童早已从领导岗位退休。脊柱也随着机体的衰老而最终形成了严重侧弯。老童原本不愿意接受手术治疗。他有两个担忧：一是认为自己年岁已高、来日无多，再进行手术治疗纯属多余。二是担心手术中的风险，害怕自己躺上手术台就再也醒不过来，好多事情还没有向子女交代。这天，老童被安排接受手术。他躺在手术床上，烦躁不安。手术室护士发现了这一切，连忙走过去。

Background：

Mr. Tong，a retired official，had his spine wounded during the war. The operation on his spine at that time was unsatisfactory because of poor medical resources. Several decades have passed and Mr. Tong has retired from his leadership position. With aging his spinal column has become severely curved laterally. At first，Mr. Tong did not want to have surgical treatment. He was worried about two things：One，he thought that as an old man he would not live too much longer so why bother with the surgery. Second，he was worried about the risks of the surgery，fearing that he might die during the operation. There are a lot of things he had not yet handed over to his offspring. The day，Mr. Tong was scheduled for the surgery he was lying on the operating table and felt very uneasy. The operating room nurse noticed this and walked to him immediately.

交流：

Interactions：

护士：童老，您怎么啦？需要我为您做什么吗？

Nurse：Comrade，are you feeling all right？Can I help you with anything？（Knowing much about the patient in advance，the nurse used the term "comrade" hoping this may make him feel warm and closer.）

患者：没什么。（叹了口气）哎，我就觉得，人老了真是没用。还在这里浪费国家的钱。

Patient：I'm fine.（sighing）I just feel I'm old and useless and wasting the country's money by staying here.

护士：（事先知道离休干部的医药开销均由国家财政承担。对于童老说出这番话，从心底感到无比崇敬。）童老，别这么说，您为国家建设做出过巨大的贡献。现在国家经济形势好了，应该更加关注你们这些老功臣的身体。我们也很愿意为您服务。

Nurse：（Knowing his medical expenses are paid by the government，the nurse is respectful to hear Mr. Tong's concern）Comrade，please do not say that. You have made a great contribution to the establishment and construction of our country. Our national economic situation is much better now. It's our responsibility to take care of you and we are glad to do it.

患者：谢谢您，护士同志。我还有一个要求，不知……不知行不行。

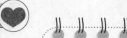

Patient: Thank you, nurse. I just have one request. Could you help me?

护士：没关系的，您有什么要求可以尽管提。

Nurse:（shows sign of hesitation on his face）No problem. Please tell me.

患者：我是说，护士同志，我是说我这病挺严重的。我怕万一手术过程中就去世了。我想让我儿子进来，我想见见他。

Patient: Nurse Comrade, you know my illness is very serious and I may die during the operation. I'd like to see my son. Could you ask him to come in?

护士：（明白童老是担心手术风险，对童老微微一笑）童老，您提的要求一点儿也不过分。可是您知道吗？我们手术室是无菌环境，为了保障患者的健康，是绝对不能让医务人员以外的人进入的。

Nurse:（Knowing he is worrying about the risks of the operation, the nurse smiled at the old man.）Comrade, your request is understandable. But do you know our operating room is aseptic. To safeguard the patient's health, no one else is allowed to enter the operating room except the medical personnel.

患者：（无奈，失望的表情）哦，是这样啊。

Patient:（helpless, disappointed）Ah, I see.

护士：（继续微笑着）同志，您放心吧，像您这样的手术，虽然有一定的风险，可我们这里的医生、护士，都多次承担过这样的手术，是有很丰富的经验的。

Nurse:（smiling still）Comrade, don't worry. Although there may be some risks with your operation, our experienced doctors and nurses have successfully performed such operations many times.

患者：（表情开始舒展）好的，我知道了。

Patient:（beginning to relax）OK, I understand.

护士：（趁热打铁，抓住时机）您现在要做的，就是抛开一切杂念，积极配合手术，争取早日康复。您要对您儿子说的话呀，还有很多年可以慢慢地讲呢。

Nurse:（grasping the opportunity）What you should do now is to concentrate on your operation. Cooperate with us and strive for an early recovery. There will be many more years for you to talk with your son.

患者：（脸上露出笑容）是的，我一定配合。

Patient:（smiling）Yeah, I will do that.

结果：

童老带着轻松、愉快的心情，积极配合手术。全身麻醉清醒后，童老激动地握着护士的手，连声道谢。

Result:

With relaxed mood, Mr. Dong cooperated with the surgical procedure. After waking up from the general anesthesia, Mr. Dong held the nurse's hand firmly and thanked her repeatedly.

点评：

童老在等待手术时希望见儿子一面，这是对即将进行的手术产生恐惧、疑虑、担忧的表现，也是绝大多数术前患者都存在的心理反应，是术前心理护理的重点。心理护理的方法很多，需要因人而异。童老是一位久经沙场的离休干部，阅历丰富，性格开朗，护士采用"联想"法引导他憧憬手术成功后的美好生活，以转移目前的紧张情绪，从而轻松、愉快地接受手术。方法应该得当，效果好。

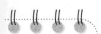

Comments:

The patient wanted to see his son while waiting for his operation. It is an indication of fear, misgiving, and worry about the operation. It is also the psychological reaction that all preoperative patients have and it is the major part of preoperative psychological nursing care. Several methods can be used for providing the psychological care, and it varies from person to person. The patient is a retired cadre with many experiences and is broad-minded. The nurse used the "association" method to lead him to imagine the good life after a successful operation. She decreased the patient's nervousness and thus allowed the patient to accept his surgery with a more peaceful and happy mood. The method was proper and effective.

7

患者伤口愈合问题的心理护理

Psychological Nursing Care for a Patient with a Wound Healing Problem

徐 蓉

背景:

陆先生,73 岁,因 6 个月前胃部手术后窦道形成,创面长期不愈合,所以患者比较急躁,缺乏耐心,主观性强,常对医务人员抱怨、挑剔,不配合治疗,对各项护理和治疗配合欠佳。

Background:

Mr. Lu, 73-years old, was hospitalized due to a fistula formation after a gastric operation 6 months ago. Because of the long period of suffering with the wound, this patient became easily angered, had no patience for any treatment, always complained, and would not cooperate with nursing care and treatment.

交流:

Interactions:

护士:陆老伯,您好! 现在要输液了,您需要先去一趟卫生间吗? 需要给您把床摇平吗?

Nurse: Hello, Mr. Lu. I'm going to give you an intravenous transfusion. Do you want to go to the bathroom first? Is your bed angle comfortable for you?

患者:(半卧位)不用,就这样吧,这样我舒服(眼睛转了几下,斜瞄了一眼正挂上去的补液袋,表情不屑和不耐烦)。每天输液,病还没治好,钱倒是花了不少。

Patient:(Semi-Fowler's position)Yes, this is fine. I feel comfortable this way. I receive an IV everyday which costs me a lot of money, but I haven't felt any better.(Looking at the fluid bag with an unworthy and impatient expression)

护士:陆老伯,我们知道您受罪了,但是您不是一天比一天有好转吗? 而且您这病情的好转也是需要一定时间的。今天换药时我看了您的伤口,愈合得很好。

Nurse: Well, Mr. Lu, I know you are suffering, but you are getting better every day. The treatment needs time. I have just examined your wound. It's getting better.

患者:需要时间! 已经反反复复治疗了这么久,您知道我遭了多大的罪(很生气地抱怨)?

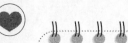

Patient：Needs time! Back and forth，I'm treated by a different person. Do you know how long I've suffered from this?（Angrily complaining）.

护士：（转移话题），今天早饭您吃了些什么，食欲好吗?（同时准备输液）

Nurse：（Changing subject）What did you have for breakfast this morning? How was your appetite?（Preparing the transfusion at the same time）

患者：食欲? 别提了，我什么都吃不下去!（头转向窗外，发出一声叹息。）

Patient：Appetite? Don't mention it. I can't eat anything.（Turned his head toward the window and sighs）

护士：这可不太好! 其实饮食对创面的修复很重要，那您是什么都不想吃呢，还是觉得无法咽下? 看您的胳膊这么细，您一定得吃点东西! 请握拳，现在要准备注射了，稍微有点痛啊，请忍耐坚持一下!

Nurse：That's not good! Nutrition is very important for healing of the wound. Do you not have an appetite for anything or you just can't swallow it? Look，your arm is so thin，you must eat something. Please make a fist. I'm going to insert the needle now. This will hurt a little. Please try to hold still for a moment.

患者：（紧皱眉头）唉! 这么长时间了，怎么能不瘦呢，又不吃什么?（瞄了一眼在给他注射的护士）今天输液用的什么药? 有没有血浆或者白蛋白?

Patient：（frowning）Well，it's been a long time since I've not been eating. How can I not be getting thinner?（Took a look at the nurse who is stabilizing the needle）What are you going to give me today，blood or albumin?

护士：有的，因为您吃得少，摄入量不够，我们必须采用一定的治疗方法来补充营养。

Nurse：Yes. You have not been eating much，so you have not had enough intake of calories. We have to take a treatment strategy to keep you in proper condition with some nutrition.

患者：（摇摇头）又要花费 1000 元钱了! 我怎么付得起费用啊!

Patient：（shaking his head）It will cost me another 1000 yuan today. How am I going to pay for this?

护士：是的，现在的医疗费用是不低。所以俗话说药补不如食补，您还不如多吃点，就不不用多支付药费了。如果您食欲不好，可以改善食物的种类、品质，也可向医生反映，使用健胃药物辅助。如果咽不下食物，可以做进一步检查，查明原因，但总不能一直这样，您说呢?

Nurse：The costs of medical expenses are not low. Therefore，the truth is：it's better to take food instead of medication. You should eat more，then you won't need to spend so much money on medicine. Why not eat more nutritional food? This will decrease your costs. If your appetite is not good，we can increase the variety and improve the quality of the food. You can also tell the doctor to see if they can do something for you if you have difficulty swallowing the food.

患者：那我该吃些什么呢?（眉头紧皱，但语气有所缓和）

Patient：What kind of food should I eat?（Frowning and speaking with an easier tone）

（护士进行了相关饮食与营养方面的宣传教育，并表示会再次与患者家属沟通。）

（The nurse explained diet and nutrition related information and expresses willingness to further communicate with his family members. ）

患者：我知道了，您走吧。我需要休息一会儿，等我女儿和儿子来了再说。对了，请让医生过来一下，我有事。

Patient：I know. Please leave me alone. I want to have a rest before my daughter and my son arrive. By the way，please call the doctor for me.

护士：噢，他们可能在手术，我这就去看看，有什么需要我帮您转达的吗？

Nurse：The doctors are performing an operation right now. I will inform them as soon as possible. Can I take a message for you?

患者：不用，谢谢您。我自己问医生就行，等医生有空了再说。不要忘了，不要一天见不到人。（态度很不耐烦）

Patient：No，thank you. I will ask the doctor myself. Wait till he has time to come. Please don't disappear from me all the time.

护士：好的，您好好休息，我一定转告医生。我过一会儿再来看您，好吗？

Nurse：OK，have a rest. I will inform them and see you a little bit later.

（患者点头表示同意，半卧位躺着，闭眼休息。）

（The patient nodded his head indicating agreement on Semi-Fowler's position，eyes closed.）

点评：

在临床护理工作中，护士会遇到部分患者由于病程时间长等多种原因导致出现烦躁情绪，不配合治疗，或出现异常行为。作为护理人员，要理解患者，有同理心，换位思考，同情并体谅他们。避免感情用事，要巧用多种沟通方式，减少矛盾。

Comments：

During the clinical nursing work，nurses will meet some patients with an impatient，uncooperative attitude，or with abnormal behavior due to their long-term illness. Nurses should understand what has happened to them，put their feet in the patient's shoes，and be kind and compassionate to them. They should avoid emotional reactions，and use strategies to reduce the conflict.

8

哀伤辅导
Grief Counseling

李惠玲

背景：

相爱了40年的教授夫妇，形影相伴的情形常为人们所羡慕。然而，3天前，教授在讲学途中不幸因飞机失事而遇难。这突如其来的打击使教授夫人无法承受，她不能进食，无法入眠。平静、幸福的生活被打破。教授夫人因巨大的精神压力被送入医院。这时，责任护士像女儿一样来到她身边。

Background：

A professor couple is admired by many for their love and dedication to each other for over 40 years. Tragically，the husband was killed in a plane crash three days earlier while on his way to give a lecture. The professor's wife is having difficulty coping with the tragedy. She cannot eat during the day and cannot sleep at night. Her peaceful happy life seems lost and she is on the verge of a nervous breakdown. She is admitted to the hospital. A nurse tends to her like a daughter.

交流：

Interactions：

护士：夫人，我想，如果您的先生您知道现在这样，一定会很难过的。他会一直牵挂着您，您忍心让他难过吗？

Nurse：Madam，I think that your husband would be very sad if he knew how you felt now. He would be very worried about you.

（教授夫人沉默，很悲伤……）

（The professor's wife kept silent and sad……）

（护士坐下，握住患者的手，轻轻地抚摸，像女儿一样，持续了大概2分钟）

（The nurse sat down，held the patient's hand，and stroked it gently for two minutes.）

护士：您看，您的手很冰凉、清瘦。如果还不吃东西，您的身体会挺不住的。您的儿子给您炖了鸡汤，您趁热喝一点，好吗？

Nurse：Your hands are cold and thin. If you don't eat you'll become even weaker. Your son cooked this chicken soup for you and it is still warm. Please have some，OK？

教授夫人：我不想喝（泪水涌出眼眶）。

Professor's Wife：I don't want to eat（tears streaming from her eyes）.

护士：我知道，您没有食欲。可您儿子为了炖这锅汤，花了几个小时，别让他太失望好吗？来，我喂您!

Nurse：I understand you have no appetite. But your son has spent several hours cooking this soup for you. Please don't disappoint him，OK？Come，I'll feed you.

教授夫人：（张开了嘴，一口一口地慢慢咽下，喝了几口后，对护士说）谢谢您，我过会儿再喝，行吗？

Professor's Wife：（opened her mouth and had some of the chicken soup slowly. After a few bites，she said to the nurse）Thank you，Miss. I'll have some more later，OK？

护士：好的，过一会儿我再来。

Nurse：OK，I'll come back later.

（晚上8点，值班护士又来到夫人床边）

（At eight o'clock that evening，the evening shift nurse on duty went to the patient's bedside.）

护士：夫人，日班护士告诉我您今天几乎没有吃任何东西，我为您热了一杯牛奶，请您喝点，好吗？

Nurse：The day shift nurse told me that you only ate a little today. I have warmed a glass of milk for you.Would you like to have some？

（教授夫人摇摇头。）

（The professor's wife shook her head.）

护士：夫人，我知道这时说任何安慰的话都不能使教授重生。可是，如果您能努力地打起精神为教授完成他未完成的心愿和工作，那么教授依然会陪伴着您。他所翻过的书页，他所执过的笔墨仍然可以由您继续使用。您想，那样教授不是永远和您相伴吗？所以，从现在起，您不仅要为自己活着，而是要为您和教授共同活着。

Nurse：I know that no matter what we do，it won't bring your husband back. However，if you can keep up your spirits，and help fulfill the work and ideas that remain unfinished，you will feel that he's still with you. Your husband's spirit will always be there for you. From now on you need to live not only for yourself，but also to keep his work and spirit alive.

（渐渐地，护士使患者看到了希望。几分钟后，她接过护士手中的水杯，慢慢地，一口一

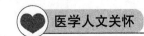

口地将牛奶饮尽。）

（Gradually，the nurse aroused hope in the patient. After a few minutes，the patient took the glass and drank the milk slowly.）

结果：

2 周后，经过护士的支持和鼓励，以及运用各种非语言交流，教授夫人逐渐恢复了正常的生活。她找到责任护士，告诉她自己照顾好自己，会努力完成她与教授未完成的工作，实现他们共同的理想。

Result：

After two weeks，with the nurse's support and encouragement，the professor's wife gradually resumes her normal life. She tells the nurse that she will take good care of herself and try to further pursue their common ideas to complete their unfinished work.

附 录

人文素质记分卡的应用

苏州大学护理学院除了重视培养护理本科学生扎实的专业知识和娴熟的操作技能外，还重视培养具备先进护理理念与综合人文素质的护理人才，以满足医学和社会发展的需要。但是受传统医学教育模式的影响，人文素质教育成为医学护理教学中的薄弱环节，学生呈现出专业素质高而人文素质低的畸形发展。护理专业学生对人文精神的认同度和对学习人文知识的期望度较高，但对目前学校人文知识培养的满意度较低。如何在现行的培养模式基础上提高护理专业学生的人文素养，是 21 世纪护理学教学面临的重要课题。我院于 2006 年 9 月开始在全院范围内启用人文素质记分卡，在实施过程中，使用动态评价的方式对实施过程进行考核，其得分作为本科生《护理人文修养》课程和研究生《高级护理实践》课程的平时成绩，并作为评审学业奖学金及国家奖学金的客观评价参数。

一、人文素质记分卡的设计

人文素质记分卡是用来实时跟踪、记录、评价学生人文素质培养的管理工具。通过实施人文素质记分卡，调动学生提高自身修养的积极性。其指标的设定参照平衡记分卡的目标和标准，遵循以下原则：①科学性原则，评价符合教育规律及学生身心发展的规律。②导向性原则，评价起到一定的杠杆作用，能达到激励效果，可以激发学生的活力、热情和兴趣。③实用性原则，在制订记分卡时，考虑现实的可操作性。该记分卡由 4 名经验丰富的副高级及以上职称的护理教师、1 名长期从事人文素质教育的学生管理工作者以及 1 名统计学教师进行两轮审阅。然后，邀请 5 名综合学习成绩处于不同分数段的护理学专业学生对其中的关键要素给予意见，经整理后确定基本内容，形成终稿。评价内容包括学习与成长角度、内部运作流程角度、财务角度和效果角度 4 个维度（表 1）。

表 1　人文素质记分卡的评价内容及分值

评价内容维度	衡量指标	满分	实际得分
学习和成长角度	个人人文素质的提升（包括阅读、志愿者活动、博习讲堂、文艺演出、各类比赛、参加公益活动等）	35 分	
内部运作流程角度	学院为学生提供的优质人文环境（包括各类讲座、学院环境布置等）	30 分	
财务角度	学院投入的人力、物力、设备等资源（如导师情况、书籍、学术交流等）	20 分	
效果角度	学生、教师对人文素质培养的满意度	15 分	

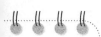

二、具体使用方法

1. 记分卡的发放　护理本科生入学接受新生导航课后，由班主任到学院综合办公室领取，于军训前发放到每位学生手中，并交代使用说明。研究生亦在入学后由班主任统一领取发放。本科生记分卡为红色，研究生记分卡为蓝色。

2. 记分卡的考核　每学期根据参加次数占分值比例，每学期末由学院综合办公室与班主任共同评估考核，办公室盖章确认。

三、实施效果

将人文素质记分卡用于护理本科生的人文素质培养中，充分调动了学生的积极性，增强了他们主动提高自我修养的意识，从而在护理临床工作中展现出较高的人文素质。近五年，我院学生人文素质综合评分呈逐年上升的趋势。在实习结束时，实习总带教教师对各届护理本科生人文素质的他评总分均在 80 分以上，高于李霞等的研究结果（71.60 分 ±7.44 分）。我院护理本科生的实习医院均为三级甲等教学医院，为学生提供了良好的实践环境和社会交往平台，使其专业知识和操作技能得到很大提升。因此，本研究中带教教师对学生文化素质的评分最高。经过一年的临床实习后，学生的理论知识得到进一步巩固，心理素质也得到很好的锻炼。同时，在记分卡实施中发现，护理本科生的创新意识、科研意识明显增强。截止到 2019 年底，我院护理本科生、研究生共获得国家实用新型专利 30 余项，发表在省级以上期刊的护理论文数量提高 60%。由此可见，通过使用人文素质记分卡，使人文素质培养进入了一个良性循环，对提高学生的人文素质起到了良好效果。

同时，通过使用人文素质记分卡，学院与教师越来越重视护理本科生人文素质的培养，在注重挖掘课堂潜力的同时，更加强了课堂之外人文实践活动的开展和人文环境的建设，为学生提供了多种学习和展现的机会。例如：提供高雅的文化走廊、藏书丰富的图书馆、设备齐全的模拟病房、现代化的健身场地等；为学生组织开展丰富多彩的业余学术活动和文化活动，包括迎新会、"男丁格尔"进课堂、"5.12"护士节等以学生为主题的文艺节目；开展专题演讲会，让学生表达自己对护理的认识和心声，增强对护理的挚爱；组织志愿者活动，激发学生的爱心，增强其社会责任感；举办"博习讲堂"、名著欣赏等。通过这些软环境及硬环境的感染和熏陶，使护理本科生的思想、观念和职业道德得到不断升华，从而促进人文精神的内化。

主要参考书目

1. 刘虹，张宗明，林辉．新编医学哲学．南京：东南大学出版社，2010.

2. 王一方．医学人文十五讲．北京：北京大学出版社，2006.

3. 郑文清，周宏菊．现代医学伦理学概论．武汉：武汉大学出版社，2017.

4. 高雪清，姚洁．中医护理学．北京：人民卫生出版社，2014.

5. CHARON R．Narrative medicine: Honoring the stories of illness．New York：Oxford University Press，2006.

6. 李春．叙事护理．赤峰：内蒙古科技出版社，2018.

7. 李惠玲，曹娟妹，徐寅．生命驿站——临终关怀经典个案叙事．苏州：苏州大学出版社，2018.

8. 吴欣娟，姜梅，卢契．助产士专科培训．北京：人民卫生出版社，2019.

9. 吴本清．新生儿危重症监护诊疗与护理．北京：人民卫生出版社，2009.

10. 崔焱，仰曙芬．儿科护理学．6版．北京：人民卫生出版社，2017.

11. 周文浩，李秋，王晓东．儿科人文与医患沟通．北京：人民卫生出版社，2016.

12. 王卫平．儿科学．8版．北京：人民卫生出版社，2013.

13. 谢幸．妇产科学．8版．北京：人民卫生出版社，2013.

14. 钱明．健康心理学．2版．北京：人民卫生出版社，2013.

15. 陈灏珠．内科学．8版．北京：人民卫生出版社，2013.

16. 吴孟超．外科学．8版．北京：人民卫生出版社，2013.

17. 姚树桥．医学心理学．7版．北京：人民卫生出版社，2018.

18. 姜乾金．心身医学．北京：人民卫生出版社，2007.

19. 李宏军．男性更年期综合征．北京：人民卫生出版社，2019.

20. 李芬．社区育龄及更年期妇女健康管理．北京：北京大学医学出版社，2008.

21. 李兰娟，任红．传染病学．8版．北京：人民卫生出版社，2013.

22. 张作记．行为医学量表手册．北京：中华医学电子音像出版社，2005.

23. 李秀华．灾害护理学．北京：人民卫生出版社，2015.

24. 沈洪，刘中民．急诊与灾难医学．北京：人民卫生出版社，2014.